Training Manual and Orientation for New Nurses in Endocrinology Department

内分泌科新护士培训指导

龙飞艳　吴辽芳　李再昭　主编

化学工业出版社

·北京·

内容简介

本书由三级甲等医院的在临床一线深耕多年的内分泌科护理专家组织编写，系统介绍了内分泌科护理模式与质量管理，常见功能试验的目的、方法及结果解读，专科操作技术的适应证、操作流程及注意事项，内分泌与代谢性疾病的临床表现、治疗要点及护理措施等。本书侧重于实践操作和工作流程方面的指导，内容贴近临床护理工作，通过真实案例导入及解析，启发读者思考，帮助读者快速掌握核心知识和技能。

本书主要面向各级医疗机构从事内分泌与代谢性疾病护理工作的新护士、转科护士和进修护士等，也可作为护理院校相关课程的参考用书。

图书在版编目（CIP）数据

内分泌科新护士培训指导 / 龙飞艳，吴辽芳，李再昭主编. -- 北京 ：化学工业出版社，2025. 8. -- ISBN 978-7-122-49008-7

Ⅰ. R473.58

中国国家版本馆CIP数据核字第20258R32F9号

责任编辑：戴小玲　李　悦
责任校对：边　涛
装帧设计：张　辉

出版发行：化学工业出版社
（北京市东城区青年湖南街13号　邮政编码100011）
印　　装：北京科印技术咨询服务有限公司数码印刷分部
710mm×1000mm　1/16　印张22½　字数435千字
2026年1月北京第1版第1次印刷

购书咨询：010-64518888　　售后服务：010-64518899
网　　址：http://www.cip.com.cn
凡购买本书，如有缺损质量问题，本社销售中心负责调换。

定　　价：98.00元

编写人员名单

主　编　龙飞艳　吴辽芳　李再昭

副主编　孟　巍　刘春桃　谢　畅　张志业

编　者　（排名不分先后）

马　玲　湖南省人民医院

文　丹　中南大学湘雅二医院

龙飞艳　中南大学湘雅三医院

朱茉莉　中南大学湘雅三医院

刘春桃　中南大学湘雅二医院

杜文竟　中南大学湘雅二医院

李再昭　中南大学湘雅二医院

李妮蓉　中南大学湘雅二医院

杨　敏　中南大学湘雅二医院

肖　玮　中南大学湘雅二医院

肖　倩　中南大学湘雅三医院

吴辽芳　中南大学湘雅医院

汪　惠　中南大学湘雅二医院

张　倩　湘西自治州人民医院

张　嫦　中南大学湘雅医院

张志业　湖南省中西医结合医院

张博闻　平江县第一人民医院

罗　琼　中南大学湘雅三医院

罗艳华　南华大学附属第一医院

周　曼　中南大学湘雅二医院
孟　巍　中南大学湘雅医院
胡　婷　中南大学湘雅医院
柳　娜　湖南省儿童医院
钟　莉　中南大学湘雅三医院
贺　娟　中南大学湘雅三医院
唐　俊　中南大学湘雅三医院
唐　樱　中南大学湘雅医院
彭蓉芬　中南大学湘雅三医院
喻　玲　中南大学湘雅医院
曾　秀　湖南省妇幼保健院
谢　畅　中南大学湘雅三医院
靳银欣　中南大学湘雅二医院
雷佳玮　中南大学湘雅二医院
主　审　黄　金　中南大学湘雅二医院

序 言

欣闻《内分泌科新护士培训指导》一书即将付梓，嘱我作序，深感荣幸。内分泌系统疾病的复杂性与长期性，决定了内分泌科护理工作绝非单纯的技术操作，而是集专业判断、人文关怀与全生命周期照护于一体的艺术。本书以“临床真实案例”为锚点，系统整合“概述-功能试验-专科操作-疾病护理”四大版块，不仅解决了理论教学与临床实践需求之间的脱节问题，更为新时代内分泌系统疾病护理人才的培养提供了可落地、可复制的教学路径。

从“知识传递”到“能力锻造”，彰显培训内核

本书开篇即点明内分泌科护理“绪论”的学科定位，既夯实了内分泌系统组成与功能、代谢平衡等理论基础，又前瞻性地引入亚专科护理、个案护理等前沿理念。而“内分泌专科功能试验护理”章节，以“案例导入”形式还原了葡萄糖耐量试验、地塞米松抑制试验等关键检查的护理场景，每一个环节都体现了“以问题为导向”的培训设计，这正是培养新护士临床思维的核心要义。

从“操作规范”到“思维培养”，突出案例价值

“内分泌专科技术操作护理”章节并非仅包含单纯的胰岛素注射、血糖监测等糖尿病专科护理操作，还包含“甲状腺穿刺技术”等内分泌疾病操作规范。更值得称道的是“常见内分泌疾病护理”和“常见代谢性疾病护理”部分，针对糖尿病、甲状腺疾病、骨质疏松症等常见病，不仅涵盖了标准化护理路径，更通过“案例分析”模块揭示了个体化照护的精髓。这些细节的呈现，恰是本书区别于传统教材的匠心所在。

从“技术赋能”到“人文铸魂”，回归护理本质

作为一名长期与内分泌系统疾病患者打交道的资深护理人员，我深知每一张血糖监测单背后是患者对“正常生活”的渴望；每一次激素替代治疗的调整都承载着家庭对“生命质量”的期盼。本书在强调技能培训的同时，始终秉持“以患者为中心”的理念，将健康宣教与心理支持融入护理要点，这正是护理人才应有的职业素养。

护理是医疗质量的“最后一公里”，而新护士培训则是护理能力的“源头活水”。愿《内分泌科新护士培训指导》成为各位同道手中的“临床实践指南”，在案例中汲取智慧，在培训中锤炼本领，让每一位内分泌系统疾病患者都能感受到专业护理带来的温度与希望。

谨以此序，致敬为守护生命代谢平衡而不懈探索的护理同仁！

中华护理学会糖尿病专业委员会 副主任委员

湖南省护理学会糖尿病专业委员会 主任委员

2025 年 7 月

前 言

在全球内分泌与代谢性疾病发病率持续攀升的当下，糖尿病、甲状腺疾病、肾上腺疾病、肥胖症等疾病不仅给患者带来了身体与心理的双重负担，也对医疗体系提出了前所未有的挑战。在这一背景下，专科护理作为医疗服务体系中不可或缺的关键环节，其专业水平直接关系到患者的治疗效果、生活质量，乃至生命安全。因此，培养一批理论扎实、技能娴熟、富有人文关怀的内分泌科护理人才，已成为当前医疗卫生事业发展的迫切需求。

本书以临床需求为导向，严格遵循目录框架构建核心内容。开篇“绪论”部分，聚焦内分泌科护理模式的演进与服务质量管理体系，为读者搭建专科护理的理论基础与宏观认知；“内分泌专科功能试验护理”章节，详细解析口服葡萄糖耐量试验与胰岛素及 C 肽释放试验、盐水滴注试验、地塞米松抑制试验等 10 余项临床常用试验，涵盖试验原理、目的、方法及结果解读要点；“内分泌专科技术操作护理”部分，系统阐述了快速血糖监测、胰岛素注射、糖尿病足创面换药、糖尿病足负压治疗等 20 项核心技能，强调操作细节与安全要点；“常见内分泌疾病护理”和“常见代谢性疾病护理”作为全书重点，覆盖垂体瘤、甲状腺疾病、肾上腺疾病、糖尿病等 20 余种常见病，每个疾病均以真实案例导入，通过思考题引导读者主动思考，最终以案例解析深化理解，形成“实践 –思考 –提升”的学习闭环。

本书的核心特色体现在三方面：一是强化临床实用性，所有内容均源自临床一线实践，操作步骤清晰可追溯，疾病护理方案贴合真实诊疗场景；二是突出互动式学习，案例导入与思考题设计打破传统教材的单向输出模式，激发读者的临床思维；三是注重体系完整性，从基础理论到操作技术，再到疾病护理，形成“理论–技能–应用”的完整知识链，助力读者构建系统的专科知识体系。

本书适用范围广泛，既可作为各级医院内分泌科护士的岗位培训教材，也可作为护理院校专科护理课程的实践参考用书，尤其适合初入临床的低年资护士与基层医疗机构的护理人员提升专业技能。建议读者结合临床工作分阶段阅读：新手护士可先掌握“内分泌专科技术操作护理”章节的基础技能，再逐步深入疾病护理；资深护士可重点关注“案例解析”部分，通过典型病例拓展临床思路；读者学习时可结合自己遇到的案例进行小组讨论，强化对知识的理解与应用。

本书的顺利完成，离不开多方支持。特别感谢中南大学湘雅二医院黄金教授在内容审校中提出的宝贵建议；感谢编写团队成员的辛勤付出，他们在繁忙的临床工作之余，反复打磨文字、核对数据，确保了本书的质量。本书的出版获得湖南省自然科学基金企业联合基金（2023JJ70062、2024JJ9051）的支持，在此表示感谢。

鉴于内分泌与代谢性疾病领域的研究进展迅速，新的护理理念和技术不断涌现，加之编写团队的学识所限，书中难免存在疏漏与不足之处。诚挚欢迎各位读者在使用过程中不吝赐教，以便在修订中不断完善，共同推动内分泌专科护理事业的进步。

编者
2025 年 7 月

目　录

第一章

绪 论

内分泌系统是由一系列内分泌腺和分布在其他器官中的内分泌细胞组成的复杂系统。人体的内分泌腺主要包括垂体、甲状腺、甲状旁腺、胰岛、肾上腺、性腺、胸腺和松果体等。此外，内分泌细胞还分布于下丘脑、心脏、胃肠道、肾脏、脂肪组织等器官、组织中。内分泌腺和细胞分泌高效能的有机化学物质（激素），经过血液循环将化学信息传递到靶细胞、靶组织或靶器官，发挥兴奋或抑制作用，调节人体的生长发育、新陈代谢、生殖等生理功能，维持内环境稳态和参与应激反应。

第一节 内分泌与代谢性疾病概述

一、内分泌与代谢性疾病种类

（一）内分泌系统疾病

内分泌系统疾病是指各种原因引起的内分泌系统病理或病理生理改变，出现功能亢进、功能减退或功能异常。病因包括内分泌腺肿瘤、内分泌腺或靶组织对激素的敏感性或应答反应降低，非内分泌组织恶性肿瘤产生过多激素，以及激素和某些药物治疗等。常见疾病包括垂体瘤、垂体功能减退症、甲状腺 / 甲状旁腺功能亢进 / 减退症、皮质醇增多症、肾上腺皮质功能减退症、嗜铬细胞瘤、醛固酮增多症、尿崩症等。

内分泌系统疾病的诊断通常需要综合临床症状、实验室检查（甚至基因检测）、影像学检查等多方面的信息。实验室检查包括激素水平测定、抗体检测、激素动态试验等，主要用于内分泌腺的功能诊断和定位诊断，基因检测可以用于诊断病因。影像学检查如超声、CT、MRI 等可以帮助确定病变性质和病变部位，也可用于定位诊断。

治疗方法因疾病类型而异。对于内分泌功能亢进性疾病，如甲状腺功能亢进症（甲亢）、肢端肥大症等，可以采用药物治疗、手术治疗或放射治疗等方法来抑制激素的过度分泌；对于内分泌功能减退性疾病，如甲状腺功能减退症（甲减）、肾上腺皮质功能减退等，通常需要补充相应的激素进行替代治疗；对于免疫相关的内分泌不良事件，需要根据具体情况进行免疫调节治疗或激素替代治疗。

（二）代谢性疾病

代谢性疾病是指异常的化学反应扰乱了人体正常的代谢过程，从而产生的一类疾病。常见的代谢性疾病包括糖尿病、肥胖症、高尿酸血症和高脂血症等。除遗传因素外，不健康的饮食习惯、缺乏运动、生活压力大、睡眠不足等是代谢性疾病的主要风险因素。因此，生活方式干预在代谢性疾病的治疗与管理中发挥着重要的作用。

二、内分泌与代谢性疾病的常见症状与体征

（一）身体外形的改变

1. 身材过高或矮小　身材过高见于肢端肥大症、巨人症；身材矮小见于生长激素缺乏性矮小症。

2. 肥胖与消瘦

（1）肥胖：指体重指数（body mass index，BMI）≥ 28kg/m^2。分为单纯性肥胖和继发性肥胖。前者常与遗传、环境、不良生活方式、脂肪代谢等有关，后者多见于下丘脑疾病、库欣综合征、2 型糖尿病、甲状腺功能减退症、代谢综合征等。

（2）消瘦：指体重指数＜ 18.5kg/m^2。常见于甲状腺功能亢进症、肾上腺皮质功能减退症、内分泌腺的恶性肿瘤、1 型糖尿病与 2 型糖尿病等。

3. 毛发改变　全身性多毛见于先天性肾上腺皮质增生、库欣综合征等，而睾丸功能减退、肾上腺皮质和卵巢功能减退、甲状腺功能减退症等均可引起毛发脱落。

4. 面容变化　眼球突出、颈部增粗见于甲状腺功能亢进症；满月脸和多血质貌见于库欣综合征；肢端肥大症患者可出现鼻唇肥厚、眉弓及额骨高突、齿间隙增宽伴咬合困难等。

5. 皮肤、黏膜变化

（1）皮肤、黏膜色素沉着：多见于肾上腺皮质疾病患者，尤以易摩擦处、掌纹、乳晕、瘢痕处等明显。伴全身性色素沉着的内分泌疾病包括原发性肾上腺皮质功能减退症、先天性肾上腺皮质增生症等。

（2）皮肤紫纹和痤疮：多见于库欣综合征患者。

（二）生殖发育及性功能异常

下丘脑综合征患者可出现性欲减退或亢进、女性月经失调、男性阳痿和不育等症状。多囊卵巢综合征患者表现为月经稀发、闭经、多毛、不孕等。自儿童期起的腺垂体生长激素缺乏或性激素分泌不足可导致患者青春期性器官仍不发育、第二性征缺如；青春期前开始的性激素或促性腺激素分泌过早、过多则为性早熟。

（三）进食及排泄异常

糖尿病患者多尿、多饮、多食；尿崩症患者多饮、多尿；甲亢患者多汗、排便次数增多、排稀软便；甲减患者便秘；神经性厌食的患者对进食有恐惧感等。

（四）其他症状

肾上腺疾病患者高血压、低血钾；骨质疏松患者骨痛、自发性骨折；甲状旁腺疾病患者骨骼畸形、抽搐等。

三、内分泌与代谢性疾病的护理

（一）休息与活动

根据患者病情安排适当的休息和活动。病情较重或急性期患者应卧床休息，减少机体消耗。病情缓解后，可逐渐增加活动量，以不感到疲劳为宜。例如，甲状腺危象患者需绝对卧床休息，而病情稳定的糖尿病患者可适当进行有氧运动，如散步、慢跑等，有助于控制血糖。

（二）饮食护理

根据不同疾病制定个性化饮食方案。糖尿病患者需严格控制总热量，合理分配碳水化合物、蛋白质和脂肪的比例，多吃蔬菜、粗粮等富含膳食纤维的食物，定时定量进餐，避免高糖、高脂、高盐食物。甲亢患者代谢旺盛，应给予高热量、高蛋白、高维生素饮食，以补充机体消耗，但要避免食用含碘量高的食物，如海带、紫菜等。痛风患者则需低嘌呤饮食，限制动物内脏、海鲜、酒类等高嘌呤食物的摄入，多饮水，促进尿酸排泄。

（三）病情观察

密切观察患者生命体征。观察有无低血糖症状，如头晕、乏力、心慌、手抖、出汗等；观察有无甲状腺危象的先兆表现，如高热、大汗、心动过速、烦躁不安等；观察饮食及大小便，必要时记录24h出入量。

（四）症状护理

内分泌与代谢性疾病患者的症状多样，包括突眼、心悸、高热、呕吐、低血糖、高血压、水肿、消瘦、麻木、疼痛、溃疡、多尿、便秘、腹泻等。护士要主动巡视、仔细观察，根据患者的主诉及体征，予以个体化的护理，缓解患者不适，减轻患者痛苦。

（五）药物护理

按时执行医嘱，向患者详细讲解药物的名称、剂量、用法、作用及不良反应，指导患者正确用药。密切观察药物疗效和不良反应。如抗甲状腺药物可能导致粒细胞减少、皮疹、肝功能损害等不良反应，使用胰岛素促泌剂和胰岛素要警惕低血糖的发生。

（六）试验护理

掌握各种试验的方法及注意事项，指导患者做好准备，正确留取各种标本，为疾病诊断和治疗提供依据。

（七）心理护理

内分泌代谢疾病多为慢性疾病，病程长，易反复。患者常因疾病困扰而出现焦虑、抑郁等不良情绪。护士应主动与患者沟通，了解其心理状态，给予心理支持和安慰。向患者介绍疾病的相关知识、治疗进展和成功案例，增强患者战胜疾病的信心。鼓励家属关心、陪伴患者，为患者创造良好的家庭氛围和社会支持系统。

第二节　内分泌科护理服务与实践模式

内分泌科主要收治内分泌系统疾病和代谢性疾病，这两类疾病种类繁多，既包括甲状腺功能亢进症、糖尿病、肥胖症等常见病和多发病，也有尿崩症、腺垂体功能减退症、肾小管酸中毒等其他病种。随着我国经济发展、人口老龄化和城镇化进程的加速，内分泌与代谢病的发病率明显上升，病情日益复杂，专业分支不断细化，诊疗技术不断发展，多学科合作密切，对护士的专科护理水平要求也不断提高。内分泌科护理人员需不断探索护理服务与实践模式，使内分泌专科护理规范化、专业化、标准化。

一、亚专科小组护理模式

（一）背景

亚专科是指附属于专科领域的一个分支专科，与专科相比，亚专科为较低的一个级别，但根据技术难度及培训目标可将专科领域更加精细化。国家卫生健康委员会印发的《“十四五”国家临床专科能力建设规划》将亚专科建设作为国家临床重点专科建设项目遴选指标之一，突出了亚专科建设的重要性和紧迫性。为适应精准医学模式的日益更新和拓展，护理亚专科化已成为临床护理实践和发展的策略和方向。

（二）概念

亚专科小组护理模式是指在生物-心理-社会医学模式下，按照病种将患者收治在各个亚专科护理小组，针对某一种疾病的患者，建立一套标准化护理模式与护理程序，让同种疾病患者能够享受到最合理、最有效的护理。

（三）应用举例

针对内分泌科收治病种多样化、各病种间治疗和护理差异较大的特点，南京大学医学院附属鼓楼医院和四川大学华西医院内分泌科根据临床业务、医疗分组及内分泌护理发展需求，组建了 1 型 / 妊娠糖尿病、2 型糖尿病、糖尿病足、糖尿病强化治疗、健康教育等多个亚专科护理小组，每组设组长 1 名，组员 3 ～ 5 名。组长由主管护师及以上职称、从事内分泌科工作 5 年以上、本科及以上学历、具有相关专科护士证书的护士担任，组员根据个人兴趣选择加入相应小组。建立护理部-内分泌科护士长-组长-组员 4 级组织管理架构，制定管理制度、绩效考核制度和质量控制制度等亚专科制度，明确岗位职责。组长全面负责亚专科各项工作运行，包括组织管理、人员培训管理、质量督导及科研成果转化等。组员配合完成亚专科临床护理实践、教学、科研等方面的工作。

该模式组织架构清晰、分工明确、质量监督体系及奖惩机制完善、培训方式灵活多样，有利于提高护士的理论、实践、沟通、人文关怀等综合能力，提升护士及患者满意度、护士工作效率、护理工作质量及护理科研水平等，使得内分泌护理更加专业化、规范化和高效化，促进了专科人才的专业化培养与专科护理的纵深发展。

二、个案管理模式

（一）概念

个案管理的概念最早产生于美国保险行业，通过个案管理师对低收入及残障者等群体实施医疗补助。1985 年，美国波士顿新英格兰医疗中心为了顺应前瞻性支付制度的政策，率先实施以护理人员为个案管理师的护理式照护系统。之后个案管理模式陆续被应用于急性医疗及长期照护体系中。

美国个案管理协会将个案管理定义为“一种包括评估、计划、实施、协调、评价和宣传的协作过程，这个过程以个案为中心，通过沟通及整合可用资源，来满足个人及其家庭的综合健康需求，从而促进患者安全、改善医疗质量、提高成本效益”。个案管理是一种多学科协作护理模式，由个案管理师主导，可解决患者整体性、连续性的照护服务需求，较好地整合资源且能无缝连接多种医疗、社会服务，兼顾成本效益与医疗质量。

（二）个案管理师

个案管理师是指接受过个案管理培训的专业人员，负责与医疗小组成员、患者及家属协调沟通，制定某种特定疾病的治疗计划与目标，并确保患者能如期完成所需要的检查、治疗，以便在预定的时间内达成期望的目标。个案管理师帮助患者确定他们的目标、需求和资源，并以最有效的方式应对复杂的健康或医疗状况，从而获得更好的生活质量。他们为患者发声，并且尊重患者的个人尊严、自主权和决定权。

个案管理师需具备丰富的专业知识、系统的评估能力、良好的沟通能力、综合的临床判断及分析能力。个案管理师可以由医生、护士、营养师、治疗师或社会工作者担任，其中护士是最主要的个案管理师。选拔条件包括在本专科工作5年及以上，并且经过个案管理培训与考核等。

（三）应用举例（糖尿病个案管理）

1. 管理对象　一般情况下，没有严重合并症或并发症以及精神异常的患者，在知情同意的前提下，均可进行个案管理。目前，常见的个案管理对象包括1型糖尿病、2型糖尿病、老年糖尿病、妊娠糖尿病等门诊及住院患者。

2. 管理团队　由医生（内分泌科、眼科、肾内科、骨科、皮肤科等）、护士、药剂师、营养师、心理咨询师、康复师等组成的多学科团队，大多由糖尿病专科护士或造口治疗师担任个案管理师，团队成员职责明确、相互协作。个案管理师负责个案的系统评估、档案建立、管理目标与计划制订、医疗团队沟通协调、协助患者转介随访、健康教育与全程追踪管理等；其他人员负责患者的药物调整、并发症筛查、营养治疗、心理支持和功能康复等。

3. 住院期间管理

（1）入院时：个案管理师在取得患者的知情同意后，评估个案的基本资料（年龄、性别、教育水平、职业等）、生活习惯、社会支持、心理状态、糖尿病自我管理知识和行为等，并且结合病历资料完善糖尿病病程、治疗方案、并发症或合并症、检查检验结果等信息，为患者建立健康管理档案。

（2）住院期间：个案管理团队根据患者的具体情况，与患者协商制定个性化的治疗方案，包括药物、饮食、运动、血糖监测、并发症筛查等。医疗团队每天查房，了解患者情况，必要时申请会诊；责任护士正确执行医嘱，动态观察病情，通过视频、宣教材料和授课等方式宣教饮食、运动、药物、低血糖防治等相关知识；个案管理师了解患者需求，及时与团队成员沟通联系，指导患者使用个案管理平台、APP或管理手册等。

（3）出院时：医生制定出院后药物治疗方案及随访计划；责任护士评价患者糖尿病知识知晓情况，确保患者掌握糖尿病患者生存技能，如合理饮食、正确用药、监测血糖、低血糖处理和就医指征等；个案管理师完善管理档案，与患者一起制定具体、可衡量、可实现、具有相关性和时效性的管理目标，如“1个月减重3kg”，并且针对目标设定行动计划，如每天晚饭后到小区快走30min，每周一、三、五监测早餐后和晚餐后血糖等。

4. 出院后延续护理

（1）健康教育：个案管理师通过微信公众号或个案管理平台推送糖尿病相关知识，或者开展知识讲座；查看患者上传的饮食图片和运动记录，实时解答患者疑问；当出现高、低血糖时，询问患者饮食、运动及用药情况，给予针对性指导。

（2）智能提醒：当患者未按照计划监测血糖、血糖不达标或者临近复诊时，管理平台都会给患者及家属自动推送提醒和建议。

（3）医院复诊：患者每季度或每半年到医院复诊，评估患者状态及预期目标达成情况。如果目标达成，则设定下一个新的目标；如果目标未完成，与患者及家属共同查找并分析原因。

5. 管理效果　研究显示，个案管理可以提高患者的疾病认知、降低患者糖化血红蛋白、提升自我管理能力和授权能力、促进伤口愈合、改善妊娠结局、降低再住院率，其患者满意度高，但大多数关注照护质量，较少涉及经济学指标。

三、“一病一品”护理项目

（一）概念

该项目是指针对某一种疾病，根据循证的原则搜集和该疾病关键性专科护理活动相关的临床经验及科研结论，运用评判性思维获取最优的护理实践证据，并按时间顺序将关键性护理活动的最优护理实践证据进行标准化，形成最优的临床护理路径。同时注重患者期望、体验与临床情境，融入最优的关怀，最终使大多数罹患此疾病的患者由入院到出院都能依此路径接受遵循整体护理模式的照顾，其根本立足点是提升患者的护理品质。

（二）理论框架

该项目基于20世纪60年代，美国学者Donabedian等提出的“结构-过程-结果”这一理论模式，提出疾病护理品质要实现“最优的证据-最优的路径-最优的关怀”。从结构层面，通过循证原则使得关键性护理活动能获得最优的实践证据；从过程层面，将从入院到出院的专科护理活动进行标准化，形成最优的临床护理路径；从结果层面，通过上述两个层面的落实，满足患者对护理活动的期望与体验，体现最优的人文关怀。

（三）基本框架

1. 最优的路径　将某一种疾病的护理过程分为入院时、住院中、出院时、出院后4个阶段，并将“热心接、耐心讲、细心观、诚心帮、温馨送、爱心访”作为主线贯穿入院到出院的全过程，呈现有序性和时间性的有效照顾。

2. 最优的证据　围绕上述路径，按时间顺序列出关键性护理活动，描述循证护理问题，检索相关的循证资源，获得体现专业判断并结合患者需求、临床情境的最优证据。

3. 最优的关怀　以热心、耐心、细心、诚心、温馨、爱心作为人文关怀的基点，将人文关怀融入护理实践的全过程中，明确护理人员的关怀职责，注重关怀实践以及关怀标准，营造最优的人文关怀氛围。

（四）应用举例（糖尿病“一病一品”护理方案）

1. 入院时“热心接” 护士向患者介绍工作人员、病区环境、医院规章制度，完善自理能力、跌倒、压力性损伤、深静脉血栓等一般评估及口服降糖药、胰岛素注射、低血糖防治等专科评估，测量身高、体重、随机血糖、血酮等。

2. 住院期间

（1）“耐心讲”：采用床旁一对一、小讲课、操作示范、发放宣教资料或观看宣教视频等方式，解释糖尿病的病因、分型、饮食、运动、治疗药物和监测等，指导患者合理饮食、正确用药。

（2）“细心观”：观察患者住院期间有无急性或慢性并发症，按时监测血糖。在血糖异常时，分析原因并及时报告医生。

（3）“诚心帮”：制作“爱心糖罐”，及时纠正低血糖；悬挂试验、检查标本留取提示牌，帮助患者正确完成检验检查；询问患者需求，尽量给予解决。

（4）打造内分泌科专科护理品牌：胰岛素皮下注射（注射笔及胰岛素泵）、低血糖处理。

3. 出院时“温馨送” 送出院流程、自我管理处方、注意事项、复诊流程等。

4. 出院后“爱心访” 定期电话随访、线上随访或门诊随访。

5. 应用效果 “一病一品”项目有利于提升护理质量、护理工作效率及患者满意度，提高患者知识知晓度，降低妊娠糖尿病患者早产率及糖尿病视网膜病变术后并发症发生率。

第三节　内分泌科护理质量管理

护理质量是指护理人员在为患者提供护理服务过程中，所体现出的专业知识、技能水平、服务态度以及对患者生理、心理、社会需求的满足程度，以促进患者健康恢复和维持的综合效果。护理质量是医疗服务的核心组成部分，直接关系到患者的治疗效果、康复进程和生命安全，是衡量医疗机构综合实力和服务水平的重要标志。

一、内分泌科护理质量评价标准

（一）护理管理

1. 人力资源　护理人员均具备合法资质，注册护士与床位比达到规定要求，且职称、能级结构合理，能满足患者护理需求。根据《医疗机构基本标准（试行）》，二级、三级综合医院普通病房床护比至少为1∶0.4。《三级医院评审标准（2022年版）》要求各科室以临床护理工作量为基础，根据收住患者特点、护理级别比例、床位使用情况对护理人力资源实行弹性调配，以保障护理工作的顺利开展。

2. 护士培训　有完善的培训计划，涵盖专科知识、技能操作等内容，且定期组织考核。

3. 管理制度　制定详细的内分泌科疾病护理常规、操作规范、交接班制度、查对制度、护理书写规范、健康教育制度、应急预案以及仪器设备管理制度等。这些制度应涵盖护理工作的各个环节，为护理工作提供明确的指导和规范。比如，胰岛素注射操作规范除了包含注射部位、注射方法、部位轮换等，还应含盖胰岛素的保存、携带、针头一次性使用等。

4. 质量管理　成立护理质量管理小组，定期开展质量检查，对检查出的问题有分析、整改措施及效果评价，记录翔实。

（二）基础护理

1. 生活护理　保持病室环境整洁、安静、舒适，温度、湿度适宜。协助患者做好个人卫生，如洗漱、沐浴、更衣等，定期更换床单和被套。对于行动不便的患者，协助其翻身或下床活动，可以有效预防压力性损伤和下肢深静脉血栓形成。

2. 饮食护理　根据患者病情制定个性化饮食计划，提供糖尿病治疗饮食，指导或协助患者合理进食。

3. 导管护理　导管标识清晰、固定稳妥、在有效期内；观察穿刺部位皮肤情况和引流情况；告知患者留置导管的目的及注意事项；评估导管风险，预防非计划拔管。

（三）操作技术

静脉输液、血糖监测、胰岛素注射、心电监护、吸氧、伤口换药等操作技术符合规范，检验、检查标本留取正确。

（四）护理安全

1. 用药安全　严格执行查对制度，正确执行医嘱，注意观察药物不良反应。

2. 跌倒 / 坠床　评估患者跌倒 / 坠床风险，落实跌倒预防措施，及时报告及分析患者跌倒不良事件。

3. 感染控制　严格遵守无菌操作原则，规范处理医疗废物，落实标准预防和消毒隔离制度。

4. 病情观察　严密监测生命体征，动态监测血糖，及时发现甲状腺危象、肾上腺危象及低血糖等病情变化。

（五）健康教育

1. 教育内容　涵盖疾病知识、治疗方法、饮食运动、自我监测及护理等方面，内容科学、准确，符合患者病情和健康素养。

2. 教育方式　采用多种教育方式，如一对一讲解、集体讲座、视频播放等，方式灵活，便于患者理解和接受。

3. 出院回访 通过电话、微信或APP对患者进行回访，询问患者康复情况、听取患者及家属的意见和建议，并进行健康教育和康复指导。

（六）仪器设备

除了常规的吸氧器、吸痰器、输液泵、心电监护仪等医疗设备外，内分泌科病房通常配备血糖监测仪、动态血压监测仪、持续葡萄糖监测系统、内脏脂肪检测、眼底照相、动脉硬化检测、神经肌电图、经皮氧分压、胰岛素泵、负压治疗仪、超声清创机等专科检测及治疗设备。此外，常常配备电脑、投影、食物模型、胰岛素访谈工具包等教育设施。应定期对设备进行维护和保养，固定管理人、定点放置、定量储存，确保抢救设备完好率达100%。

（七）护理文书

遵循客观、真实、准确、及时、完整、规范的原则，不得随意涂改、伪造或编造记录。在抢救结束后6h内完善抢救记录。

二、内分泌科护理质量指标体系

内分泌科护理质量指标体系没有统一的规定，研究者大多采用美国学者Donabedian提出的三维质量结构理论模型构建护理质量指标体系。严谨的结构和规范的过程是推动良好结果产生的重要因素。结构指标主要指提供护理服务的背景环境，涵盖病房环境、护理人力资源、规章制度及流程等；过程指标指护士与患者和家属之间的互动和操作，包括治疗、护理和健康教育等；结果指标包含了护理服务对患者或人群健康状况产生的所有影响，如健康结局、行为变化、知识增长，以及患者满意度和健康相关的生活质量等。

（一）结构指标

1. 护理人员资质与配比 内分泌科护士的学历、工作年限、具备各种培训证书（糖尿病专科护士、糖尿病教育者、胰岛素泵师、伤口治疗师、心理咨询师等）的护士比例、床护比等。

2. 设施设备 医疗护理设备数量、完好率。

（二）过程质量指标

1. 护理操作 包括血糖监测、糖尿病药物注射、胰岛素泵皮下注射等专科护理操作合格率。一般将操作项目分解为多个条目，如血糖监测合格率＝统计周期内所有合格的条目数/同期血糖监测总条目数×100%。

2. 物品设备 包括抢救仪器设备完好率、无菌物品合格率、胰岛素正确保存率、血糖仪室内质控执行率及质控合格率、针头一次性使用率等。

3. 培训教育 包括护士培训落实率、健康教育执行率、出院患者回访率等。

4. 低血糖处理 包括立即停止任何形式的胰岛素输注、口服或静脉注射 15～20g 葡萄糖或碳水化合物、15min 后复测血糖、分析低血糖原因、教育患者、报告医生及护理记录等环节。统计周期内正确执行的环节数量 / 低血糖处理总环节数量 ×100% 即为低血糖规范处理率。此外，也可分别计算某个环节的执行率，如规范记录率 = 统计周期内记录低血糖表现及处理措施的次数 / 低血糖总次数 ×100%。

（三）结果质量指标

1. 患者 通用指标包括跌倒、压力性损伤、深静脉血栓、非计划拔管发生率，疾病知识知晓率，患者及家属对护理工作的满意度，平均住院日等；专科质量指标包括低血糖发生率、低血糖复发率、血糖达标率、高血糖发生率等。

2. 护士 护理文书书写合格率、管道护理合格率、疾病相关知识和技能知晓率等。

三、内分泌科护理质量影响因素

（一）护士

1. 专业知识与技能水平 内分泌科知识更新快，指南专家共识定期更新，护士若不能及时学习掌握新的知识和技能，如新型降糖药物的使用、持续葡萄糖监测技术、脊髓电刺激的护理、岩下窦采血的注意事项等，可能影响护理质量。

2. 工作态度与责任心 护理工作繁琐，护士需要具备高度的责任心和敬业精神，若工作态度不认真，可能导致护理差错和事故的发生。

（二）患者

1. 病情复杂程度 内分泌疾病常伴有多种并发症，病情复杂多变，增加了护理难度和风险。

2. 患者依从性 内分泌疾病的治疗需要患者长期配合，如饮食控制、规律服药等，若患者依从性差，会影响治疗效果和护理质量。

（三）护理管理

1. 护理人力资源配置 护士数量不足或配置不合理，导致护士工作负荷过重，影响护理质量和安全。

2. 质量管理体系完善程度 缺乏完善的质量管理体系，如质量监控指标不明确、质量评价方法不合理等，无法及时发现和解决护理质量问题。

四、提升内分泌科护理质量的策略

（一）加强护士培训

1. 专科知识和技能培训 定期组织专科知识和技能培训，邀请专家进行讲座，利用晨会进行 5 分钟知识输出，开展护理查房和疑难病例讨论，鼓励护士参加继续教育课程和学术会议，拓宽知识面，了解专科前沿动态。

2. 沟通技巧与人文关怀培训　通过角色扮演、案例分析等形式开展沟通技巧培训，提高护士与患者沟通的能力，注重培养护士的人文关怀意识，将人文关怀融入护理服务。

（二）优化护理流程

1. 制定标准化护理路径　根据内分泌疾病的诊疗规范和护理常规，制定标准化护理路径，明确护理工作的流程、内容和时间节点，提高护理工作的效率和质量。

2. 引入信息化管理手段　利用信息化技术，如电子病历系统、移动护理终端等，实现护理信息的实时采集、传输、共享和预警，提高护理工作的准确性和便捷性。

（三）强化质量管理

1. 建立质控小组　根据护士意愿和质量指标体系，将护士分为不同专项质控小组，如基础护理、健康教育、患者安全、操作规范、护理书写等。由高年资护士担任组长，组织小组成员进行质量检查。

2. 数据分析与持续改进　运用质量管理工具，如鱼骨图、PDCA 循环、根因分析等，对护理质量数据进行分析。每月召开护理质量分析会，组织全体护士共同讨论护理质量存在的问题及改进方向，跟踪评价改进效果，不断优化护理质量。

（四）征集反馈建议

1. 收集患者建议　在病房内设置意见箱或心声本，鼓励患者及家属对护理工作提出意见和建议。定期收集意见箱中的反馈信息，对患者反映的问题进行梳理和分析。及时制定改进措施，并将改进结果反馈给患者。

2. 开展满意度调查　每月通过问卷调查或电话回访的方式，了解患者对护理服务的满意度。询问医生对护理工作的建议，持续改进。

五、内分泌科护理质量持续改进案例

（一）指标导向的糖尿病专科护理质量持续改进

李振云等通过查阅相关文献、咨询专家，确定糖尿病专科护理质量操作技术评价标准包括血糖监测技术达标率、糖尿病药物注射技术达标率、胰岛素泵操作技术达标率，并且细化此 3 项护理操作技术质量评价标准。成立了由组长、副组长、组员组成的糖尿病专科护理质量指标质控小组。组长全面负责血糖监测、糖尿病药物注射、胰岛素泵药物治疗的护理管理，包括详细制定工作计划、组织召开工作会议、下达工作任务、制作护理质量检查反馈表格等；副组长协助组长完善相关事项，3 名组员各自负责 1 项质量指标的督查。每个月组员按照评价标准对护士进行督查，如果在检查过程中发现问题，立即使用自制的护理质量检查反馈表格进行现场反馈。检查结束后小组成员就发现的问题进行讨论并提出整改措施，且在每个月科室会议中组织科室全体护士学习。由专职研究者每月对护士进行督查，收集资料，分别计算三项操作技术达标率（某项操作达标的总条目数 / 某项操作的总条目数 ×100%）。结果显示，组员督查时的现场反馈及每月一次的集中培训，能够使护士认识到操作和护理中存在的问题，并有针对性地进行整改，从而提高了护士血糖监测技术达标率、糖尿病药物注射技术达标率和胰岛素泵操作技术达标率。

此外，为了让非内分泌科的糖尿病患者能够得到同质化的护理，林丽娜、赵玉荣等内分泌科护理管理者基于 Donabedian 三维质量结构模式构建糖尿病专科护理质量指标，包括血糖仪和胰岛素规范管理情况、质量管理手册按时填写情况、护士及患者糖尿病专科知识知晓情况、护士操作技能考核得分情况等。应用质量指标对全院护理单元进行培训、督导与考核，逐步提高了全院糖尿病专科护理质量。

（二）基于最佳证据的持续质量改进

为了缩短临床研究和实践之间的差距，推动循证护理实践，复旦大学循证护理中心在证据应用研究和实践基础上，提出了“基于证据的持续质量改进模式图”，该模式以 PDCA 循环（plan-do-check-act cycle）为指导，遵循循证护理的理念，针对临床实践中的问题，提供了证据的具体应用步骤，包括证据获取、现状审查、证据引入和效果评价 4 个阶段，共 12 个步骤，是一个动态的循证实践过程。

刘巧艳等通过系统文献检索及质量评价，从评估、饮食预防、运动预防、药物预防、监测预防、低血糖教育、急救设备、应急处理及后续处理等 9 个维度汇总了 33 条低血糖预防与管理最佳证据，经 2 轮专家评审，形成了 20 条质量审查标准，采用查阅电子病历系统、血糖管理系统及健康教育记录单，访谈患者，问卷调查等方式进行基线审查，明确临床实践与最佳证据之间的差距，分析障碍因素，提出相应对策，包括引入低血糖风险评估工具、细化低血糖处理流程、开展多元化护士培训和多样化患者宣教、配备低血糖急救箱和计时器等，有效降低了低血糖发生率，提高了护士低血糖处理正确率和最佳证据应用率。

李丽群等基于最佳证据开展血糖监测教育循证护理实践，提高了护士血糖监测教育执行率，护士对血糖监测意义、监测方案、监测技术、质量控制以及教育指导 5 个方面的知晓率，以及患者对血糖监测的依从性。

第二章

内分泌专科功能试验护理

内分泌功能试验是通过特定方法评估内分泌腺体功能状态、激素分泌及调节机制的临床检测手段，它在内分泌疾病诊疗过程中意义重大，主要用于协助诊断、检测治疗效果、评估病情进展以及指导临床治疗和预防措施等。其原理是通过兴奋或抑制刺激，观察靶腺激素的动态变化，从而判断内分泌轴的完整性及反馈调节能力。内分泌功能试验的护理贯穿试验全程，直接影响结果的可靠性、患者安全及疾病诊断的准确性。护理人员需具备专业知识、敏锐观察力及应急处理能力，通过精细化管理和人性化服务，才能为临床诊疗提供坚实保障。

第一节 口服葡萄糖耐量试验与胰岛素及C肽释放试验

案例导入

患者，男性，25岁，体检发现空腹血糖7.4mmol/L，无“三多一少”等糖尿病症状，根据当前检查结果，医嘱开出了口服葡萄糖耐量试验和胰岛素释放试验等检验项目。

1. 该患者行口服葡萄糖耐量试验和胰岛素释放试验的目的是什么？

2. 如果患者OGTT 2h血糖9.2mmol/L，能确诊糖尿病吗？为什么？

口服葡萄糖耐量试验（OGTT）、胰岛素释放试验和C肽释放试验是常见的内分泌功能试验。OGTT主要检查人体对血糖的调节能力，是目前国际公认的诊断糖尿病及糖调节异常的金标准。胰岛素释放试验和C肽释放试验主要是为了评估体内胰岛B细胞功能，有助于糖尿病的分型及指导治疗方案确定。

通常胰岛素、C肽释放试验与葡萄糖耐量试验同步进行。胰岛素和C肽由胰腺B细胞等比例分泌，通过检测血液中胰岛素、C肽水平能反映机体自身胰岛功能。相对胰岛素而言，C肽半衰期长，不会被肝脏酶灭活，降解速度慢，其检测不受外源性胰岛素干扰，更能反映胰岛B细胞功能。

一、试验原理

胰岛B细胞功能主要受血糖浓度的调节，临床上利用高血糖刺激、低血糖抑制的原理，口服一定量葡萄糖后，通过观察不同时相的胰岛素、C肽分泌水平，和血糖上升与下降的速度，了解机体胰岛B细胞分泌胰岛素的能力，和对葡萄糖的利用、耐受情况，借以诊断糖尿病、糖耐量异常等疾病，同时评估胰岛功能。

二、试验目的

1. 诊断糖尿病前期和糖尿病。
2. 为糖尿病分型诊断、治疗方案的选择提供参考。
3. 协助低血糖原因的判断。

三、筛查对象

（一）适应证

1. 糖尿病高危人群

（1）无糖尿病症状，但有明确的糖尿病家族史，或血糖异常暂未达到糖尿病诊断标准者。

（2）年龄≥ 40 岁。

（3）超重或肥胖者。

（4）缺乏体力劳动者。

（5）有巨大儿分娩史或有妊娠糖尿病病史、多囊卵巢综合征病史的女性。

（6）有粥样硬化性心血管疾病史、血脂异常、高血压者。

（7）有类固醇类药物使用史，或长期接受抗精神病药物或抗抑郁症药物治疗者。

2. 可疑糖尿病患者。

3. 不明原因出现低血糖者。

（二）禁忌证

1. 已确诊糖尿病　糖尿病患者血糖水平已明确异常，进行OGTT无诊断意义，且可能加重高血糖状态。

2. 严重感染或急性疾病　如急性心肌梗死、脑卒中、严重感染等，可能导致血糖波动，影响试验结果。

3. 胃肠道吸收功能障碍　如胃切除术后、严重胃肠疾病，可能影响葡萄糖的吸收，导致试验结果不准确。

四、试验方法

（一）试验前准备

1. 患者准备

（1）饮食与禁食：试验前3d维持正常、均衡的饮食，每日碳水化合物摄入量不应少于150g，避免刻意节食或暴饮暴食。检查前需禁食8～14h，禁食时间通常为试验前一天晚餐后直至次日早晨检查开始前，患者除了少量饮用白开水外，不能吃任何含热量或糖分的食物或饮料。

（2）休息与活动：保持日常活动即可，避免在试验前进行剧烈或异常的体育运动。

（3）用药调整：试验前遵医嘱停用某些可能影响血糖结果的药物，如糖皮质激素、噻嗪类利尿剂、部分降压药、精神科药物、避孕药、烟酸、苯妥英钠等。

（4）身体状态：身体相对健康，无感冒、发热、肺炎、胃肠炎等急性疾病，或创伤、手术等应激状态。情绪稳定，避免在情绪激动、焦虑或严重失眠后进行试验。

2. 用物准备

（1）采血用物：治疗盘、消毒液、棉签、压脉带、采血针、采血管、手消毒液、锐器盒等；采血管标记采血时间并按采血时间顺序依次摆放。

（2）药物准备：无水葡萄糖粉75.0g（含1分子水的葡萄糖82.5g），用250～300mL温开水充分溶解，不能含有沉淀或结晶。

3. 操作者准备　着装整齐规范，洗手戴口罩。

4. 环境准备　环境宽敞明亮、温度适宜。

（二）操作步骤

1. 向患者解释试验目的及注意事项，取得患者的理解和配合。

2. 患者在试验前空腹8～14h。于7:00～9:00开始抽取空腹血标本。

3. 将75.0g无水葡萄糖加温开水至200～300mL，充分溶解后，指导并协助患者在3～5min之内饮完，并记录服用第一口糖水的时间。

4. 遵医嘱按时抽取服糖后0.5h、1h、2h、3h静脉血并送检。测定机体血液葡萄糖、胰岛素及C肽浓度。临床多采用简易葡萄糖耐量试验，即仅抽取空腹和服糖后2h血标本送检。在进行低血糖原因鉴别时，通常需做OGTT延长试验，即在标准OGTT基础上，加测4h、5h标本。

5. 注意观察患者服糖水后有无恶心、呕吐等不适，若出现面色苍白、恶心、呕吐、晕厥等情况，及时告知医生，做好患者及家属的安抚工作，视情况中止试验，必要时改日再重做。

6. 最后一次静脉采血后试验结束，及时提醒患者可进食。

7. 采血后立即送检。

（三）试验评价

1. 试验成功

（1）试验过程顺利，患者服糖水后未诉恶心、呕吐等不适。

（2）试验过程中患者未出现心慌、出汗、乏力等低血糖反应。

（3）血标本严格按服糖后各时间点抽取并及时送检。

2. 试验中止

（1）患者服糖后呕吐，呕吐物可疑为葡萄糖水，可影响试验结果，导致试验中止。

（2）试验过程中患者出现面色苍白、晕厥等严重低血糖反应，患者不能耐受，可中止试验。

（3）试验过程中患者外出、未按服糖后时间点抽取血标本，应中止试验。

（4）试验过程中患者进食，影响试验结果，应中止试验。

五、注意事项

1. 患者试验前3d正常进食　每日碳水化合物摄入量不低于150g，过分节食可能造成“假阳性”结果。试验前一天晚餐后禁食，禁食时间至少8h。

2. 停用可能影响糖代谢的药物至少3d。

（1）可使血糖升高的药物：噻嗪类、呋塞米（速尿）、糖皮质激素、生长激素、醛固酮、肾上腺素、去甲肾上腺素、避孕药、吲哚美辛（消炎痛）、氯丙嗪和苯妥英钠等。

（2）可使血糖下降的药物：降糖药、抗甲状腺素药、普萘洛尔（心得安）、水杨酸、对氨水杨酸、异烟肼、单胺氧化酶抑制剂等。

3. 应激状态　患者如有感冒、发热、手术、急性心肌梗死、脑卒中等应激状况，应在病愈后2周再进行。

4. 试验过程中

（1）饮食与活动：患者在试验过程中可适量饮水，禁食，不可吸烟、喝咖啡、喝茶，避免精神刺激和剧烈运动，但也无须绝对卧床。

（2）宣教：向患者强调按时采血的重要性，试验过程中勿外出，以免影响血标本的采集。

5. 喝糖水速度　患者口服糖水时间控制在3～5min，服糖水速度过快易致呕吐，过慢影响检测结果。

6. 特殊疾病　胃切除术后肠道对葡萄糖的吸收速度加快，严重的肝脏疾病患者葡萄糖吸收速度减慢，这些都会影响OGTT结果，应用静脉葡萄糖耐量试验

（IVGTT）代替 OGTT。

7. 已确诊糖尿病　糖尿病患者不应行 OGTT 试验，需用馒头餐代替葡萄糖，馒头用 100g 面粉制成，10min 内吃完，可适量饮水 50 ～ 100mL。

8. 高血糖毒性　由于高血糖毒性作用，胰岛素和 C 肽的分泌会被抑制，影响检测结果的准确性，一般要求受试者空腹血糖＜ 10.0mmol/L。

9. OGTT 筛查频次　对于糖尿病高危人群，OGTT 筛查结果正常者建议每 3 年筛查一次，筛查结果为糖尿病前期者，建议每年筛查一次。

六、结果解读

1. 血糖结果判断

（1）非妊娠期糖尿病诊断标准：①糖尿病典型症状加上空腹血糖≥ 7.0mmol/L、随机血糖≥ 11.1mmol/L、OGTT 中 2h 血糖≥ 11.1mmol/L，这 3 项指标中任意一项可诊断；②若无糖尿病症状，则需要同一时间点的两个血糖指标或两个不同时间点的血糖指标达到或超过诊断切点（不包括随机血糖）方可诊断。

表 2.1.1　非妊娠期 OGTT 试验结果判断

糖代谢状态	静脉血浆葡萄糖 /（mmol/L）	
	空腹血糖	糖负荷后 2h 血糖
正常血糖	3.9 ～ 6.1	＜ 7.8
糖尿病前期		
空腹血糖受损	≥ 6.1，＜ 7.0	＜ 7.8
糖耐量异常	＜ 7.0	≥ 7.8，＜ 11.1
糖尿病	≥ 7.0	≥ 11.1

（2）妊娠期糖尿病诊断标准：孕 24 ～ 28 周，任一项达到或超过以下标准，空腹血糖≥ 5.1mmol/L、OGTT 1h ≥ 10.0mmol/L、OGTT 2h ≥ 8.5mmol/L。

2. 胰岛素及 C 肽结果判断

（1）正常人：空腹基础血浆胰岛素水平约为 5 ～ 20mU/L，C 肽水平约为 0.3 ～ 1.3nmol/L。口服葡萄糖后胰岛素和 C 肽水平 0.5 ～ 1h 上升至高峰，胰岛素可为基础值的 5 ～ 10 倍，C 肽高峰值可达空腹值的 5 倍以上，达峰后逐渐下降，3h 后恢复到基础水平。

（2）糖尿病前期患者：空腹胰岛素、C 肽水平比正常人高，口服葡萄糖后明显升高，3h 后胰岛素和 C 肽水平仍然居高不下，治疗以生活方式干预为主。

（3）2 型糖尿病患者：患者在疾病早期，空腹胰岛素和 C 肽水平正常或高于正常范围，口服葡萄糖后峰值延迟，3h 不能降至正常水平，提示存在胰岛素抵抗和胰岛素早相分泌受损，此期以口服降糖药治疗为主。随着病程延长，胰岛 B 细胞功能逐渐衰竭，空腹和餐后胰岛素分泌减少，最终依赖胰岛素治疗。

（4）1 型糖尿病患者：胰岛素分泌水平处于较低且基本平直状态，服糖后释放曲线上升平缓，几乎无峰值，主要依靠胰岛素治疗。

七、案例解析

1. 医生给唐先生开出口服葡萄糖耐量试验和胰岛素释放试验的目的是评估唐先生目前糖代谢及胰岛功能状况，确定其是否有糖尿病，根据胰岛功能帮助其糖尿病分型诊断及下一步治疗方案的确定。

2. 如果患者 OGTT 中 2h 血糖 9.2mmol/L，暂时不能确诊糖尿病。无典型症状的糖尿病诊断，需 2 个指标异常，达到或超过诊断标准。唐先生无典型的糖尿病症状，目前检测结果空腹血糖≥ 7.0mmol/L，OGTT 中 2h 血糖＜ 11.1mmol/L。如需诊断糖尿病，可进一步参考复测的血糖或 HbA1c 结果，并分析可能影响到检测结果的因素。

第二节 生长激素激发试验

案例导入

患者，男性，8 岁，因身高显著低于同龄儿童前来医院就诊。初步检测血清胰岛素样生长因子-1（IGF-1）水平低于正常范围。医生开具医嘱先后进行精氨酸生长激素兴奋试验及胰岛素低血糖生长激素兴奋试验以进一步明确诊断。

1. 该患者行生长激素兴奋试验的目的是什么？

2. 如果患者刺激后生长激素水平为 7.2ng/mL，能确诊生长激素缺乏吗？为什么？

生长激素激发试验（GHRT）是诊断生长激素缺乏症的重要方法，它可分为 2 种。一种是以运动、睡眠为主的生理性兴奋试验，另一种是药物性兴奋试验。正常生理条件下，生长激素呈脉冲式分泌，且受营养状况、睡眠、运动等的影响，随机状态下无法确切反映生长激素的真实水平，因此药物性兴奋试验是生长激素兴奋试验的常用类型。

药物兴奋试验是通过采用可促进生长激素分泌的药物，观察生长激素的变化，了解患儿垂体调节、分泌和合成生长激素的能力是否存在问题，主要包括可抑制生长抑素释放的精氨酸生长激素兴奋试验、胰岛素低血糖生长激素兴奋试验和可兴奋生长激素释放激素的左旋多巴生长激素兴奋试验、可乐定生长激素兴奋试验等。单纯使用任何一种药物兴奋试验均有约 15% 的假阳性率，故临床上通常采用两种作用机制不同的药物进行生长激素兴奋试验，以减少假阳性的概率。如果两种药物激发试验后生长激素峰值＜ 10.0μg/L，应考虑生长激素缺乏。

精氨酸生长激素兴奋试验

一、试验原理

精氨酸可能通过抑制下丘脑生长激素抑制激素的分泌，间接促进生长激素释放激素的释放，进而刺激垂体前叶分泌生长激素。精氨酸生长激素兴奋试验的原理是通过静脉滴注精氨酸来刺激垂体分泌生长激素。定时检测血液中生长激素浓度变化，可动态评估垂体分泌生长激素的储备能力。

二、试验目的

1. 诊断生长激素缺乏症　主要用于儿童生长迟缓或成人疑似垂体功能减退症的鉴别诊断。

2. 评估垂体储备功能　判断垂体是否能够正常响应生理刺激，辅助诊断垂体前叶功能减退症。

三、筛查对象

1. 身高低于同性别、同年龄第三百分位以下的儿童，且经过初步检查排除了其他内分泌代谢疾病。

2. 疑似生长激素缺乏症患者。

3. 垂体功能减退症患者。

4. 鞍区肿瘤患者。

5. 希恩综合征患者。

四、试验方法

（一）试验前准备

1. 患者准备

（1）饮食与禁食：试验前 3d 保持均衡饮食，每日碳水化合物摄入量不少于 150g，避免刻意节食或低碳水化合物饮食；检查前晚 8 时后禁止进食，直至次日试验结束，可少量饮白开水，但禁饮咖啡、茶、果汁、牛奶等含热量或糖分的饮料。

（2）休息与活动：试验前及试验期间保证休息，保持日常活动量，禁止高强度运动；试验前需在安静、舒适的环境中卧床休息 30 ～ 60min。

（3）药物调整：遵医嘱停用糖皮质激素、利尿剂、降压药、避孕药等可能影响生长激素分泌的药物。

（4）身体状态：无发热、感染、创伤等急性疾病，无情绪激动、严重失眠等应激状态。

（5）风险告知：试验前签署知情同意书，了解试验流程及风险，如过敏、低血糖。

2. 用物准备

（1）采血及静脉输液用物：输液泵、输液器、注射器、静脉留置针、治疗盘、消毒液、棉签、压脉带、采血针、采血管、手消毒液、锐器盒、医用及生活垃圾袋等；根据医嘱绑定采血管条形码，采血管应标记采血时间并按采血时间顺序依次摆放。

（2）药物准备：精氨酸注射液 0.5g/kg 体重（最大不超过 20g）加入 0.9% 氯化钠注射液中，浓度为 5% ～ 10%。

3. 操作者准备　着装整齐规范，洗手戴口罩。

4. 环境准备　环境宽敞明亮、温度适宜。

（二）操作步骤

1. 根据患者体重计算试验所需的精氨酸剂量，并根据医嘱配药。

2. 向患者解释试验目的、方法及注意事项，取得患者的理解和配合。

3. 患者空腹 8 ～ 10h，于试验日 8:00 留置静脉针，空腹采集血标本后，使用输液泵匀速静脉输注精氨酸，设置时间不短于 30min 输注完毕。

4. 分别在 0min、30min、60min、90min 及 120min 采血测定生长激素。

5. 试验过程中注意观察患者有无头晕、恶心、呕吐等不适，输液部位有无肿胀、疼痛等。

6. 最后一次静脉采血后，嘱患者进食。

（三）试验评价

1. 试验成功　试验过程顺利，患者在静脉输注精氨酸后无心慌、头晕、恶心、呕吐等不良反应。试验过程中患者未出现低血压、心悸等不适。血标本严格按精氨酸输注时间点抽取并及时送检。

2. 试验中止　如发生以下情况，应立即告知医生，做好患者及家属的安抚工作，予以相应处理，必要时中止试验，择日重做或更换其他生长激素兴奋试验方法。

（1）低血糖相关症状：如果患者出现低血糖抽搐、低血糖伴血压下降或低血糖伴意识改变等情况，应立即中止试验。

（2）严重不良反应：如果患者出现严重的胃肠道反应，如剧烈呕吐；局部组织红肿疼痛，如出现精氨酸溶液漏于皮下或其他严重不适，应中止试验。

（3）心血管系统异常：若患者出现心悸、低血压等心血管系统异常，应中止试验并进行相应处理。

（4）其他紧急情况：如果患者出现其他可能危及生命或健康的紧急情况，也应立即中止试验。在中止试验后，需根据具体情况给予相应处理，如静脉注射葡萄糖注射液以纠正低血糖等。

五、注意事项

1. 生理状态下生长激素呈脉冲式分泌，且受营养、睡眠、运动等影响，故试验前需禁食过夜，保持正常的作息，避免剧烈运动，以减少外界因素对试验结果的干扰。

2. 避免使用影响试验结果的药物，如胰岛素、糖皮质激素、性激素、甲状腺激素、抗癫痫药物、抗抑郁药物等，其可能影响生长激素的分泌。在试验前应咨询医生是否需要暂停使用药物，并根据医生的建议调整用药方案。

3. 试验前需评估患者有无其他内分泌激素缺乏，如有其他内分泌激素缺乏，需在试验前进行治疗，以获得足量激素替代。甲状腺功能减退及皮质醇低下者，应提前补充到正常水平。

4. 试验过程中应密切关注患者病情变化，避免不良反应，如恶心、呕吐等胃肠道反应，输液部位渗液、肿胀、疼痛等输液局部反应的发生。少数患者可能出现头晕、心悸、低血压等心血管系统反应。

六、结果解读

结果判断见表 2.2.1 精氨酸生长激素兴奋试验结果判断。

表 2.2.1　精氨酸生长激素兴奋试验结果判断

刺激后生长激素峰值 /（ng/mL）	诊断
＞ 10.0	排除生长激素缺乏
5.0 ～ 10.0	可疑或部分生长激素缺乏
＜ 5.0	生长激素缺乏（垂体性侏儒或垂体前叶功能低下）

注：正常人在使用上述刺激后，生长激素分泌峰值多在 30 ～ 90min 出现，以 30min 频率最高。

胰岛素低血糖生长激素兴奋试验

一、试验原理

静滴胰岛素可以使血糖水平下降，导致低血糖，而低血糖可以通过兴奋生长激素释放激素和抑制生长抑素使生长激素分泌增加，同时可刺激促肾上腺皮质激素的分泌，使皮质醇水平增高。低血糖对下丘脑-垂体轴是一种非常强的应激因素。正常情况下，当血糖降至 2.8mmol/L 以下时，会显著兴奋生长激素、ACTH、皮质醇、TSH 和儿茶酚胺的分泌。本试验是利用一种标准量的胰岛素引起低血糖，以检测生长激素的储备功能，亦同时测定垂体-肾上腺轴、垂体-甲状腺轴的功能。

二、试验目的

1. 评估垂体生长激素的储备功能，用于诊断垂体性侏儒症、腺垂体功能减退等。

2. 检测垂体-肾上腺轴的功能，判断 ACTH 的储备功能，辅助诊断肾上腺皮质功能减退症。

3. 用于鉴别垂体生长激素瘤手术是否复发。

三、筛查对象

1. 适应证

（1）垂体性侏儒症患者。

（2）腺垂体功能减退或怀疑垂体功能异常的患者。

（3）肾上腺皮质功能减退症患者。

（4）其他需要评估垂体功能的患者。

2. 禁忌证

（1）有癫痫和已知有心脑血管疾病的患者禁用此试验。

（2）冠心病、癫痫，未经纠正的严重甲减和艾迪生病、糖尿病，空腹血糖＞8.3mmol/L 者不宜进行此试验。

四、试验方法

（一）试验前准备

1. 患者准备

（1）药物调整：遵医嘱试验前 1 周停用糖皮质激素、利尿剂、降压药、避孕药等可能影响肾上腺皮质功能的药物，试验前 24h 禁用 β 受体阻滞剂、多巴胺等药物。

（2）饮食与禁食、休息与活动、身体状态、风险告知参见本节精氨酸生长激素试验。

2. 用物准备

（1）采血及静脉注射用物：胰岛素注射器、2.5mL 注射器、20mL 注射器、静脉留置针、治疗盘、消毒液、棉签、压脉带、采血针、采血管、手消毒液、锐器盒、医用及生活垃圾袋等；根据医嘱绑定采血管条形码，在采血管上标记采血时间并按采血时间顺序依次摆放。

（2）药物准备：胰岛素 0.1 ～ 0.15U/kg 体重加入 0.9% 氯化钠注射液 2mL，

50% 葡萄糖注射液 60mL。

3. 操作者准备、环境准备参见本节精氨酸生长激素试验。

（二）操作步骤

1. 根据患者体重计算试验所需的胰岛素剂量，并根据医嘱配药。

2. 向患者解释试验目的及注意事项，取得患者及家属的理解和配合。

3. 患者至少空腹 8h，于试验日 8:00 留置静脉针，空腹采集血标本后，静脉注射胰岛素；并于另一侧手臂建立静脉通路，用于静脉注射胰岛素组液体及试验过程中或结束后静脉注射葡萄糖注射液，以改善低血糖症状。

4. 分别在 0min、15min、30min、45min、60min、90min 及 120min 采血测血糖、生长激素，同步测床旁快速血糖。

5. 试验过程中注意观察患者有无头晕、心慌、出汗、面色苍白等不适，有无心绞痛、休克或意识丧失等情况，密切关注患者生命体征及意识变化，如有不适，应及时告知医生并对症处理。

（三）试验评价

（1）试验成功：试验过程顺利，无心绞痛、休克、意识丧失或中枢神经系统症状等严重低血糖表现，顺利完成所有时间点采血并及时送检，并且患者有以下指征及症状：①血糖水平降至基础值的 50% 以下或≤ 2.2mmol/L；②出现明显的低血糖症状，如心慌、出汗、头晕等；③生长激素峰值达到或超过正常范围≥ 10.0μg/L。

（2）试验中止：试验过程中出现心绞痛、休克或意识丧失者，应立即中止试验，并静脉注射 50% 葡萄糖注射液 60mL，同时在另一侧手臂测快速血糖，并抽血查血糖。如患者还不能恢复，静脉注射胰升糖素 0.5 ～ 1.0mg。

五、注意事项

1. 此试验有一定危险性，尤其小儿应慎用。试验过程中应密切注意低血糖可能引起的抽搐、昏迷。症状严重者可在采血后静脉注射 50% 葡萄糖注射液 10 ～ 40mL 并中止试验。

2. 试验期间最好进行心电监测，密切观察患者生命体征及神志变化，随时询问患者有无发热、出汗、头晕、嗜睡、饥饿、心慌等低血糖症状。

3. 生理状态下生长激素呈脉冲式分泌，且受营养、睡眠、运动等影响，故试验前需禁食过夜，保持正常的作息，避免剧烈运动，以减少外界因素对试验结果的干扰。

4. 在试验前需评估患者有无其他内分泌激素缺乏，如有其他内分泌激素缺乏，需在试验前治疗，进行足量激素替代。如甲状腺功能减退可能影响结果，宜先给甲状腺激素进行治疗，待甲状腺功能恢复正常后再进行试验。

5. 血糖值低于 2.2mmol/L 或低于基础值的一半为生长激素分泌的有效刺激，否则会有假阴性结果。

6. 临床表现有垂体前叶低下者，应减小胰岛素剂量至 0.05U/kg。

7. 皮质醇增多症、甲状腺功能低下儿童、甲亢、肥胖症和应用大剂量糖皮质激素后反应减弱。

8. 必要时同时检测 ACTH、PRL，以发现复合性垂体前叶功能减退。

六、结果解读

胰岛素低血糖生长激素兴奋试验结果判断见表 2.2.2。

表 2.2.2 胰岛素低血糖生长激素兴奋试验结果判断

刺激后生长激素峰值 /（ng/mL）	诊断
＞ 10.0	排除生长激素缺乏
5.0 ～ 10.0	可疑或部分生长激素缺乏
＜ 5.0	生长激素缺乏（垂体性侏儒或垂体前叶功能低下）

七、案例解析

1. 该患者行生长激素兴奋试验的目的是评估其生长激素分泌功能，以明确是否存在生长激素 D。通过模拟生理或药理刺激，观察生长激素的释放反应，从而判断垂体前叶生长激素分泌细胞的功能状态，为诊断提供依据。

2. 如果患者刺激后生长激素水平为 7.2ng/mL，不能确诊生长激素缺乏。一般认为，任何刺激下的生长激素水平＞ 10.0ng/mL 都足以排除典型的生长激素缺乏症。而生长激素峰值在 5.0 ～ 10.0ng/mL 的患儿，要根据患儿身高水平及生长速率等临床情况审慎诊断。另外生长激素激发试验假阳性率约 15%，仅凭一次生长激素兴奋试验的结果不能完全确诊，需要在两种药物激发试验后生长激素的峰值仍低于 10.0μg/L 才可确诊。同时还需要结合患儿的身高、生长速度、骨龄、血清胰岛素样生长因子-1（IGF-1）水平等其他辅助检查结果以及临床表现进行综合评估。

第三节 促性腺激素释放激素兴奋试验

案例导入

患者，女性，7 岁 6 个月，因乳房发育 6 个月入院。家长否认患儿有接触外源性激素史。体格检查：身高 128cm（＞同龄同性别儿童第 95 百分位），体重 28kg，乳房发育 Tanner 分期 B3，阴毛发育 Tanner 分期 PH2 期，外生殖器无明显异常，其他无甲状腺肿大，无皮肤色素沉着，神经系统检查无异常。骨龄测定骨龄9岁（较实际年龄提前1.5岁）。头颅MRI未见异常。医生开具医嘱进行促性腺激素释放激素（GnRH）兴奋试验。

1. 该患者进行GnRH兴奋试验的目的是什么？

2. 如果GnRH兴奋试验结果显示LH峰值/基础值＞3，FSH峰值/基础值＞2，这对患者的诊断和治疗有何意义？

促性腺激素释放激素（GnRH）兴奋试验，亦称促黄体激素释放激素（LHRH）兴奋试验，它通过注射GnRH来观察垂体前叶释放黄体生成素（LH）和卵泡刺激素（FSH）水平，帮助诊断下丘脑-垂体-性腺轴（HPGA）的功能异常，广泛应用于儿科和成人内分泌疾病的诊断。黄体生成素（LH）升高是HPGA启动的重要生化标志。由于LH呈脉冲式分泌，且受到昼夜节律、不同Tanner分期等多种因素的影响，GnRH激发试验较基础LH水平检测更为准确。

一、试验原理

GnRH对垂体促性腺激素LH和FSH有兴奋作用。给受试者注射外源性GnRH后，在不同时相取外周血测定促性腺激素含量，可了解垂体功能。垂体功能良好时，促性腺激素水平反应性升高；垂体功能不良时，反应性差或延迟反应，促性腺激素水平不升高或延迟升高。

二、试验目的

1. 诊断性早熟　通过检测GnRH刺激后促性腺激素LH和FSH的反应，判断是否存在中枢性性早熟。

2. 评估垂体和卵巢功能　GnRH兴奋试验可以检查垂体和卵巢功能。

3. 鉴别性功能障碍的病变部位　GnRH兴奋试验有助于鉴别性功能障碍的病变部位是在下丘脑、垂体还是卵巢。

4. 监测治疗效果和预后　在治疗中枢性性早熟时，通过定期进行GnRH兴奋试验，可以评估治疗是否有效，以及是否需要调整治疗方案。

三、筛查对象

（一）适应证

1. 疑似下丘脑功能不全、垂体功能不全、卵巢功能不全、多囊卵巢综合征等症状的患者。

2. 怀疑有特发性青春期延迟、性早熟等疾病的青少年。

3. 闭经、性腺功能减退、青春期发育延迟的病因鉴别。垂体功能减退疾病患者。

（二）禁忌证

1. GnRH 兴奋试验可能对胎儿产生影响，妊娠期女性应避免进行。

2. 急性感染或严重全身性疾病，可能干扰试验结果或加重病情。

3. 性激素依赖性肿瘤，如前列腺癌、乳腺癌等。GnRH 兴奋试验可能促进肿瘤生长。

四、试验方法

（一）试验前准备

1. 患者准备

（1）患者试验前注意正常饮食和作息，防止内分泌紊乱。

（2）试验期间卧床，不吸烟。

2. 用物准备

（1）采血用物：2.5mL 注射器、治疗盘、消毒液、棉签、压脉带、采血针、采血管、手消毒液、锐器盒、医用和生活垃圾袋等；根据医嘱绑定采血管条形码，在采血管上标记采血时间并按采血时间顺序依次摆放。

（2）药物准备：GnRH 或其类似物，如曲普瑞林注射液 100μg，溶于专用溶剂；戈那瑞林 100μg，溶于 2mL 生理盐水。儿童按 2.5 ～ 3.0μg/kg 体重给药，总量不超过 100μg。

（二）操作方法

1. 根据医嘱配药，准备好静脉注射器具及其他试验所需用物。

2. 向患者解释试验目的及注意事项，取得患者及家属的理解和配合。

3. 于试验日 8:00 采集血标本后，根据医嘱静脉注射 GnRH 注射液。

4. 分别在 0min、30min、60min、90min 采集静脉血标本测定 LH 和 FSH 水平。

5. 试验过程中注意观察患者有无恶心、呕吐、头痛、面色潮红、出汗等不适。如有不适，及时告知医生并对症处理。

6. 按时间点及时静脉采血，血标本采集后应立即送检。

（三）试验评价

1. 试验成功

（1）试验过程顺利，无不良反应发生。

（2）顺利完成所有时间点采血并及时送检各项标本。

2. 试验中止　如患者注射 GnRH 后引发过敏反应，立即告知医生并对症处理，情况严重者应中止试验。

五、注意事项

1. 部分药物如口服避孕药、地高辛、螺内酯、左旋多巴可影响激素调节，从而影响试验结果，建议试验前与医生沟通，在医生指导下停药。

2. 若上述方法反应性差，可行 GnRH 延长兴奋试验，即每天静脉注射曲普瑞林注射液或戈那瑞林注射液 100μg，连续 5 天，第 6 天再按上述方法给药，并在 0min、30min、60min、90min 测定血清 LH 和 FSH 水平。

3. 对 GnRH 或类似物过敏者禁做此试验。

4. 此试验结果影响因素多，需综合患者年龄、性别、第二性征发育、骨龄等多因素综合判断。

5. GnRH 类似物需冰箱冷藏保存，以确保药物的活性。

六、结果判断

1. 正常反应　注射 GnRH 后，LH 值比基值升高 3 ～ 6 倍，FSH 上升约 50%。

2. 异常反应

（1）病变在下丘脑者：反应可正常或延迟。

（2）病变在垂体者：无反应或反应低下，且无周期变化。

（3）病变在卵巢者：反应明显升高。

（4）性早熟者：反应同正常成人。

（5）青春期延迟者：反应可正常。

七、案例分析

1. 该患儿 7 岁 6 个月，乳房发育 6 个月，身高增长加快，伴有少量阴毛生长。骨龄测定骨龄 9 岁（较实际年龄提前 1.5 岁）。这些表现提示可能存在性早熟的情况。进行 GnRH 兴奋试验的目的是评估患者的 HPGA 功能，以明确是否存在中枢性性早熟。通过注射 GnRH，观察促性腺激素 LH、FSH 的反应，可以判断垂体对 GnRH 的敏感性和性腺轴的激活程度，从而为诊断和治疗提供依据。

2. 如果 GnRH 兴奋试验结果显示 LH 峰值 / 基础值＞ 3，FSH 峰值 / 基础值＞ 2，这通常提示患者的 HPGA 已经提前激活，符合中枢性性早熟的诊断标准。这一结果对患者的诊断具有重要意义，因为它可以帮助医生确定性早熟的类型，从而制定相应的治疗方案。对于中枢性性早熟患者，常用的治疗方法是使用 GnRH 拮抗剂，如曲普瑞林等，以抑制垂体分泌促性腺激素，从而延缓性发育进程，改善最终身高。

第四节 促肾上腺皮质激素兴奋试验

案例导入

患者，女性，45 岁，因“反复恶心、呕吐、皮肤色素沉着 1 年”就诊。患者 1 年前无明显诱因出现恶心、呕吐，伴有乏力、头晕，皮肤逐渐出现色素沉着，以面部、颈部、手足掌侧明显。查体：血压 90/60mmHg，心率 100 次 /min，皮肤黏膜色素沉着，面容憔悴。实验室检查：血钠 128.0mmol/L，血钾 5.5mmol/L，血皮质醇基础值降低，ACTH 水平升高。头颅 MRI 检查未见异常。医生开具进行 ACTH 兴奋试验的医嘱。

1. 该患者进行 ACTH 兴奋试验的目的是什么？

2. 如果该患者 ACTH 兴奋试验结果显示血浆皮质醇峰值低于正常，这对诊断有何意义？

促肾上腺皮质激素（ACTH）是维持肾上腺正常形态和功能的重要激素。ACTH 兴奋试验是一种用于评估肾上腺皮质功能的检查方法。它通过给予外源性 ACTH，观察其对肾上腺皮质的刺激作用，从而判断肾上腺皮质的储备功能。它包括标准 ACTH 兴奋试验、连续性 ACTH 兴奋试验。

一、试验原理

ACTH 能够刺激肾上腺皮质分泌皮质醇等激素。在 ACTH 兴奋试验中，通过给予外源性 ACTH，刺激肾上腺皮质分泌皮质醇，观察血液中皮质醇的变化情况，以判断患者的肾上腺皮质功能。

二、试验目的

1. 诊断肾上腺皮质功能不全，包括原发或继发性肾上腺皮质功能不全。
2. 鉴别库欣综合征病因，如肾上腺腺瘤和 ACTH 依赖性库欣综合征。
3. 评估肾上腺皮质储备功能。

三、筛查对象

（一）适应证

1. 怀疑原发性肾上腺功能不全，如乏力、低血压、皮肤色素沉着等症状。
2. 怀疑继发性肾上腺功能不全，如垂体病变、长期使用糖皮质激素者。
3. 库欣综合征的鉴别，区分肾上腺源性或 ACTH 依赖性。
4. 其他，如低钠血症、高钾血症、不明原因低血糖患者。

（二）禁忌证

1. 严重肾上腺皮质功能不全。在肾上腺皮质功能严重低下的患者中，试验可能诱发肾上腺危象，危及生命。

2. 急性感染或严重全身性疾病，如败血症、急性心肌梗死、脑卒中等，可能导致试验结果不准确或加重病情。

四、试验方法

（一）试验前准备

1. 患者准备

（1）饮食与禁食：试验前 3 天保持均衡饮食，每日碳水化合物摄入量不少于 150g，避免刻意节食或低碳水化合物饮食；检查前一天 20:00 后禁止进食，直至次日试验结束，可少量饮白开水，但禁饮咖啡、茶、果汁、牛奶等含热量的饮料。

（2）休息与活动：试验前及试验期间保证休息，保持日常活动量，禁止高强度运动。

（3）药物调整：遵医嘱停用糖皮质激素、利尿剂、降压药、避孕药等可能影响肾上腺皮质功能的药物。

（4）身体状态：无发热、感染、创伤等急性疾病，无情绪激动、严重失眠等应激状态。

（5）风险告知：试验前签署知情同意书，了解试验流程及风险，如过敏、低血糖。

2. 用物准备

（1）采血用物准备：医嘱执行单、2.5mL 注射器 / 输液器、输液泵、治疗盘、消毒液、棉签、压脉带、采血针、采血管、24h 尿液收集桶、手消毒液、锐器盒、医用和生活垃圾袋。根据医嘱绑定采血管条形码，在采血管上标记采血时间并按采血时间顺序依次摆放。

（2）药物准备：ACTH 25U、灭菌注射用水 1mL，或 ACTH 25U 3 ～ 5 支、生理盐水 500mL 3 ～ 5 瓶。

3. 操作者准备　着装整齐规范，洗手戴口罩。

4. 环境准备　环境宽敞明亮、温度适宜。

（二）操作方法

1. 快速 ACTH 兴奋试验

（1）适用于病情较危急，需立即确诊补充激素者，或无法耐受延长试验者。

（2）8:00 空腹抽血测血皮质醇基础值，静脉 / 肌内注射 ACTH 25U，注射后 30min 和 60min 抽血检测皮质醇。

2. 延长 ACTH 兴奋试验

（1）鉴别继发性肾上腺功能不全（如垂体性，因长期 ACTH 缺乏导致肾上腺萎缩），评估肾上腺皮质的储备恢复能力。

（2）试验前空腹静息时抽血测血皮质醇、24h 尿游离皮质醇（UFC）或尿 17-羟皮质类固醇（17-OHCS）和 17-酮类固醇（17-KS）。

（3）试验日可照常进食，上午 8:00 起，将 ACTH 25U 加入生理盐水 500mL 内，静脉滴注维持 8h，连续 3 ～ 5d；静脉滴注 ACTH 期间，每天测血皮质醇、24h 尿 UFC 或尿 17-OHCS、17-KS。

（三）试验评价

1. 试验成功

（1）试验过程顺利，无不良反应发生。

（2）顺利完成所有时间点采血并及时送检。

2. 试验中止

（1）肾上腺危象：如患者注射 ACTH 后引发肾上腺危象，立即告知医生并对症处理，情况严重者中止试验。

（2）过敏反应：少数患者可有过敏反应，反应重者应中止试验，并立即应用皮质激素或地塞米松。

五、注意事项

1. 试验前禁用糖皮质激素。

2. 部分患者注射 ACTH 后可能出现颜面及上肢潮红、心率增快、血压下降、呼吸急促及潮气量增加等不良反应，但这些反应通常会很快消失。

3. 重症原发性肾上腺皮质功能减退症患者行本试验时易致危象发生，可以先给予地塞米松 0.5mg 或泼尼松 5mg 口服，不影响试验结果。

4. 长期服用糖皮质激素的患者可引起肾上腺皮质萎缩，皮质醇同样不升高，这种情况下可将 8h 延长至 3 ～ 5 天。

5. 约 20% 肾上腺皮质功能减退症者，本试验结果可呈正常反应，尤其是轻者，应结合临床诊断。

6. 滴注 ACTH 过程中，少数患者可有过敏反应，反应重者应停止该试验并立即应用皮质激素或地塞米松。有过敏史者，试验前应做皮肤过敏试验。

六、结果判断

1. 正常反应　正常反应表明肾上腺皮质功能正常，能够对 ACTH 刺激产生足够的皮质醇分泌。患者基线皮质醇水平正常范围 5 ～ 25μg/dL（138 ～ 690nmol/L），注射 ACTH 后 30min 或 60min，皮质醇水平应≥ 18 ～ 20μg/dL（496 ～ 552nmol/L），较基线水平至少增加 7μg/dL（193nmol/L）。

2. 异常反应

（1）原发性肾上腺皮质功能减退：肾上腺皮质本身功能障碍，无法对 ACTH 刺激产生足够的皮质醇分泌。患者基线皮质醇水平通常低于正常范围，刺激后皮质醇水平无明显升高（＜ 18μg/dL 或增幅＜ 7μg/dL）。

（2）继发性肾上腺皮质功能减退：由于垂体 ACTH 分泌不足，导致肾上腺皮质长期缺乏刺激而萎缩，但仍保留一定的分泌能力。患者基线皮质醇水平可能正常或偏低，刺激后皮质醇水平延迟反应，60min 可能达到正常，但 30min 反应不足。

（3）库欣综合征：肾上腺皮质功能亢进，对 ACTH 刺激反应过度。患者基线皮质醇水平通常升高，刺激后皮质醇水平过度反应，显著高于正常范围。

七、案例分析

1. 该患者出现恶心、呕吐、皮肤色素沉着等症状，结合实验室检查结果，怀疑存在肾上腺皮质功能减退。进行 ACTH 兴奋试验的目的是评估患者的肾上腺皮质储备功能，以明确是否存在肾上腺皮质功能减退，并鉴别是原发性还是继发性肾上腺皮质功能减退。通过注射 ACTH 后观察血浆皮质醇的变化情况，可以判断肾上腺皮质对 ACTH 的反应性，从而为诊断提供依据。

2. 如果该患者 ACTH 兴奋试验结果显示血浆皮质醇峰值低于正常，提示肾上腺皮质对 ACTH 的反应性差，肾上腺皮质分泌功能减退。结合患者的临床表现和实验室检查结果，进一步支持肾上腺皮质功能减退症的诊断。同时，根据 ACTH 水平的升高，可考虑为原发性肾上腺皮质功能减退症，因为原发性肾上腺皮质功能减退症患者由于肾上腺皮质受损，内源性 ACTH 分泌减少，肾上腺皮质对 ACTH 的反应性降低，导致血浆皮质醇峰值低于正常。

第五节　饥饿试验

病例导入

患者，女性，30 岁，因“反复发作性心慌、出汗、手抖 2 年”就诊。患者近 2 年来经常在饥饿状态下出现心慌、出汗、手抖等症状，每次发作时进食糖类食物后症状可缓解。实验室检查：空腹血糖 2.8mmol/L，血胰岛素 30μU/mL。医生开具饥饿试验医嘱。

1. 该患者进行饥饿试验的目的是什么？

2. 如果该患者在饥饿试验中出现低血糖症状，且血糖低于 2.8mmol/L，同时血胰岛素水平升高，这对诊断有何意义？

饥饿试验是一种通过长时间（通常为72h）禁食，来评估低血糖相关疾病的诊断性试验。它通过延长患者进食时间，诱发低血糖发作，观察患者的症状变化和血糖、胰岛素等指标的动态变化，以明确低血糖的原因，是协助诊断胰岛素瘤的简单可靠方法。

一、试验原理

饥饿试验的原理是通过延长空腹时间，使患者体内的血糖水平逐渐降低，从而诱发低血糖症状。在低血糖状态下，胰岛素分泌会减少，以维持血糖稳定。如果患者在饥饿试验中出现低血糖症状，且血糖水平低于正常值，同时胰岛素水平升高，提示可能存在胰岛素分泌过多的情况，如胰岛素瘤或胰岛素自身免疫综合征等。

二、试验目的

1. 诊断胰岛素瘤　通过观察禁食期间是否出现低血糖及相关生化指标，如血糖、胰岛素、C肽等变化，帮助诊断胰岛素瘤。

2. 评估低血糖病因　用于鉴别其他可能导致低血糖的疾病，如药物性低血糖、自身免疫性低血糖等。

三、筛查人群

（一）适应证

1. 患者有反复发作的低血糖症状　如出汗、心悸、意识模糊等，且空腹血糖偏低。

2. 不明原因的低血糖患者　无法通过常规检查明确低血糖病因。

（二）禁忌证

1. 已知严重低血糖风险　患者有严重低血糖病史或反复发作的低血糖症状。

2. 严重心脑血管疾病　如不稳定型心绞痛、近期心肌梗死、严重心律失常或脑卒中，低血糖可能诱发心血管事件。

3. 妊娠　饥饿试验可能对胎儿产生不良影响。

4. 严重肝肾功能不全　可能影响葡萄糖代谢和对低血糖的纠正能力。

5. 癫痫或神经系统疾病　低血糖可能诱发癫痫发作或加重神经系统症状。

四、试验方法

（一）试验前准备

1. 患者准备

（1）患者应了解试验目的及试验过程，掌握静脉采血的时间，理解试验可能的不良反应及试验过程中配合要点及注意事项。

（2）试验前注意正常的饮食和作息，防止内分泌紊乱，试验前一天晚餐后禁食，记录晚餐进食时间，通常可饮水，但不能进食含热量的饮料，试验前 8h 内及试验过程中禁止吸烟、饮酒。

（3）试验前应停用可能影响血糖和胰岛素水平的药物，如降糖药物、糖皮质激素等。

2. 用物准备

（1）采血用物：治疗盘、消毒液、棉签、压脉带、采血针、采血管、手消毒液、锐器盒、医用和生活垃圾袋、静脉注射用物、床旁血糖监测用物等；根据医嘱绑定采血管条形码，在采血管上标记采血时间并按采血时间顺序依次摆放。

（2）药物准备：50% 葡萄糖注射液 20 ～ 60mL，在患者低血糖时使用。

3. 操作者准备　着装整齐规范，洗手戴口罩。

4. 环境准备　环境宽敞明亮、温度适宜。

（二）操作方法

1. 向患者解释试验目的及注意事项，取得患者及家属的理解和配合。

2. 让患者完全禁食，禁食一般从晚餐后开始，直至整个试验结束，可饮水。

3. 试验过程中每 4h 监测快速血糖，当血糖低于 3.9mmol/L 时，每 0.5 ～ 2h 监测快速血糖，密切观察患者是否出现出汗、心悸、意识模糊等低血糖症状。

4. 如禁食 24h 仍无低血糖发作，则在禁食后的 24h、36h、48h 各加做 2h 运动，以促进低血糖发作。

5. 一旦患者出现不可耐受的症状，或血糖值低于 2.8mmol/L，立即抽血测血糖、胰岛素与 C 肽水平后终止试验，协助患者进食或静脉推注葡萄糖。

6. 如禁食时间达到 72h，加做运动试验期间仍无低血糖发作，抽血测血糖、胰岛素与 C 肽水平，并终止试验。

五、注意事项

1. 试验前应停用可能影响血糖和胰岛素水平的药物，如降糖药物、糖皮质激素等。

2. 试验过程中，密切观察患者的症状变化，如心慌、出汗、手抖等。定期测量血糖、胰岛素等指标，确保患者的安全。如果患者出现低血糖症状，应立即中止试验，并给予患者进食糖类食物或静脉注射葡萄糖。

3. 低血糖严重时患者可出现意识丧失、昏迷、癫痫样抽搐，加重脑神经细胞的损害。因此，需要在严密的观察下进行此项试验，并备好抢救设施，防止发生意外。

六、结果判断

1. 试验结果　症状发作时血糖＜2.8mmol/L、C 肽＞200.0pmol/L、胰岛素＞36.0pmol/L，为试验阳性；禁食达 72h 仍无低血糖为试验阴性。

2. 在测量血糖的同时，测定血浆胰岛素值（IRI），并计算 IRI 与葡萄糖浓度（G）的比值（IRI/G），即胰岛素释放指数。正常人 IRI/G＜0.3；约 95% 胰岛素瘤患者 IRI/G＞0.3；非胰岛素分泌增多性低血糖时，血糖值低，血浆胰岛素值也低，比值不变。

3. 饥饿试验阳性者再结合 IRI/G 等临床检查诊断胰岛素瘤；饥饿试验阴性，提示受试者有良好的糖异生调节功能，结合 IRI/G 等临床检查可排除胰岛素瘤。

4. 如果患者在饥饿试验中出现低血糖症状，且血糖水平低于 2.8mmol/L，同时胰岛素水平升高，提示可能存在胰岛素分泌过多的情况，如胰岛素瘤或胰岛素自身免疫综合征等。

七、案例解析

1. 该患者反复发作性心慌、出汗、手抖，且在饥饿状态下症状加重，进食糖类食物后症状可缓解。结合实验室检查结果，怀疑可能存在胰岛素瘤或胰岛素自身免疫综合征等导致的低血糖。进行饥饿试验的目的是进一步诱发低血糖发作，观察患者的症状变化和血糖、胰岛素等指标的动态变化，以明确低血糖的原因。

2. 如果该患者在饥饿试验中出现低血糖症状，且血糖低于 2.8mmol/L，同时血胰岛素水平升高，符合 Whipple 三联征，提示患者存在胰岛素分泌过多导致的低血糖，支持胰岛素瘤或胰岛素自身免疫综合征诊断。

第六节　禁水-加压素试验

案例导入

患者，女性，28 岁，因“多饮、多尿 2 年”就诊。患者每日饮水量约 3～4L，同时伴有尿量增多，每日尿量约 2.5～3L。医生开具了进行禁水加压素试验的医嘱。

1. 该患者进行禁水加压素试验的目的是什么？

2. 如果该患者在禁水加压素试验中，禁水后尿渗透压无明显升高，注射加压素后尿渗透压明显升高，这对诊断有何意义？

禁水加压素试验是一种用于诊断尿崩症的检查方法，它通过模拟体内抗利尿激素（ADH）分泌不足和补充 ADH 的情况，观察患者的尿量和尿液浓缩能力的变化，从而判断尿崩症的类型。

一、试验原理

正常人禁水后，血浆渗透压升高，循环血容量减少，刺激ADH释放，使尿比重升高，尿渗透压升高而血浆渗透压变化不大。而尿崩症患者由于ADH分泌不足或肾脏对ADH的反应缺陷，禁水后尿量不明显减少，尿比重和尿渗透压不升高。通过注射外源性ADH，可以进一步观察患者的尿液浓缩能力，从而鉴别中枢性尿崩症和肾性尿崩症。

二、试验目的

1. 诊断尿崩症　通过观察患者在禁水和注射加压素后的尿量、尿比重、尿渗透压等指标的变化，判断是否存在尿崩症。

2. 鉴别尿崩症类型　通过试验结果，区分中枢性尿崩症（CDI）和肾性尿崩症（NDI），为后续治疗提供依据。

三、筛查对象

（一）适应证

1. 有明显多饮、多尿症状的患者，如每日尿量超过2.5L，且伴有口渴、多饮等症状。

2. 怀疑尿崩症的患者，如出现低比重尿、低渗尿等症状，且排除其他引起多尿的疾病。

（二）禁忌证

1. 严重脱水或低血容量，可能加重脱水，导致循环衰竭。

2. 严重电解质紊乱，如低钠或高钠血症，可能加重病情。

3. 心、肾功能不全，可能增加心脏负担和肾功能损害。

4. 精神疾病或无法配合，患者无法耐受长时间禁水。

5. 妊娠，可能对胎儿造成不良影响。

四、试验方法

（一）试验前准备

1. 患者准备

（1）饮食与禁食：试验前1～2周主动限水以适应禁水状态，注意正常作息，防止内分泌紊乱。

（2）试验前24h停用抗利尿药物。

2. 用物准备

（1）采血管、尿标本管准备：根据医嘱绑定试管条形码，标记标本采集时间并按采集标本时间顺序依次摆放。

（2）药物准备：垂体后叶素注射液 6U 一支。

（3）其他用物：体重秤、血压计、尿比重仪、医嘱执行单、治疗盘、消毒液、棉签、压脉带、采血针、采血管、尿标本容器、手消毒液、锐器盒、医用和生活垃圾袋。

3. 操作者准备　着装整齐规范，洗手戴口罩。

4. 环境准备　环境宽敞明亮、温度适宜。

（二）操作方法

1. 向患者解释试验目的及注意事项，取得患者及家属的理解和配合。

2. 根据患者 24h 尿量情况，在试验前一天 20:00 ～ 24:00 开始禁水试验，其间密切监测其体重、心率、血压、尿量等情况。

3. 试验当日早 6:00 开始，每小时监测并记录体重、血压、尿量、尿比重和尿渗透压，每 4h 评估一次血电解质、血浆渗透压等指标。禁水时间一般为 6 ～ 16h，常规为 8h。

4. 当连续三次尿渗透压两两差值均小于 30mOsm/（kg·H_2O）时，即判定其达到试验平顶期，并将最后一次测得的尿渗透压记录为平顶期尿渗透压，并测定其对应平顶期血浆渗透压。

5. 当判定达平顶期后，立即注射垂体后叶激素 5.0U，并测量注射后 1h 和 2h 的尿渗透压。

（三）试验评价

1. 试验成功　试验过程顺利，未发生不良反应，按要求规范采集血尿标本。

2. 试验中止

（1）禁水期间若患者出现明显脱水症状，如体重下降＞ 5% 或血压明显下降，则中止试验并给予饮水。

（2）试验过程中患者出现头痛、肌痛、心率加速、烦躁及神志模糊、谵妄、昏迷时，立即中止试验并进行抢救。

（3）试验期间患者饮水，则中止试验，择期重新试验。

五、注意事项

1. 由于禁水可能导致患者体重显著下降和血容量显著减少，重度脱水状态的患者应进行适量的水分补充后再进行此项检查。同时，若禁水过程中体重减轻超过体重的 3%，则应立即停止试验，以确保患者安全。

2. 在实施该试验之前，需评估患者的肾功能。对于已经存在肾脏疾病或肾功能障碍的患者，禁水可能引起的负面影响需要特别注意。应密切监测这些患者在禁水期间的生命体征和实验室指标，肾功能障碍患者谨慎使用。

3. 患有肺心病、心功能不全等严重基础疾病的患者应慎重考虑，特别是在禁水期间，由于失水带来的身体负担可能导致窘迫状态，同时也需在治疗计划中考虑液体替代的方法。

4. 试验结束后应及时嘱患者少量多次饮水，避免一次性大量饮水导致血浆渗透压发生较大变化从而引起脑水肿。

六、结果判断

见表 2.6.1。

表 2.6.1 禁水加压素试验的结果判读

病症类型	禁水反应	加压素注射后反应
正常人	尿渗透压＞800.0mOsm/kg，尿量减少	尿渗透压上升＞9%
精神性多饮者	尿渗透压 750.0～800.0mOsm/kg，尿量逐渐减少	小幅度上升（不明显）
CDI	尿量不减少，尿渗透压升高不明显	显著反应，尿渗透压明显上升
NDI	尿量较多，尿渗透压不升高	反应不足，尿渗透压无显著变化

七、案例解析

1. 该患者有明显的多饮、多尿症状，但无明显的体重下降、头晕、乏力等其他症状，怀疑可能存在尿崩症。进行禁水加压素试验的目的是明确诊断尿崩症，并鉴别是 CDI 还是 NDI。通过观察患者在禁水和注射加压素后的尿量、尿比重、尿渗透压等指标的变化，可以判断患者的 ADH 分泌和肾脏对 ADH 的反应情况，从而为诊断和治疗提供依据。

2. 如果该患者在禁水加压素试验中，禁水后尿渗透压无明显升高，注射加压素后尿渗透压明显升高，这提示患者可能存在 CDI。CDI 是由于下丘脑分泌 ADH 减少或垂体后叶释放 ADH 障碍导致的。在禁水后，由于 ADH 分泌不足，患者的尿渗透压无明显升高；而注射加压素后，外源性的 ADH 作用于肾脏，促进尿液浓缩，使尿渗透压明显升高。

第七节 醛固酮立位筛查试验

案例导入

患者，男性，45 岁，因“发现血压升高 3 年，伴乏力、夜尿增多 1 个月”就诊，血压最高达 160/100mmHg。查体无特殊，血钾 3.2mmol/L。医嘱予 2h 醛固酮立位筛查试验。

1. 该患者进行醛固酮立位筛查试验的目的是什么？

2. 醛固酮立位筛查试验的原理是什么？

醛固酮立位筛查试验是原发性醛固酮增多症（原醛症）最常用的初筛试验，已被广泛运用于临床。该试验通过测量患者在立位下的醛固酮和肾素水平，计算醛固酮与肾素活性的比值和（或）醛固酮与肾素浓度的比值（ARR），评估醛固酮分泌的异常情况。运用醛固酮立位筛查试验，对原醛症的高危人群进行筛查，能有效提高原醛症检出率，有利于疾病早诊断、早治疗。

一、试验原理

醛固酮的分泌受肾素-血管紧张素系统（RAAS）的调节。正常情况下，直立位会激活 RAAS，导致醛固酮分泌增加。通过测量患者立位 2h 后的醛固酮水平，可以评估醛固酮分泌的动态反应。当受试者立位时，由于重力作用，血液在下肢淤积，回心血量减少，有效血容量下降。这种血容量的减少会刺激肾小球旁器分泌肾素，进而激活肾素-血管紧张素-醛固酮系统，导致血管紧张素Ⅱ和醛固酮水平升高。

二、试验目的

醛固酮立位筛查试验可以作为早期筛查工具，将原醛症患者尽早从高危人群中筛查出来，帮助及时发现和治疗原醛症，预防并发症的发生。

三、筛查对象

1. 难治性或新诊断高血压患者　血压控制不佳，尽管使用三种或以上降压药物（包括利尿剂）仍未能达到目标血压水平。

2. 高血压合并低钾血症　自发性低钾血症或在未使用利尿剂的情况下出现低钾血症。

3. 肾上腺意外瘤患者　影像学检查如 CT 或 MRI，发现肾上腺占位性病变，尤其是单侧肾上腺腺瘤或增生。

4. 早发性高血压或脑血管意外家族史　有早发性高血压或早发性脑血管意外（＜ 40 岁）家族史的患者。

5. 家族史　原醛症患者中的高血压一级亲属。

6. 其他特殊情况　高血压合并睡眠呼吸暂停综合征等。

四、试验方法

（一）试验前准备

1. 患者准备

（1）饮食与活动：采血前 3 ～ 5 天保持正常钠盐摄入，避免高盐或低盐饮食干扰肾素-醛固酮系统的反馈调节；试验前 24h 内禁止饮酒、吸烟及摄入咖啡因。

（2）用药调整：在进行试验前，患者需要按医嘱要求停用可能影响试验结果的药物，如醛固酮受体拮抗剂、保钾利尿剂、排钾利尿剂、甘草制剂、血管紧张素转换酶抑制剂、血管紧张素受体拮抗剂等。

2. 用物准备　医嘱执行单、采血针、标记好采血时间信息的采血管、手消毒液、锐器盒及医用和生活垃圾袋。

3. 操作者准备　着装整齐规范，洗手戴口罩。

4. 环境准备　环境宽敞明亮、温度适宜。

（二）操作步骤

1. 向患者解释试验目的及注意事项，取得患者的理解和配合。

2. 嘱患者清晨起床后保持非卧位状态（可以坐位、站立或者行走）至少 2h，静坐 5 ～ 15min 后采血。

3. 采血时动作要轻柔，尽量避免溶血、凝血。

4. 待测血浆肾素活性的标本在送检过程中需保持冰浴，而待测血浆肾素浓度的标本在送检过程中需保持室温，如果将采血管置于冰上，会使无活性肾素转换为活性肾素，影响检查结果。

5. 采血后立即送检，不能立即送检者离心后即刻将血浆冷冻保存。

（三）试验评价

1. 试验成功

（1）患者依从性良好：立位期间严格保持上半身直立位，无弯腰、平卧等体位。

（2）样本采集规范：血样本相关信息标注清晰准确，标本按时采集，无凝血和溶血，及时送检。

2. 试验中止

（1）患者出现严重症状：严重低钾血症，血压急剧升高或高血压危象，头晕、晕厥或无法维持立位姿势。

（2）患者主动要求中止：因不适或恐惧无法继续配合。

（3）意外中止：试验过程中，因医疗护理操作，如患者躺下进行血压测量，或其他各种原因导致患者立位中断。

（4）样本采集失败：血样溶血、凝血或未按时采集标本。

五、注意事项

1. 试验前　确保患者停用可能干扰试验结果的药物，以确保测量结果的准确性。保持正常的钠盐摄入，避免高盐或低盐饮食对试验结果的干扰。高盐饮食可能抑制肾素分泌，而低盐饮食可能刺激肾素分泌，从而影响 ARR 的结果。

2. 试验过程中　患者应保持正确的体位，上半身直立，不能弯腰、平躺等；

避免剧烈运动，但可进行轻微活动以模拟日常状态。

3. 患者安全　对于高血压或心血管疾病患者，立位活动可能引起血压波动或不适，试验过程中需密切监测血压和心率，防止直立性低血压或其他不适。

4. 标本保存　采血后应立即尽快送检，无法立即送检者应将标本离心后冷冻。

六、结果解读

1. 试验结果 ARR 计算　ARR = 血浆醛固酮浓度（PAC，单位 ng/dL）/ 血浆肾素活性［PRA，单位 ng/（mL·h）］或 ARR = 血浆醛固酮浓度（PAC，单位 pmol/L）/ 血浆肾素浓度（PRC，单位 mU/L）。

2. ARR 的参考范围　不同实验室的参考范围可能略有差异，但通常 ARR ＞ 20（使用 PAC/PRA）或 ARR ＞ 60（使用 PAC/PRC），提示可能存在原发性醛固酮增多症。如果 ARR 显著升高（＞ 50），则高度怀疑原发性醛固酮增多症。

3. PAC 和 PRA 的单独分析

（1）PAC 正常范围：卧位时通常为 4.0 ～ 20.0ng/dL（或 100.0 ～ 550.0pmol/L）如果 PAC 显著升高（＞ 15.0ng/dL 或＞ 415.0pmol/L），提示醛固酮分泌过多。

（2）PRA 正常范围：卧位时通常为 0.2 ～ 2.8ng/（mL·h）。如果 PRA ＜ 1.0ng/（mL·h），提示肾素-血管紧张素系统被抑制，可能与醛固酮分泌过多有关。

4. ARR 检测结果的临床意义

（1）ARR 升高：提示可能存在原发性醛固酮增多症，需进一步确诊试验。

（2）ARR 正常或降低：通常可排除原发性醛固酮增多症。但需注意，某些情况下 ARR 可能假阴性，如低钾血症未纠正、药物干扰等。

七、案例解析

1. 该患者进行醛固酮立位筛查试验的目的是初步筛查患者是否存在原发性醛固酮增多症。有以下临床特征者提示可能存在醛固酮分泌异常：难治性或新诊断高血压患者、高血压合并低钾血症、肾上腺意外瘤患者、早发性高血压或脑血管意外家族史、原醛症患者中的高血压一级亲属、高血压合并睡眠呼吸暂停综合征等。

醛固酮立位筛查试验通过检测立位前后血浆醛固酮和肾素活性水平的变化，帮助判断是否存在醛固酮分泌过多，从而为原发性醛固酮增多症的诊断提供依据。

2. 醛固酮立位筛查试验的原理是基于 RAAS 系统的生理调节机制。正常情况下，直立位会激活 RAAS，导致肾素分泌增加，进而刺激醛固酮分泌。在原发性醛固酮增多症患者中，醛固酮分泌呈自主性，不受肾素调控。因此，立位后醛固酮水平不会显著升高，而肾素活性受到抑制。

第八节 卡托普利试验

案例导入

患者，男性，50岁，因“高血压5年，血压控制不佳1年”就诊。实验室检查：血钾3.0mmol/L，醛固酮立位筛查试验阳性。医生开具卡托普利试验医嘱。

1. 该患者进行卡托普利试验的目的是什么？

2. 如果该患者服用卡托普利后血浆醛固酮水平无明显下降，这对诊断有何意义？

一、试验原理

卡托普利是一种血管紧张素转换酶抑制剂，能够抑制血管紧张素Ⅱ的生成，从而降低肾素水平。在正常情况下，卡托普利会抑制醛固酮的分泌。然而，在原发性醛固酮增多症患者中，醛固酮分泌不受肾素-血管紧张素系统调节，因此卡托普利对其抑制作用较弱。通过检测卡托普利干预前后醛固酮水平的变化，可辅助诊断原发性醛固酮增多症。

二、试验目的

1. 诊断原发性醛固酮增多症。

2. 评估醛固酮分泌是否受到肾素-血管紧张素系统的抑制。

3. 协助鉴别原发性醛固酮增多症的类型，如醛固酮腺瘤或特发性醛固酮增多症。

三、筛查对象

原发性醛固酮增多症初筛试验阳性的患者。

四、试验方法

（一）试验前准备

1. 患者准备

（1）饮食与活动：采血前3～5天保持正常钠盐摄入，避免高盐或低盐饮食干扰肾素-醛固酮系统的反馈调节；试验前24h内禁止饮酒、吸烟及摄入咖啡因。

（2）用药调整：在进行试验前，患者需要停用可能影响试验结果的药物。

2. 用物准备　医嘱执行单、卡托普利片25～50mg、温开水、治疗盘、消毒液、棉签、压脉带、采血针、采血管（注意标记采血时间并按采血时间顺序依次摆放）、手消毒液、锐器盒、医用垃圾袋及生活垃圾袋。

3. 操作者准备 着装整齐规范，洗手戴口罩。

4. 环境准备 环境宽敞明亮、温度适宜。

（二）操作步骤

1. 向患者解释试验目的及注意事项，取得患者的理解和配合。

2. 试验日患者 6:00 起床，起床后保持上半身直立体位。7:00 开始抽取给药前血标本，测定基础醛固酮、肾素活性。

3. 采血后用温开水送服卡托普利 25 ～ 50mg，记录服药时间。

4. 继续保持上半身直立体位，按时抽取服药后 1h、2h 静脉血送检，测定醛固酮、肾素活性。

5. 注意观察患者服药后有无头晕、乏力等不适，若出现异常情况，及时告知医生，做好患者及家属的安抚工作，视情况中止试验。

（三）试验评价

1. 试验成功

（1）试验过程顺利，患者服药后未诉不适。

（2）血标本严格按服药后时间点抽取并及时送检。

2. 试验中止

（1）患者服药后出现严重不适反应，不能耐受。

（2）试验过程中患者外出、未按服药后时间点抽取血标本。

五、注意事项

1. 试验前及试验过程中可适量饮水、禁食，不可吸烟、喝咖啡、喝茶，避免精神刺激和剧烈运动，但也不需绝对卧床。

2. 向患者强调按时采血的重要性，试验过程中勿外出，以免影响血标本采集。

3. 试验过程中观察患者有无头晕、乏力等不适反应，若出现异常情况，及时处理。

4. 试验期间避免服用其他降压药物，以免患者血压过低出现不良反应，影响试验。试验结束后指导患者遵医嘱服用降压药。

六、结果解读

1. 正常人 口服卡托普利后，醛固酮水平显著下降≥ 30%。

2. 原醛症患者 口服卡托普利 2h 后 ARR ≥ 46.2，特异度及灵敏度均达 80% 以上；血醛固酮浓度≥ 11.0ng/dL，其诊断灵敏度和特异度均为 90%；醛固酮浓度抑制率＜ 30%。

七、案例解析

1. 该患者有高血压、低血钾病史，且醛固酮立位筛查试验阳性，可能存在原发性醛固酮增多症。进行卡托普利抑制试验目的是进一步明确诊断，协助患者原发性醛固酮增多症确诊，为后续治疗提供依据。

2. 如果该患者服用卡托普利后血浆醛固酮水平无明显下降，提示原发性醛固酮增多症可能性大。因为正常人和原发性高血压患者在服用卡托普利后，血浆醛固酮水平会被抑制到较低水平，抑制率可超过30%，而原发性醛固酮增多症患者由于醛固酮自主分泌，服用卡托普利后血浆醛固酮水平无明显下降或仅轻微下降，即卡托普利试验阳性。

第九节　盐水滴注试验

案例导入

患者，女性，55岁，因“高血压8年，血压控制不佳2年”就诊。实验室检查：血钾3.0mmol/L，血钠140mmol/L，血浆醛固酮300pg/mL，血浆肾素活性每小时0.2ng/mL。医生开具进行盐水滴注试验的医嘱。

1. 该患者进行盐水滴注试验的目的是什么？

2. 如果该患者在盐水滴注试验中，输注生理盐水后血浆醛固酮水平无明显下降，这对诊断有何意义？

一、试验原理

原发性醛固酮增多症患者醛固酮分泌不受肾素-血管紧张素系统调节，呈自主性分泌增多。正常情况下，大量输入生理盐水可通过增加血容量，抑制肾素-血管紧张素-醛固酮系统，使醛固酮分泌减少。但原醛症患者醛固酮分泌不被抑制，仍保持高水平。

二、试验目的

主要用于辅助诊断原发性醛固酮增多症，鉴别高血压伴低血钾的原因，判断醛固酮分泌是否具有自主性，以区分原发性醛固酮增多症与其他原因引起的醛固酮增多或高血压。

三、筛查对象

原发性醛固酮增多症初筛试验阳性，不能确定原发性醛固酮增多症诊断者；已行卡托普利试验仍无法诊断者；卡托普利试验结果与临床不符者；不能或不适合行卡托普利试验者。

四、试验方法

（一）试验前准备

1. 患者准备　同卡托普利试验。

2. 用物准备　医嘱执行单、生理盐水 2000mL、输液器、输液泵、心电监护仪、电极、治疗盘、采血管、消毒液、棉签、压脉带、手消毒液、锐器盒、医用垃圾袋及生活垃圾袋。

3. 操作者准备　着装整齐规范，洗手戴口罩。

4. 环境准备　环境宽敞明亮、温度适宜。

（二）操作步骤

1. 向患者解释试验目的及注意事项，取得患者的理解和配合。

2. 试验日 6:00 嘱患者起床保持上半身直立体位（坐 / 立位比卧位结果灵敏度更高），开始心电监测，观察并记录患者生命体征，7:00 开始抽取试验前血标本。

3. 采血后，按照医嘱将生理盐水 500mL 接入输液器，输液泵控制滴速为 500mL/h。

4. 滴注过程中密切观察患者生命体征变化，注意有无不适反应，如血压异常升高、心率增快、头晕、恶心、心慌等，如有异常及时处理并报告医生。

5. 生理盐水 2000mL 滴注结束后，按要求采集血标本及时送检，测定血液中电解质以及血浆醛固酮、肾素浓度。

（三）试验评价

1. 试验成功

（1）试验过程顺利，患者未出现不适反应。

（2）按时准确留取血标本并及时送检。

（3）患者配合良好，试验数据可靠。

2. 试验中止

（1）患者在滴注过程中出现严重不适反应，如心慌、气促、血压异常升高等，不能耐受试验。

（2）患者不配合，无法准确留取血标本。

（3）试验过程中出现其他意外情况，影响试验结果的准确性。

五、注意事项

1. 试验前 3 天患者无需特殊饮食限制，但应避免大量摄入高钠食物，以免影响试验结果。

2. 停用可能影响试验结果的药物，如利尿剂、肾上腺皮质激素等。

3. 如患者有感冒、发热、手术、急性心肌梗死、脑卒中等应激状况，应在病愈 2 周后再进行试验。

4. 试验前及试验过程中患者可适量饮水，但不可饮用含钠饮料，避免剧烈运动和情绪激动。

5. 滴注过程中严格控制滴速，避免过快或过慢影响试验结果。

6. 试验过程中密切观察患者的生命体征和病情变化，如有异常及时处理并报告医生。

7. 生理盐水试验结果准确性较高，但由于血容量急剧增加，存在一定的安全风险，有诱发高血压危象、心力衰竭的可能。对于那些血压难以控制、心功能不全或有严重低钾血症的患者不应进行此项检查。

六、结果解读

1. 盐水滴注后醛固酮水平显著下降，小于 5.0ng/dL，排除原醛症。

2. 盐水滴注后醛固酮水平不下降或下降不明显，醛固酮大于 10.0ng/dL，确诊原发性醛固酮增多症。

3. 盐水滴注后醛固酮在 5.0 ～ 10.0ng/dL，需结合临床表现及治疗效果综合判断。

七、案例解析

1. 该患者有高血压和低血钾病史，实验室检查提示低血钾、高醛固酮血症和低肾素活性，可能存在原发性醛固酮增多症。进行盐水滴注试验目的是进一步明确诊断，区分是醛固酮腺瘤还是特发性醛固酮增多症，从而为后续治疗提供依据。

2. 如果该患者在盐水滴注试验中，输注生理盐水后血浆醛固酮水平无明显下降，提示可能存在原发性醛固酮增多症。因为正常人和原发性高血压患者在输注生理盐水后，血浆醛固酮水平会被抑制到较低水平，而原发性醛固酮增多症患者由于醛固酮自主分泌，输注生理盐水后血浆醛固酮水平无明显下降或仅轻微下降，即试验阳性。

第十节　地塞米松抑制试验

案例导入

患者，女性，45 岁，因“体重增加、乏力、皮肤紫纹、高血压”就诊。患者近一年体重增加约 10.0kg，伴有满月脸、向心性肥胖、皮肤薄且易出现紫纹。

根据患者病情，医生先后开具小剂量及大剂量地塞米松抑制试验的医嘱。

1. 该患者进行地塞米松抑制试验的目的是什么？

2. 如果患者服用小剂量地塞米松后，监测给药后血清皮质醇≥50.0nmol/L（1.8μg/dL），可以诊断为库欣病吗，为什么？

地塞米松抑制试验（DST）是一种用于评估下丘脑-垂体-肾上腺轴（HPA 轴）功能的诊断性试验，通过观察地塞米松对皮质醇分泌的影响，从而判断病情。主要用于库欣综合征、单纯性肥胖、抑郁症等疾病的鉴别诊断。该试验分为小剂量和大剂量两种类型，每种类型的具体操作步骤有所不同。

一、试验原理

地塞米松是一种强效的合成糖皮质激素，正常情况下，它会抑制下丘脑释放促肾上腺皮质激素释放激素（CRH），进而减少垂体分泌促肾上腺皮质激素（ACTH），最终降低肾上腺皮质分泌皮质醇。本试验通过使用外源性地塞米松，来观察皮质醇的变化，以及皮质醇是否被抑制，从而评估 HPA 轴的反馈调节功能。

二、试验目的

1. 判断下丘脑-垂体-肾上腺功能轴是否正常。

2. 确定病变位置，地塞米松抑制试验可以用于确定病变出现在哪个器官。例如，通过大剂量地塞米松抑制试验，可以判断病变是出现在肾上腺本身，还是脑垂体等其他部位。

3. 诊断内分泌疾病，主要是单纯性肥胖与皮质醇增多症的鉴别诊断，也可用于鉴别库欣综合征的病因。

4. 在治疗过程中，地塞米松抑制试验还可以用于评估治疗效果，帮助医生调整治疗方案。

三、筛查对象

1. 疑似库欣综合征　向心性肥胖、满月脸、皮肤紫纹等疑似库欣综合征外貌。

2. 皮质醇增多症者　血皮质醇、尿游离皮质醇升高及节律的异常。

3. 部分抑郁症患者　HPA 轴功能异常，皮质醇水平升高。

4. 其他内分泌疾病患者　如肥胖、多囊卵巢综合征等可能伴有皮质醇水平异常。

5. 长期使用糖皮质激素的患者。

6. 肾上腺意外瘤患者。

7. 拟进行肾上腺手术的患者　术前评估皮质醇分泌情况。

四、试验方法

（一）试验前准备

1. 患者准备　患者试验前正常饮食，避免高糖、高脂食物，试验前停用可能影响结果的药物，如糖皮质激素、抗抑郁药等。

2. 用物准备

（1）采血用物：采血针、采血试管、消毒用品、棉签、压脉带、快速手消毒液、锐器盒、医用和生活垃圾袋、试验记录表格。采血管应标记采血时间，按药物口服时间及采血时间顺序依次摆放。

（2）药物准备：将地塞米松片按医嘱剂量分包摆放，并标注服用日期及时间、剂量。

3. 操作者准备　着装整齐规范，洗手戴口罩。

4. 环境准备　环境宽敞明亮、温度适宜。

（二）操作步骤

1. 向患者解释试验目的及注意事项，取得患者的理解和配合。

2. 根据医生开具医嘱及试验种类，正确给药及采集血标本。

（1）小剂量地塞米松抑制试验（LDDST）

① 过夜 LDDST：在第 1 天 8:00，采集患者基础血浆皮质醇样本作为对照；当日 24:00，患者口服 1mg 地塞米松；第 2 天 8:00，再次采血测血清皮质醇。

② 经典 LDDST：第 1 天 8:00，采集患者基础血浆皮质醇样本作为对照，采血后嘱患者口服 0.5mg 地塞米松，每隔 6h 一次，连续两天；第 2 天留 24h 尿检测游离皮质醇；第 3 天 8:00 再次采血测血清皮质醇。

（2）大剂量地塞米松抑制试验（HDDST）

① 过夜 LDDST：在第 1 天 8:00，采集患者基础血浆皮质醇样本作为对照；当日 24:00 患者口服 8mg 地塞米松；次日 8:00 采血测血清皮质醇。

② 经典 LDDST：第 1 天 8:00，采集患者基础血浆皮质醇样本作为对照，采血后嘱患者口服 2.0mg 地塞米松，每 6h 一次，连续两天；第 2 天同步留 24h 尿检测游离皮质醇；第 3 天 8:00 采血测血清皮质醇。

3. 每次给药，看服到口，执行完毕及时签字并做好交接，避免漏服。

4. 采血后立即送检。

（三）试验评价

1. 试验成功

（1）试验过程顺利，患者未诉恶心、呕吐等不适，药物严格按时按剂量口服，无漏服。

（2）血标本和尿标本留取方法正确，及时送检。

（3）患者理解并配合试验完成。

2. 试验中止

（1）患者出现严重过敏反应、呼吸困难、胸痛、心律失常等严重不良反应，立即中止试验，给予相应治疗，如抗过敏药物、吸氧等。

（2）患者出现剧烈头痛、恶心、呕吐、头晕等不适，应立即中止试验。

（3）血压急剧升高或降低、心率异常等生命体征异常，立即中止试验，并监测生命体征。

（4）患者因个人原因要求中止试验，尊重患者意愿，中止试验，记录原因。

五、注意事项

1. 行 DST 前应停用所有激素类药物、抗癫痫药、镇静药及中枢兴奋药等 1 周。

2. 试验前保持正常饮食，避免高糖、高脂食物。

3. 避免在试验当日出现任何可能的应激状态，如高热、腹泻、创伤等。

4. 严格遵医嘱服用地塞米松，并在特定时间采集血、尿标本，监测皮质醇变化。

5. 试验前及试验过程中向患者强调按时服药及采血的重要性。试验过程中勿随意外出，以免影响服药及血标本采集。

六、结果解读

1. LDDST 服药后 8:00 血清皮质醇水平正常切点值为 1.8μg/dL（50.0nmol/L）。

（1）正常反应：血皮质醇水平＜ 50.0nmol/L（1.8μg/dL），24h 游离皮质醇＜27.0nmol/24h 皮质醇被抑制。

（2）异常反应：血皮质醇水平≥ 50.0nmol/L（1.8μg/dL），24h 游离皮质醇、血浆 ACTH 均无明显下降。皮质醇不被抑制，提示库欣综合征可能。

2. HDDST 与基础血清皮质醇、24h 游离皮质醇、血浆 ACTH 及皮质醇相比，服药后 48h 的血、尿皮质醇抑制率＞ 50%，则提示为库欣病可能性大，＜ 50% 提示为异位 ACTH 综合征可能性大。

七、案例解析

1. 该患者行 DST 的目的　判断该患者下丘脑-垂体-肾上腺功能轴是否正常，通过 LDDST 先定性，鉴别库欣综合征与单纯性肥胖等，再通过 HDDST 确定病变位置，可以判断病变是出现在肾上腺本身，还是脑垂体等其他部位，为疾病诊断分型和治疗提供依据。

2. 如果患者服用小剂量地塞米松后，监测给药后血清皮质醇≥ 50.0nmol/L（1.8μg/dL），不能马上诊断为库欣病。因为 LDDST 是定性检查，主要鉴别库欣综合征与单纯性肥胖等，而库欣病属于定位诊断，需要进一步完善HDDST试验，评估给药后血清皮质醇水平及抑制率情况才能协助定位诊断。

第十一节　去氨加压素兴奋试验

案例导入

患者，女性，35岁，因“体重增加十余年，口干、多饮2余月，加重十余天”入院。患者十余天前外院就诊，检验结果提示血糖、糖化血红蛋白、皮质醇、促肾上腺皮质激素（ACTH）均升高，为进一步明确诊断就诊于我院，门诊以“糖尿病、库欣综合征”收治入院。入院后完善昼夜ACTH、皮质醇节律测定、小剂量地塞米松抑制试验，提示患者为“ACTH依赖性库欣综合征”，随后医生开具了去氨加压素（DDAVP）兴奋试验。

1. 该患者行DDAVP兴奋试验的目的是什么？

2. 如果该患者DDAVP试验结果提示注射DDAVP后ACTH和皮质醇高峰水平比基线有明显升高，如何解读该结果？要进行确诊后期还需要做哪些检查？

目前临床通常用大剂量地塞米松抑制试验和双侧岩下窦静脉采血协助库欣病和异位ACTH综合征的鉴别诊断。但前者灵敏度较低，后者虽是库欣综合征病因诊断的金标准，但在大多数医院无法开展。有研究证明DDAVP具有促肾上腺皮质激素释放激素样作用，其可促进垂体肿瘤分泌ACTH。

一、试验原理

垂体的ACTH细胞表面有V2受体，DDAVP能特异性地结合这些受体，刺激ACTH的分泌，进而促进肾上腺皮质分泌皮质醇。通过观察患者在DDAVP注射后的ACTH、皮质醇水平的变化。库欣病患者通常会对DDAVP产生反应，表现为ACTH、皮质醇水平的显著升高，而异位ACTH综合征患者则可能没有明显反应。

二、试验目的

1. 协助正常人、假性库行综合征及库欣综合征鉴别诊断。
2. 协助库欣综合征的病因诊断，ACTH依赖性库欣综合征的病因鉴别。
3. 判断库欣综合征患者的术后是否存在残余或复发的垂体病变。

三、筛查对象

1. 有库欣病的临床症状，疑似库欣病者。
2. ACTH水平轻度升高或不确定的患者。

3. MRI 影像学检查结果未发现明确腺瘤，或影像学结果与生化检查不一致者。

4. ACTH 依赖性库欣综合征，但临床和影像学检查未能明确异位 ACTH 分泌源者。

5. 术后或治疗后复发的库欣病患者。

四、试验方法

（一）试验前准备

1. 患者准备

（1）药物准备：需停用地塞米松至少 72h，停用醋酸泼尼松 24h 以上，避免药物干扰试验结果。

（2）饮食与体位：试验前一晚 12 时起禁食，试验当日清晨需保持空腹平卧状态。

2. 用物准备

（1）采血及注射用物：注射器 5mL、头皮针或留置针和贴膜、0.9% 氯化钠注射液、采血针、采血管、消毒用品、棉签、压脉带、快速手消毒液、锐器盒、医用垃圾袋及生活垃圾袋等。采血管标记采血时间并按采血时间顺序依次摆放。

（2）药物准备：去氨加压素注射液 10μg。

3. 操作者准备　着装整齐规范，洗手并戴口罩。

4. 环境准备　环境宽敞明亮、温度适宜。

（二）操作步骤

1. 向患者解释试验目的及注意事项，取得患者的理解和配合。

2. 试验日需空腹 8 ～ 10h，7:45 开始抽取试验前 15min 血标本，分别测定血浆 ACTH 及血清皮质醇。

3. 8:00 采集基线（0min）给药前的血标本，采集完毕后，遵医嘱缓慢静脉推注去氨加压素注射液 10μg，推注至少 1min，并记录开始推注的时间。

4. 分别按照给药后 15min、30min、45min、60min、90min、120min，按时采集血标本测定 ACTH、皮质醇并及时送检。

5. 试验过程中密切观察患者血压、心率变化，注意有无头痛、恶心、腹痛等不良反应。

（三）操作后的处理

试验结束后，嘱患者进食，继续观察患者 1 ～ 2h，确保生命体征平稳。

（四）试验评价

1. 试验成功

（1）试验过程顺利，患者注射去氨加压素后，未诉恶心、头痛等不适。

（2）血标本严格按各时间点抽取并及时送检。

（3）患者理解并配合试验按要求完成。

2. 试验中止

（1）患者出现头痛、恶心、低钠血症等不良反应。

（2）试验过程中患者外出、未按注射去氨加压素后时间点抽取血标本。

（3）试验未空腹或过程中患者进食，影响试验结果。

（4）患者因个人原因要求中止试验，尊重患者意愿，记录原因。

五、注意事项

1. 对去氨加压素过敏者禁用，严重心脏病、高血压、肾功能不全或心功能不全患者慎用。

2. 儿童、老年人或孕妇需谨慎使用，剂量需根据具体情况调整。

3. 对于有水中毒风险的患者，试验当天限水，饮水量不超过 2000mL。

4. 密切观察患者是否出现头痛、恶心等不良反应，及时处理。

5. 注意去氨加压素与其他药物的相互作用，避免影响试验结果。

6. 试验过程中需密切监测血钠水平，避免因水潴留导致低钠血症。

六、结果解读

1. 阳性反应　ACTH 峰值水平较基线升高 ≥ 35%，皮质醇水平较基线升高 ≥ 20%，提示患者可能存在库欣病。

2. 阴性反应　注射后 ACTH 和皮质醇水平无明显升高，提示可能为非库欣病患者、异位 ACTH 综合征或肾上腺源性库欣综合征。

3. 假阳性或假阴性　需结合大剂量地塞米松抑制试验、影像学检查等进行综合判断。

（1）假阳性：少数异位 ACTH 综合征患者可能出现 ACTH 和皮质醇的升高。

（2）假阴性：部分库欣病患者可能对去氨加压素无反应。

七、案例解析

1. 该患者行去氨加压素兴奋试验的目的是评估其病因，是垂体来源的库欣病，还是异位 ACTH 综合征。

2. 如果该患者 DDAVP 试验结果提示注射 DDAVP 后 ACTH 和皮质醇高峰水平比基线有明显升高，说明该患者患库欣病的可能性比较大。如果后期综合大剂量地塞米松抑制试验、垂体 MRI 结果也提示库欣病，即可确诊；如果三者结果不一致，就需要完善双侧岩下窦静脉采血试验，必要时行 PET-CT 检查，来帮助诊断。

第十二节 岩下窦静脉采血试验

案例导入

患者，女性，35岁，因体重增加、高血压、糖尿病和皮肤紫纹等症状就诊。初步检查显示血皮质醇水平升高，24h尿游离皮质醇（UFC）显著增高，且小剂量地塞米松抑制试验未能抑制皮质醇分泌。MRI检查未发现明显的垂体瘤。为进一步明确病因，医生开出了岩下窦静脉采血试验的医嘱。

1. 该患者行岩下窦静脉采血试验的目的？

2. 如果患者在醋酸去氨加压素（DDAVP）激发前基线中枢和外周（IPS/P）ACTH比值为3，DDAVP激发后中枢和外周（IPS/P）ACTH比值为5，该患者能否确定为库欣病，为什么？

岩下窦静脉采血（APPIS）是在影像技术的引导下，将导管通过外周静脉（通常为股静脉）插入到岩下窦内采集岩下窦静脉血，用于检测某些特定激素，如促肾上腺皮质激素（ACTH）等浓度的一种介入技术手段。通过对比岩下窦静脉血与外周静脉血中ACTH的水平差异，来判断病变的部位，主要用于明确库欣综合征的病因，为临床制定精准的治疗方案提供关键依据。

一、试验原理

APPIS通过比较岩下窦与外周静脉血的ACTH水平，明确库欣综合征的病因。岩下窦静脉血液主要来源于垂体静脉，可以通过测定岩下窦静脉血液中ACTH水平来评估垂体ACTH的分泌情况。库欣病患者垂体释放大量ACTH激素，岩下窦静脉取血样的ACTH水平明显高于外周；而异位ACTH综合征患者外周糖皮质激素水平过高抑制垂体ACTH释放，岩下窦静脉与外周血的ACTH水平没有上述差异。由于垂体两侧血流分别回流至同侧岩下窦静脉，病变侧ACTH浓度可明显高于健侧。该技术可判断病变优势侧，为治疗方案的确定提供依据。

二、试验目的

1. 鉴别ACTH依赖性库欣综合征的病因，区分库欣病和异位ACTH综合征。
2. 确定垂体ACTH腺瘤的侧别，为治疗方案的选择提供关键依据。
3. 评估治疗效果和监测疾病复发。
4. 辅助评估与垂体激素分泌异常相关的疾病。

三、筛查对象

（一）适应证

1. 确诊为 ACTH 依赖性库欣综合征的患者。

2. 高皮质醇血症的活动状态。

3. 垂体影像学未见明确病变或垂体病变＜ 6mm 的 ACTH 依赖性库欣综合征的患者。

4. 影像学提示≥ 6mm 垂体占位，但大剂量地塞米松抑制试验（HDDST）未抑制或临床高度怀疑异位 ACTH 综合征的患者。

（二）禁忌证

1. 不能排除 ACTH 非依赖性库欣综合征的诊断。

2. 周期性库欣综合征患者的病情缓解期。

3. 存在急性或慢性出凝血性疾病或未控制稳定的重症感染，如急性肺栓塞、凝血功能差和出血倾向。

4. 有心脑血管疾病急症状态，如急性心肌梗死、急性脑梗死和急性脑出血等。

5. 双侧腹股沟局部皮肤有活动性感染。

6. 存在放射检查的禁忌证，如妊娠。

四、试验方法

（一）试验前准备

1. 患者准备

（1）药物准备：若患者近期使用过地塞米松，需停用地塞米松约一周后再进行采样，以避免药物影响检测结果。

（2）检验检查：完善电解质、肝肾功能、心电图、CT、MRI 等检查。

（3）皮肤准备：术前一日需进行腹股沟及会阴部皮肤备皮，备皮后洗澡，保持皮肤清洁，降低感染风险。

（4）排尿训练：因术后需平卧床双下肢制动，术前需练习平卧位排尿，避免术后因体位改变导致尿潴留。

2. 用物准备

（1）穿刺及采血用物准备：采血管标记采血时间和部位并按采血时间顺序依次摆放；介入手术所需的器械，如穿刺针、导丝、导管、扩张器、不同规格的注射器、局部麻醉药物、生理盐水、肝素盐水等。

（2）药物准备：醋酸去氨加压素 10μg。

（3）急救用物准备：心电监护仪、留置静脉留置针、急救药品和物品。

3. 环境准备　无菌介入手术间，环境安静、清洁、消毒，温湿度适宜。

4. 操作者准备 团队应由有经验的介入医生、护士和麻醉医生组成，术前充分沟通，明确各自职责，确保岩下窦静脉采血操作顺利进行。

（二）试验步骤

1. 向患者讲解试验的目的、方法及配合要点。

2. 协助患者取平卧位，双腿稍分开，充分暴露腹股沟区域。

3. 对穿刺部位进行无菌消毒，腹股沟穿刺点局部浸润麻醉，通常使用2%利多卡因进行皮下浸润麻醉，减轻穿刺时的疼痛，患者需保持清醒。

4. 将穿刺针准确穿刺股静脉，成功后引入导丝，沿导丝将血管鞘置入股静脉内，为后续导管操作建立通道。

5. 根据患者血管解剖特点，选择合适的导管，小心将导管经血管鞘插入股静脉，逐步送至双侧岩下窦静脉。操作过程中，密切观察患者的生命体征，尤其是心率、血压、呼吸等变化，同时询问患者有无不适。

6. 注入少量造影剂，确认导管位于岩下窦静脉内，避免采集其他静脉血。

7. 分别从左、右岩下窦导管和外周静脉缓慢抽取基线0min血样标本，每管2～3mL，检测皮质醇、ACTH及催乳素，再从导管鞘注射醋酸去氨加压素10μg，给药后5min和10min，再次分别从股静脉及双侧岩下窦静脉采样，每次采血应先抽取导管及导管鞘腔内无效血弃用，再抽取检验血，取血后用肝素盐水冲洗管腔，避免管腔内血栓形成，血液标本用含EDTA预冷管收集，置于预冷的肝素化试管中。

8. 采血完成后，缓慢拔除导管和导管鞘，压迫穿刺部位10～15min，确保止血后用无菌纱布覆盖并固定。

（三）试验后护理

1. 常规护理

（1）病情观察：平车送回病房后予心电监测，密切监测血压、心率等，若出现异常应及时处理。

（2）卧床休息：保持平卧24h，穿刺侧下肢伸直，制动6～8h。

（3）基础护理：协助患者口腔、会阴的护理，提高舒适度，关注大小便情况，有无排尿困难。

（4）疼痛：有无头痛及穿刺处的疼痛，剧烈疼痛时，立即查明原因，必要时可给予镇痛药物。

2. 穿刺部位观察 穿刺处纱布覆盖后用弹力绷带加压包扎止血，密切观察穿刺点有无渗血、血肿，重点观察患者远端血液循环、皮温等变化。

3. 并发症的观察及预防 岩下窦静脉采血试验较为常见并发症有腹股沟皮下血肿、腹股沟皮下出血和深静脉血栓形成等。

（1）腹股沟皮下血肿、出血：主要表现为穿刺部位疼痛、肿胀，由于股静脉穿刺后压迫不当或者患者凝血功能异常，试验前需完善患者凝血功能检查，掌握正确的穿刺技术，采血后局部充分按压及密切关注穿刺部位情况，耐心倾听患者主诉，如有不适，及时处理。

（2）深静脉血栓形成：库欣综合征患者多为高凝状态，采血操作时导管在血管内停留时间过长或者血管内膜损伤，使试验后深静脉血栓形成风险增加，必要时采血前常规外周予 3000 ～ 5000U 肝素以预防深静脉血栓，指导健侧肢床上主动运动，指导患者及家属按摩腰背部及双下肢，以促进血液循环，如出现下肢疼痛、肿胀，需警惕深静脉血栓形成，及时查明原因，对症处理。

（四）试验评价

1. 试验成功

（1）穿刺过程顺利，准确将导管插入双侧岩下窦静脉，采集的血液标本符合检查要求，无导管堵塞、移位或混入其他血管血液等。

（2）试验过程中患者生命体征平稳，未出现严重的不良反应，如皮下出血、血肿、感染、血管损伤等。

（3）血标本严格按抽血时间点抽取并及时送检，无溶血、凝血等。

2. 试验中止

（1）患者在试验过程中不配合，影响试验的正常进行，可中止试验。

（2）患者试验过程中出现身体状况急剧恶化：如剧烈疼痛、低血压休克、严重心律失常、造影剂过敏、严重的神经系统并发症等，如不可耐受应立即中止试验。

（3）试验过程中导管在血管内出现严重扭曲、打折，无法调整到合适位置进行采血，或者多次尝试仍然无法进入岩下窦静脉，可中止试验。

（4）穿刺过程中出现严重的出血、血肿，导致无法继续操作，应立即中止试验。

五、注意事项

1. APPIS 是一种技术难度较高的有创手术，需由经验丰富的介入医生操作，提高成功率。

2. 试验前确认患者库欣综合征的诊断明确，严格掌握适应证和禁忌证，对于有严重出血倾向、严重感染、严重心血管疾病、无法耐受手术的患者，应谨慎进行岩下窦静脉采血试验或选择其他检查方法。

3. 试验前需评估患者近期是否使用影响试验的药物，如抗凝药物、抗血小板药物、糖皮质激素、雌激素及非甾体抗炎药物、人参、银杏等，需在医生指导下停药或调整用药方案。

4. 检查前充分评估患者的心理情况，做好患者的心理护理，缓解患者的紧张情绪，提高患者的配合度。

5. 试验时嘱患者保持清醒状态，以便对患者进行实时评估。告知患者在导管刺激硬膜时可能出现头痛、耳痛等不适。

6. 血标本采集过程中注意仔细查对，确保不同时间点、不同部位血标本准确注入到相应标本采集管。

六、结果解读

1. 诊断标准

（1）基线中枢和外周（IPS/P）ACTH 比值≥ 2，或 DDAVP 激发后中枢和外周（IPS/P）ACTH 比值≥ 3，支持库欣病。

（2）若上述标准阴性但临床仍怀疑库欣病，可使用新的截断点：激发前 IPS/P ≥ 1.4，激发后 IPS/P ≥ 2.8。

（3）对假阴性结果患者，可使用催乳素（PRL）校正 ACTH/PRL，校正后 IPS/P 比值＞ 0.8 诊断为库欣病。

2. 假阴性原因

（1）导管放置位置不准确。

（2）垂体周围血管解剖变异。

（3）周期性或轻度库欣病。

（4）ACTH 样本运输时间过长或温度过高

七、案例解析

1. 该患者行 APPIS 目的是鉴别其库欣综合征的病因，明确病变部位是在垂体、肾上腺还是其他异位组织，以确定手术部位。

2. 如果患者 ACTH 比值，在 DDAVP 激发前基线 IPS/P 为 3，DDAVP 激发后 IPS/P 为 5，可明确为库欣病，行垂体手术治疗。该患者基线 IPS/P 比值和激发后 IPS/P 比值均高于诊断库欣病的截断点，所以该患者可确诊库欣病，行垂体手术治疗。

第三章

内分泌专科技术操作护理

内分泌专科技术操作主要围绕代谢水平评估、内分泌腺体功能检测及疾病诊疗展开，涵盖血糖监测、胰岛素注射、甲状腺穿刺、摄碘率测定、骨密度检测等专科疾病特异性操作技术。内分泌专科技术操作护理是连接诊疗技术与患者康复的核心环节，通过精准操作、风险防控、个体化干预及健康教育，直接提升治疗效果与患者生活质量。护理人员需持续更新专业知识，掌握专科技术操作技能，并强化多学科协作能力，以应对复杂内分泌疾病的挑战。

第一节　体重指数测定

体重指数（BMI）是一种常用的衡量人体胖瘦程度以及是否健康的标准。它通常使用体重（kg）除以身高（m）的平方来计算得出，即 BMI= 体重（kg）/ 身高^2（m^2）。

一、适应证

1. 健康评估　适用于普通人群定期健康体检，快速评估身体胖瘦程度与健康风险，了解身体基本营养状况，判断是否存在超重、肥胖或消瘦等问题。

2. 疾病风险预测　帮助医生评估患者患慢性疾病风险，如心血管疾病、糖尿病、高血压等。肥胖（高 BMI）是这些疾病重要危险因素，BMI 测定可辅助疾病早期筛查与预防。

3. 减肥或增重监测　正在进行减肥计划或需要增重人群，通过定期测量 BMI，可直观地了解体重管理效果，调整饮食和运动方案。

二、禁忌证

无绝对禁忌证，但在以下情况测量时需注意。

1. 近期身体创伤或手术　如骨折、大手术后，身体处于恢复阶段，体重可能因创伤应激、水肿、失血或术后营养补充等因素波动，影响 BMI 准确性。

2. 孕妇和哺乳期女性　孕期女性体重增加是正常生理现象，BMI 计算不能准确反映其健康状况；哺乳期女性体重变化也受多种因素影响，单独使用 BMI 评估意义有限。

三、操作流程

（一）操作前准备

1. 患者准备　被测者应穿着轻便衣物，尽量不穿鞋，去除身上厚重饰品、口袋内物品等，减少额外重量影响。

2. 用物准备　体重秤、软尺等。

3. 操作者准备　掌握体重指数测定技术，着装规范，符合操作要求。测量前向被测量者解释测量目的、过程和注意事项，取得其配合。

4. 环境准备　环境宽敞、选择平坦、干燥、无杂物地面放置体重秤，保证测量过程中体重秤稳定，周围有足够空间让人自由站立。

（二）操作步骤

1. 测量体重　被测量者站在体重秤中央，双脚均匀分布，保持身体直立、放松，双眼平视前方，待体重秤读数稳定后，准确读取体重数值，记录单位为 kg。

2. 测量身高　被测量者背靠墙壁站立，双脚并拢，脚跟、臀部、肩部、后脑勺尽量贴紧墙面，保持身体挺直，头部保持水平，双眼平视。测量者将软尺从地面垂直向上，贴紧墙面，测量头顶到地面垂直距离，读取数值，记录单位为 cm，再将身高数值换算为米（m）。

3. 计算 BMI　使用公式 BMI= 体重（kg）÷ 身高^2（m^2）进行计算。

四、注意事项

1. 测量时间　尽量在每天同一时间测量，如早晨起床后、空腹状态下，减少因饮食、饮水、排便等因素导致的体重波动。

2. 体重秤放置　确保体重秤放置平稳，避免放置在地毯、斜坡等不平整表面，影响测量准确性。

3. 身高测量细节　测量身高时，被测量者不要踮脚、驼背，测量者读数时视线与软尺刻度垂直，保证测量准确。

4. 数据记录与分析　准确记录每次测量数据，长期监测时，可绘制 BMI 变化曲线，更直观了解身体状况变化，若 BMI 异常，应及时咨询专业人士。

五、相关知识

结果分析及解读

1. 正常参考范围　BMI 的正常值范围为 18.5 ～ 23.9kg/m^2。

2. 结果分析与解读

（1）体重过低：BMI ＜ 18.5kg/m²，通常表示个体的体重过轻，可能由于营养不良、疾病或其他因素导致。建议这类人群增加营养摄入，改善饮食习惯，并考虑咨询专业医疗人员以获取更具体的建议。

（2）正常体重：18.5kg/m² ≤ BMI ≤ 23.9kg/m²，在这个范围内的 BMI 值表示个体的体重与身高比例适中，处于相对健康的状态。建议继续保持健康的饮食和生活方式，以维持这一良好的体重状态。

（3）超重：24kg/m² ≤ BMI ≤ 27.9kg/m²，当 BMI 值超过 24.0kg/m² 时，表示个体可能处于超重状态。这增加了患心血管疾病、糖尿病等慢性病的风险。建议这类人群通过控制饮食、增加体育锻炼等方式来减轻体重，以降低健康风险。

（4）肥胖：BMI ≥ 28.0kg/m²，BMI 值达到或超过 28.0kg/m² 时，表示个体处于肥胖状态。肥胖是许多慢性病的重要危险因素，因此建议这类人群积极采取措施来减轻体重，包括调整饮食结构、增加运动量、必要时寻求专业医疗帮助等。

3. 局限性　BMI 只是初步评估工具，不能准确反映身体脂肪分布情况，如运动员肌肉量多，BMI 可能偏高，但体脂率正常；老年人肌肉流失，BMI 正常也可能存在健康问题。

第二节　腰臀围测定

腰围是衡量脂肪在腹部蓄积程度的简单、常用指标，是 WHO 推荐的用于评价中心型肥胖的首选指标，与 CT 测量的内脏脂肪含量有显著相关性，但腰 / 臀比相近的个体体重可以相差很大，该指标和腹部内脏脂肪堆积的相关性低于腰围。

一、适应证

1. 健康体检　适用于常规健康体检人群，作为一项基础身体指标检测，帮助了解身体脂肪分布状态，提前发现潜在健康风险。

2. 疾病诊断辅助　对于疑似患有代谢性疾病、心血管疾病以及内分泌系统疾病的患者，腰臀围测定是重要的辅助诊断手段，准确的腰臀围数据有助于医生综合判断病情，明确诊断方向。

3. 健康管理　在肥胖、孕妇、老年人等特殊人群中腰臀围测定为健康管理提供支持。

二、禁忌证

1. 皮肤损伤与感染　如果被测者腰部或臀部皮肤存在开放性伤口、烧伤、烫伤、皮肤感染等。

2. 严重创伤与骨折 当被测者腰部或臀部近期遭受严重创伤时，如腰椎骨折、骨盆骨折等，需待病情稳定、医生评估可以进行测量时再操作。

3. 心理抵触与情绪不稳定 部分患者由于心理原因，对身体接触极度敏感，或处于情绪不稳定状态，此时应先进行心理安抚和疏导，待患者情绪稳定后再尝试测量。

三、操作流程

（一）操作前准备

1. 患者准备 患者或家属已了解腰臀围测定的目的及意义；穿着便于测量的轻薄衣物，测量时保持自然放松状态；测量前排空膀胱。

2. 用物准备 传统软尺、签字笔、腰臀围记录卡、速干手消毒液、生活垃圾桶、医疗废物桶。

3. 操作者准备 掌握腰臀围测定技术，着装整齐规范，符合操作要求。

4. 环境准备 环境清洁、舒适，光线充足。

（二）操作步骤

1. 沟通解释 测量前向患者做好解释工作，告知患者测量的流程关键点和配合的要点。

2. 摆放合适体位 引导被测者自然站立在平坦、坚实的地面上，双足分开25～30cm，双腿伸直，保持身体重心均匀分布在双脚上，双手自然下垂，掌心向内，避免身体倾斜、弯腰或驼背，确保测量时身体处于标准直立姿势。

3. 检查测量工具 测量前需检查软尺是否完好无损，刻度是否准确，可与标准长度进行对比校准，确保测量工具的准确性。

4. 确定测量位置

（1）腰围测量：测量者站在被测者侧面，测量髂前上棘和第12肋下缘连线的中点水平。可使用记号笔在测量点处轻轻做标记，便于后续测量。

（2）臀围测量：测量者站在被测者身后，测量环绕臀部的骨盆最突出点的周径，同样可使用记号笔在测量点处轻轻标记。

5. 测量数值 测量者选取合适的软尺，将软尺的零点准确对准标记点，从身体正面开始，将软尺水平环绕腰部/臀部。

6. 重复测量 为保证测量准确性，应重复测量2～3次，每次测量间隔1～2min，让被测者适当放松后再进行下一次测量。

（三）操作后处置

1. 协助患者取舒适体位，整理床单位。

2. 整理用物。

3. 洗手，记录数值，每次测量后，认真记录测量数据，包括测量序号、测量值、测量时间等信息。

（四）健康教育

1. 为患者提供个性化的健康生活方式建议。
2. 指导患者掌握正确的测量方法。

四、注意事项

1. 尽量选择在早晨起床后尚未进食和饮水前进行测量，此时身体状态相对稳定，测量结果更具参考性。避免在进食后或大量饮水后立即测量，以免因胃肠道充盈等因素影响测量结果。

2. 测量时要确保软尺处于水平、无扭曲状态，读数时以软尺与起始端重合处的刻度为准，精确到 0.1cm。测量者要避免人为地对软尺施加拉力或压力，以免影响测量结果的准确性。

3. 当软尺绕至身体背面时，再次确认软尺位置和水平度，然后读取软尺与零点重合处的刻度值，精确到 0.1cm。

4. 若多次测量数据差异较大，超过 1cm 时，需分析原因，如测量位置偏差、软尺使用不当等，并重新进行测量，最终取多次测量的平均值作为测量结果。

五、相关知识

1. 正常参考范围　成年男性腰围＜ 85cm、女性＜ 80cm；男性腰臀比＜ 0.9，女性＜ 0.85。

2. 结果分析与解读　成年男性腰围≥ 85cm、女性≥ 80cm 为向心性肥胖；男性腰臀比≥ 0.9，女性≥ 0.85 为中心型肥胖。

第三节　快速血糖监测

血糖监测是糖尿病管理中的重要组成部分，监测结果可用于评估糖尿病患者糖代谢紊乱的程度，为其制定合理的降糖方案，也能反映降糖治疗的效果并指导治疗方案的调整。因此，糖尿病患者在治疗过程中，都必须进行血糖监测。血糖监测的基本形式包括毛细血管血糖监测、糖化血红蛋白（HbA1c）测定、糖化血清白蛋白（ GA）和持续葡萄糖监测（CGM）。其中，毛细血管血糖监测包括患者自我血糖监测（SMBG）和在医院内进行的床旁快速血糖检测（POCT）。

一、适应证

适用于所有糖尿病患者或其他人群。

二、禁忌证

除全身大面积烧伤患者无法进行毛细血管采血外，其余各类人群均可以进行血糖监测，无相关禁忌证。

三、操作流程

（一）操作前准备

1. 患者准备　按要求洗手并擦干。
2. 用物准备　血糖仪、血糖试纸、一次性采血针、无菌棉签、75% 酒精等。
3. 操作者准备　掌握快速血糖测定技术，装整齐规范，符合操作要求。
4. 环境准备　环境清洁、舒适，光线充足。

（二）操作步骤

1. 核对并检查血糖仪的性能是否完好、是否已用质控液校正仪器，血糖试纸是否在有效期之内且与血糖仪型号一致。
2. 告知患者及家属血糖监测的目的和配合方法。
3. 洗手，戴手套。
4. 选择合适的部位。
5. 采血部位的皮肤用 75% 乙醇消毒两遍后待干燥。
6. 采血

（1）从试纸瓶中取出一条血糖试纸并拧紧瓶盖，将试纸的采血槽面朝上，插入试纸口，等待屏幕上显示一个闪烁的“血滴”的图案。

（2）取下一次性采血针的针帽，用采血针刺患者指尖侧面，待针刺处形成一滴血样后，擦去第一滴血，吸取第二滴血于试纸测试区，用无菌干棉签按压采血部位 1 ～ 2min。

（3）读数后弃去带血的试纸。

（三）操作后处置

1. 协助患者取舒适体位，整理好床单位。
2. 再次核对医嘱、患者信息及采血结果。
3. 洗手，并记录监测日期、时间、结果、单位等。
4. 将结果报告医生。

（四）健康教育

1. 告知患者血糖的控制目标值，空腹血糖为 4.4 ～ 7.0mmol/L，非空腹血糖 ＜ 10.0mmol/L，特殊人群（围手术期、老年及 1 型糖尿病患者等）根据患者情况来确定个性化的目标值。

2. 教会患者进行规范化的自我血糖监测技术，并告知患者如何参考血糖监测结果采取相应的措施，指导其在监测过程中若出现不适应立即报告。

3. 教会患者识别低血糖的症状，以及发生低血糖时紧急处理和低血糖的预防措施。

四、并发症及处理

1. 疼痛　由于采血时操作者选用了不适合患者的针头，或反复穿刺同一部位，导致患者出现不适感等。

预防措施：①操作者应根据患者采血部位的皮肤厚度选择合适的针头；②皮肤消毒后等酒精彻底挥发后采血；③避免在指尖部位采血，应选择手指前端两侧；④多次采血时建议在两侧示指、中指、环指、小指中有规律的轮换；⑤每次采血时都应使用无菌新针头；⑥操作时周围环境安静舒适、操作者动作轻柔。

处理：①予以心理安慰；②如果持续或剧烈疼痛，医护人员应立即评估采血部位，并及时处理；③密切观察，并及时记录。

2. 感染　由于操作者未严格遵循无菌原则或重复使用注射针头等导致皮肤出现红、肿、热、痛还可以出现肿块和硬结等症状。

预防措施：①应严格遵循无菌原则进行操作；②认真检查采血部位，避免在有溃疡、疼痛、硬结等部位进行操作；③每次采血都应使用无菌新针头；④有规律、正确的轮换采血部位。

处理：①积极对因处理，根据患者病情酌情处理；②密切观察患者皮肤情况，记录局部伤口情况及转归。

五、注意事项

毛细血管血糖监测结果易受采血部位局部循环、气温、运动、外力挤压等物理因素的影响而发生改变，同时不规范的操作也可能影响血糖监测结果的准确性。

1. 操作前

（1）核查血糖仪，勿将血糖仪暴露在过冷、过热、过湿、多尘或污染的环境中，以 10 ～ 40℃为宜，并确保血糖仪已用质控液校正。

（2）核查试纸，确保试纸保存在原装盒内，勿使用过期、弯曲、潮湿、破损的试纸。

2. 操作中

（1）不能使用含碘、氯的消毒液消毒皮肤。

（2）采血时不能过分地挤压手指，应一次性吸取足量的血量。

（3）采血部位应避免选择输液肢体的指端，以确保测量值的准确性。

3. 操作后

（1）应密切观察患者采血部位的皮肤情况，有无红、肿、疼痛及青紫等。

（2）及时记录监测结果，如达到或超过“危急值”时，应立即报告医生并及时处理，同时采集静脉血送检验科紧急检测。

六、相关知识

结果分析及解读

1. 正常参考范围　正常人的空腹血糖＜6.1mmol/L，餐后2h血糖＜7.8mmol/L。

2. 各时间点监测值的临床意义　与临床治疗的个体化要求一样，在毛细血管血糖监测方案与频率的选择上，需根据患者病情和治疗的实际需求制定相应的个体化监测方案。血糖监测时间点的适用范围见表3.3.1。

表3.3.1　血糖监测时间点的适用范围

时间	适用范围
餐前	空腹血糖较高，或有低血糖风险时（老年人、血糖控制较好者）
餐后2h	空腹血糖已得到良好控制，但糖化血红蛋白仍不达标者（了解饮食和运动对血糖的影响）
睡前	注射胰岛素的患者，特别是晚餐前注射胰岛素的患者
夜间	经治疗血糖已接近达标，但空腹血糖仍高；疑有夜间低血糖
其他	出现低血糖症状时应及时监测血糖；剧烈运动前后宜监测血糖

3. 干扰因素　血糖仪的准确度和精密度、血液中存在大量干扰物（氧气、糖类物质、血细胞比容等）、操作人员因素（操作不当、血量不足、局部挤压、试纸保存不当、更换试纸批号未校准）等均可影响检测结果。

第四节　持续葡萄糖监测

持续葡萄糖监测（CGM）常被称为“动态血糖监测”，是指通过葡萄糖感应器连续监测皮下组织间液葡萄糖浓度而间接反映血糖水平的监测技术，可提供连续、全面、可靠的全天血糖信息，了解血糖波动的趋势，发现不易被传统血糖监测方法所探查到的隐匿性高血糖和低血糖。

一、适应证

1. 1型糖尿病患者。

2. 存在以下情况的2型糖尿病患者：胰岛素强化治疗者；自我血糖监测指导下血糖控制仍不佳者（血糖波动大，频发低血糖，无症状性低血糖或黎明现象）；出于对低血糖的恐惧，刻意保持高血糖状态者。

3. 妊娠糖尿病或孕前糖尿病者。

4. 对 CGM 自主治疗意愿强烈的糖尿病患者。

二、禁忌证

1. 对胶布过敏者。

2. 不配合或者精神意识异常的患者。

三、操作流程

（一）操作前准备

1. 患者准备　患者或家属已了解持续葡萄糖监测的目的及意义并签署知情同意书；掌握持续葡萄糖监测的注意事项。

2. 用物准备　助针器、葡萄糖传感器、固定胶带、75% 乙醇、无菌棉签。

3. 操作者准备　掌握持续葡萄糖监测技术，着装整齐规范、符合操作要求。

4. 环境准备　环境宽敞明亮、温度适宜，必要时备屏风。

（二）操作步骤

1. 核对身份，协助患者取安全舒适体位。

2. 操作部位优先选用腹部，手臂次之（上臂肱二头肌下缘外侧或上臂三角肌与肱二头肌交界处等部位）。

3. 用 75% 乙醇消毒注射部位皮肤两遍，待干燥。

4. 将一次性传感器探头安装于助针器上，进行注针，植入探头。

（1）将助针器的支腿部与皮肤水平固定。

（2）将一只手的示指和中指在助针器的支腿上保持正确的角度。

（3）按压助针器的按钮，植入探头。

（4）检查确认探头已全部植入并且与皮肤持平。

（5）轻轻地取下助针器。

（6）握住探头不动，将两根手指放在探头的平板部位轻轻取出引导针。

（7）将引导针置于废物容器内。

（8）检查有无发红、出血、疼痛等，如果针孔有出血，不必立即取出探头，可以用一块纱布辅料局部按压止血，直到出血停止。

5. 固定传感器后连接动态血糖仪并与手机绑定。

（三）操作后处置

1. 告知患者使用方法及注意事项。

2. 协助患者取舒适体位。

3. 按医疗垃圾分类处理用物。

4. 洗手，做好相关记录。

（四）健康教育

1. 根据血糖情况指导患者正确进食。
2. 指导患者掌握查看血糖图谱。
3. 指导患者佩戴的注意事项及应对处理。
4. 指导患者如何识别低血糖和高血糖及处理方法。

四、并发症及处理

1. 出血　可能由于穿刺针头刺破毛细血管。主要表现为穿刺针头导管内可见回血，穿刺处有少量血液渗出。处理措施：①立即予以无菌棉签按压穿刺处止血；②如穿刺导管内回血影响动态血糖仪读数结果，重新选择适当的注射部位，避开血管丰富区域，予更换并重新穿刺。

2. 局部感染　注射部位消毒不规范或传感器佩戴时间过长。主要表现为穿刺处局部皮肤出现红肿或有少量渗液。处理措施：①立即更换注射部位，并确保注射部位清洁，严格消毒；②予以络合碘消毒穿刺处红肿部位皮肤，必要时遵医嘱使用抗菌药物。

五、注意事项

1. 切勿在距离探头 8cm 之内注射胰岛素，或距离探头 6cm 之内嵌入任何输注胰岛素的设备。
2. 叮嘱患者监测期间不必减少食量或加大运动量，使结果更加客观、真实，更具指导意义。
3. 告知患者防止缆线扭曲、脱落，妥善放置血糖记录器。
4. 嘱咐患者在没有医护人员指导的情况下，不要进入设置屏幕。
5. 不要游泳、做水上运动或有身体碰撞的运动。
6. 监测期间不能进行 X 线、CT、MRI 的影像学检查，防止干扰。指导患者洗澡时带上专用浴袋进行淋浴，不会影响仪器工作，但忌盆浴。
7. 穿脱衣物时避免将传感器拔出。

第五节　快速血酮体测定

快速血酮体测定是指通过快速测定技术检测得到的血液中酮体的含量。酮体是脂肪在肝脏内分解的产物，主要包括乙酰乙酸、β 羟丁酸和丙酮。这些酮体在正常情况下在人体内的含量较低，但在某些病理状态下，如糖尿病酮症酸中毒或长时间饥饿时，酮体含量会显著升高。对于糖尿病患者而言，监测酮体水平是评估糖尿病酮症酸中毒风险的重要指标。当血糖水平过高、胰岛素分泌不足或作用受阻时，脂肪分解加速，酮体生成增多，可能导致酮症酸中毒。因此，血酮体检测是协助糖尿病酮症酸中毒诊断及治疗的重要手段。

一、适应证

1. 糖尿病患者　监测血糖同时，定期检测血酮体，预防糖尿病酮症酸中毒（DKA）。尤其是当1型糖尿病患者，出现血糖控制不佳、感染、应激、胰岛素治疗中断或不适当减量等情况时，需密切监测血酮。

2. 怀疑酮症酸中毒者　出现恶心、呕吐、腹痛、呼吸深快、呼气有烂苹果味等症状，需检测血酮辅助诊断。

3. 特殊饮食人群　如低碳水化合物、生酮饮食者，检测血酮并评估身体代谢状态。

二、禁忌证

1. 采血部位皮肤破损、感染、炎症或有皮肤病，如湿疹、银屑病等，会增加感染风险，影响检测结果。

2. 对酒精过敏者，不能使用酒精消毒采血部位，可改用其他合适的消毒剂。

三、操作流程

（一）操作前准备

1. 患者准备　向患者解释检测目的、过程和注意事项，取得患者配合。帮助患者放松，避免因紧张导致采血困难。

2. 用物准备　血酮仪、血酮试纸、采血针、75% 乙醇、干棉签、记录纸和笔等。

3. 操作者准备　掌握快速血酮体测定技术，着装整齐规范，符合操作要求。

4. 环境准备　环境宽敞明亮、温度适宜。

（二）操作步骤

1. 操作者与患者均用肥皂和流动水洗净双手，或用免洗手消毒剂揉搓至干燥，防止手上杂质影响结果。

2. 打开血酮仪，按说明书正确插入试纸，仪器自动开机自检，核对试纸代码与包装是否一致，不一致时重新调整或换试纸。

3. 选环指、中指或小指指尖两侧，用 75% 酒精棉签由内向外环形消毒，直径约 5cm，待酒精完全挥发干燥后采血，防止酒精混入血液干扰检测。

4. 安装采血针到采血笔，调好深度挡位。采血笔紧贴消毒部位，按下按钮采血。针刺后轻挤压采血部位，使血液自然流出成大小适中血滴，避免过度挤压混入组织液。

5. 将血滴轻触试纸上吸血区，血滴被自动吸入，确保完全覆盖，仪器开始检测，过程中保持仪器和试纸稳定，避免晃动。

6. 检测完成，血酮仪屏幕显示血酮体浓度值，读取并记录，同时记录检测时间、日期及患者饮食、运动、用药等信息。

（三）操作后处置

1. 用干棉签正确按压采血部位止血，按压时间足够。
2. 将使用过的采血针、试纸等放入专用医疗废物容器。

（四）健康教育

1. 向患者解释血酮测定的结果及其临床意义，说明异常结果可能提示的问题。
2. 告知患者血酮体升高预防及护理要点。

四、注意事项

1. 血酮仪应避免高温、潮湿、阳光直射，定期校准和清洁，确保结果准确。
2. 试纸存于干燥、阴凉处，防潮、防氧化，开封后在规定时间内用完。
3. 采血时应严格无菌操作，防止感染。若采血部位出现红肿、疼痛、渗血不止等异常，应及时就医。
4. 不同品牌和型号血酮仪操作有差异，使用前仔细阅读说明书，按要求操作。
5. 血酮检测结果仅供参考，不能替代专业医生诊断和治疗。若结果异常应及时咨询医生，结合其他指标综合判断，遵医嘱治疗。

五、相关知识

1. 正常参考值　一般正常人血酮体浓度在 0.03 ～ 0.3mmol/L。不同仪器参考范围可能略有差异，以仪器说明书为准。

2. 临床意义　血酮升高常见于糖尿病酮症酸中毒，血酮值 ≥ 0.6mmol/L 为升高，≥ 3.0mmol/L 提示可能发生严重酮症酸中毒，需紧急处理。非糖尿病性酮症，如饥饿、妊娠剧吐、酒精性酮症等也会导致血酮升高。

第六节　胰岛素注射

一、胰岛素注射器

胰岛素注射器皮下注射是通过 1mL 注射器或专用胰岛素注射器，将预设剂量胰岛素注射到皮下组织，从而达到有效降低血糖的目的。与胰岛素注射笔相比，使用胰岛素专用注射器价格便宜，但每次注射前都需要临时抽取胰岛素，携带和注射不便，且注射时针头较粗长，痛感明显，不适合长期使用。

（一）适应范围

1. 胰岛素注射器适用于生活习惯规律患者或住院患者。

2. 需要按特殊比例混合两种不同胰岛素的患者。

3. 心理上需要看到胰岛素注射到体内才安心的患者。

（二）禁忌证

1. 对胰岛素过敏者。

2. 低血糖患者。

（三）操作流程

1. 操作前准备

（1）患者准备　评估患者对胰岛素注射器皮下注射胰岛素目的及注意事项是否了解，如果是注射餐前胰岛素，是否已备好进餐所需食物。

（2）用物准备 胰岛素专用注射器、胰岛素（提前 30min 从冰箱取出复温）、治疗盘、75% 乙醇、无菌棉签等。

（3）操作者准备 掌握胰岛素专用注射器注射技术，着装整齐规范，符合操作要求。

（4）环境准备 环境干净、整洁，光线充足，必要时备屏风。

2. 操作步骤

（1）核对医嘱。

（2）核对胰岛素种类、剂型，检查药物性状，药物瓶身有无破损、漏液。

（3）抽取药液：①充分混匀瓶装胰岛素，75% 乙醇消毒胰岛素瓶塞；②去除注射器后端的盖子，取掉注射器针帽，抽取与注射剂量相对应的空气；③将空气垂直注入胰岛素瓶内，将胰岛素瓶倒立，抽取相应剂量的胰岛素，如抽取过程中注射器内产生了气泡，可多抽取几单位后用手指轻弹针筒内气泡，当气泡升高至针筒顶部时，继续将活塞推至所需刻度的位置，将气泡排出，放入无菌盘内备用。

（4）注射部位选择：常选用腹部（边界位置为耻骨联合以上约 1cm，最低肋缘以下约 1cm，脐周 2.5cm 以外的双侧腹部）、大腿前外侧的上 1/3、上臂外侧的中 1/3 和臀部外上侧等部位，见图 3.6.1。中效或长效胰岛素宜选择臀部及大腿外侧，餐时短效胰岛素宜选择腹部。

（5）胰岛素注射：①消毒用 75% 乙醇消毒注射部位皮肤两遍，待干燥。②需要捏皮垂直注射和（或）采取 45°角进针。③回抽无回血将注射器内塞推压到位，将胰岛素注射到皮下，拔针。

3. 操作后处置

（1）协助患者取舒适体位，整理床单位。

（2）整理用物注射器规范丢弃，分类处理用物。

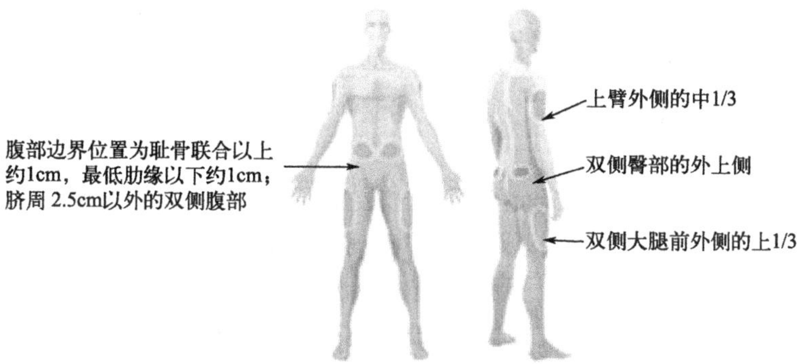

图 3.6.1　注射部位

（3）洗手，记录。在胰岛素注射单上记录相关信息。

4. 健康教育

（1）根据胰岛素种类指导患者正确进食。

（2）指导患者掌握正确的注射方法。

（3）指导患者正确保存胰岛素及携带胰岛素专用注射器。

（4）指导患者如何识别低血糖及处理方法。

（四）并发症及处理

1. 低血糖　与注射胰岛素后未按时进餐、胰岛素剂量过大或注射方法不当等因素有关。主要表现为头晕、心悸、出汗、饥饿感等，严重者可出现意识障碍。预防措施：①掌握各类胰岛素的药理特性，督促患者按时进餐，注射胰岛素后等待进餐时避免大幅度运动；②加强患者血糖监测，根据血糖波动情况调整胰岛素剂量；③选择合适的针头长度和进针角度，确保胰岛素注射至皮下组织，避免注入肌肉组织而吸收过快；④一旦确认低血糖或者怀疑低血糖，无条件确认时，立即按低血糖流程进行处理。发生低血糖后，及时查找低血糖的原因，针对不同原因进行相应处理。

2. 皮下脂肪增生　与注射针头重复使用、注射部位轮换不当、使用胰岛素时间长短等因素有关。主要表现为注射部位的皮下组织出现质地变硬的“橡皮样”病变，或呈瘢痕样改变。预防措施：①评估注射部位，避免在皮肤硬结和瘢痕组织处注射；②选择合适的注射针头，针头一用一丢弃；③正确轮换注射部位，每次注射间隔距离至少 1cm。如果发生皮下脂肪增生，停止在该部位注射，并记录增生部位及大小，定期随访。

3. 皮下脂肪萎缩　与胰岛素结晶引发的机体对脂肪细胞产生的局部免疫反应有关。主要表现为局部皮肤不同程度的凹陷。预防措施：①评估注射部位，避免在皮肤凹陷处注射；②选择合适的针头，注射针头一用一丢弃；③正确轮换注射部位，每次注射间隔距离至少 1cm；④选择纯度高的胰岛素制剂。

4. 感染　与重复使用针头或违反无菌技术操作原则有关。表现为局部皮肤红、肿、热、痛，甚至出现溃烂或全身感染症状。预防措施：①注射针头一用一丢弃；②严格遵守无菌技术操作原则；③避免在有皮肤感染、硬结等部位进行注射；④按规范轮换注射部位。

5. 注射疼痛　与在酒精未完全挥发时注射、胰岛素药液低于室温时注射、胰岛素注射时的力度、患者肌肉紧张、注射时针头移动、重复使用针头、针头长度和直径和注射剂量等有关。预防措施：①胰岛素冰箱冷藏后需复温后再注射；②待酒精完全挥发后再进行注射；③规范更换注射部位；④使用较短较细的针头；⑤每次注射更换针头；⑥进针快速、准确，进针后应缓慢推注；⑦心理疏导。

（五）注意事项

1. 胰岛素保存

（1）未开封的瓶装胰岛素应在 2 ～ 8℃冰箱冷藏保存，勿冷冻。

（2）已开封胰岛素室温环境不超过 25℃可保存 1 个月，勿剧烈震荡，避免阳光直射。

（3）在同时注射两种胰岛素时，先抽取短效胰岛素，再抽取中效或长效胰岛素，中效胰岛素抽取前需充分混匀。

2. 目前与常用胰岛素注射器搭配使用的胰岛素剂型为 U-40，通常不建议用 U-40 注射器抽取规格为 U-100 笔芯胰岛素，因为难以准确抽取所需要的剂量。

3. 随着胰岛素注射笔的广泛使用，胰岛素注射器多只在住院患者血糖升高时临时使用。

4. 胰岛素专用注射器主要用于注射胰岛素，其针筒刻度剂量与 1mL 注射器不同，不能用于其它药物注射，有可能导致药物剂量错误。

5. 专用胰岛素注射器和普通 1mL 注射器均可作为皮下注射胰岛素的工具，但在抽取胰岛素时，专用胰岛素注射器可按注射器刻度直接抽取所需剂量，普通 1mL 注射器需要进行剂量换算，两者外形相似，要注意鉴别，以免药液剂量错误。

二、胰岛素注射笔

胰岛素笔皮下注射是通过带有胰岛素笔芯的胰岛素注射笔，借助胰岛素笔用针头，将预定剂量胰岛素精准注射到皮下组织，从而达到有效降低血糖的目的。相对于胰岛素注射器，其使用更安全、方便。

（一）适应证

1. 1 型糖尿病患者。

2. 2 型糖尿病患者经生活方式干预加口服降糖药治疗，血糖不达标者。

3. 妊娠糖尿病或糖尿病合并妊娠。

4. 初诊断的 2 型糖尿病患者行强化治疗、感染及合并严重的并发症、围手术期等。

（二）禁忌证

1. 对胰岛素过敏者。

2. 低血糖患者。

（三）操作流程

1. 操作前准备

（1）患者准备：评估患者对胰岛素笔皮下注射胰岛素目的及注意事项是否了解，如果是注射餐前胰岛素，是否已备好进餐所需食物。

（2）用物准备：胰岛素注射笔、胰岛素笔芯、胰岛素注射笔用针头（首选4mm或5mm针头）、棉签、75%酒精等。

（3）操作者准备：掌握胰岛素笔注射技术，着装整齐规范，符合操作要求。

（4）环境准备：环境干净、整洁，光线充足，必要时备屏风。

2. 操作步骤

（1）核对医嘱。

（2）核对胰岛素种类、剂型，检查药物性状，药物瓶身有无破损、漏液。

（3）装药取下笔帽，拧开笔芯架，将螺杆复位，装入笔芯，拧紧。

（4）如为预混胰岛素需充分混匀。将胰岛素笔在手掌间水平滚搓10次，然后手持胰岛素笔，用肘关节和前臂的力量带动胰岛素笔上下翻转10次，直至胰岛素药液呈均匀白色雾状。

（5）安装针头用75%的乙醇消毒笔芯前端，待干燥，撕去胰岛素针头保护膜，将针尖水平对准并刺透笔芯前端，顺时针拧紧针头。

（6）选择注射部位：参见胰岛素注射器的相关内容。

（7）用75%的乙醇消毒注射部位皮肤两遍，待干燥。

（8）排气调节剂量旋钮1～2U，针尖向上直立，取下内针帽，用手指轻弹笔芯架，按压注射键，直到针尖出现胰岛素液滴。

（9）调节剂量再次核对医嘱，将剂量旋钮旋至所需剂量。

（10）根据针头长短及患者皮下脂肪厚度确定进针角度及是否需要捏皮。

（11）注射手持胰岛素注射笔快速刺入皮肤后，拇指按压注射键，缓慢推注直至药物注射完毕（剂量显示在“0”的位置），继续按住注射键停留10s以上后再拔针。

（12）观察注射部位有无出血。

（13）单手回套外针帽或使用卸针器，取下针头弃入锐器盒。

3. 操作后处置

（1）协助患者取舒适体位，整理床单位。

（2）整理用物。

（3）洗手，记录。在胰岛素注射单上记录相关信息。

4. 健康教育

（1）根据胰岛素种类指导患者正确进食。

（2）指导患者掌握正确的注射方法。

（3）指导患者正确保存及携带胰岛素笔。

（4）指导患者如何识别低血糖及处理方法。

（四）并发症及处理

参见胰岛素注射器的相关内容。

（五）注意事项

1. 正确保存胰岛素

（1）未开封胰岛素：应储藏在 2 ～ 8℃的冰箱冷藏，避免冷冻、阳光直射及剧烈震荡。

（2）已开封的胰岛素：建议保存在 25/30℃以下室温[1]，保存时间通常不超过 1 个月，除某些特殊胰岛素外，如地特胰岛素开封后保存时间是 42 天，德谷胰岛素可保存 56 天。胰岛素使用过程中，如发现血糖异常升高，要考虑药物失效的可能。

（3）特殊环境下的胰岛素：室温高于胰岛素储存要求的温度时，已开封胰岛素最好能放于专用的胰岛素保存箱，保存箱的温度设定尽量接近室温，但不得超过胰岛素储存要求的最高温度。胰岛素保存箱温度与室温相差越大，越不利于药物活性保存。

（4）外出旅游时：胰岛素应随身携带，不可随行李托运或放入汽车后备箱，避免温度过冷、过热及剧烈震荡。

2. 选择正确的胰岛素注射部位

（1）胰岛素注射部位具体定位：腹部耻骨联合以上约 1cm，最低肋缘以下约 1cm，脐周 2.5cm 以外的双侧腹部；双侧大腿前外侧的上 1/3；双侧臀部外上侧；上臂外侧中 1/3。

（2）注射部位按吸收快慢：依次为腹部、上臂、大腿、臀部。短效胰岛素及早餐前的预混胰岛素首选腹部，中长效及晚餐前的预混胰岛素首选大腿和臀部。

（3）轮流更换注射部位：包括同一注射部位内的“小轮换”和不同注射部位之间的“大轮换”，每次注射点与上次注射点至少相距 1cm，避免在 1 个月内重复使用同一注射点。

三、无针注射器

无针注射器是利用动力源产生的瞬间高压，将胰岛素药液形成高速水流，通

[1] 不同厂家略有不同，以说明书为准。

过 0.14mm 的孔径瞬间透过皮肤表层到达皮下脂肪层并释放胰岛素，使胰岛素弥散地分布在皮下组织，见图 3.6.2。

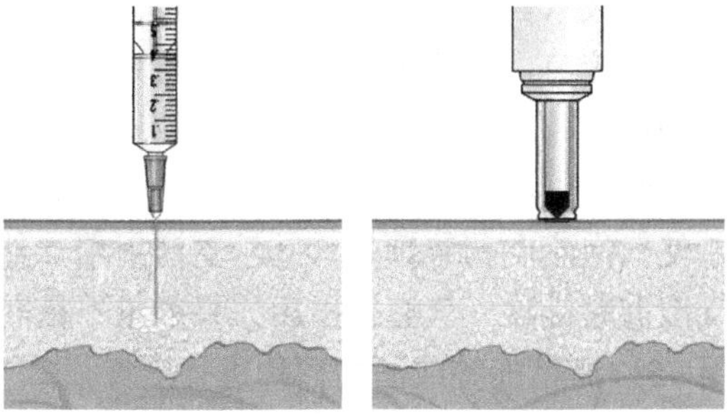

图 3.6.2 胰岛素注射示意

（一）适应证

所有需要用胰岛素的患者，尤其适用于对疼痛敏感、害怕针头的患者。

（二）禁忌证

1. 对胰岛素过敏者。
2. 低血糖患者。

（三）操作流程

1. 操作前准备

（1）患者准备：患者或家属已了解胰岛素无针注射的流程、注射的目的及意义。注射餐前胰岛素的患者应知晓进餐时间，并已准备食物。

（2）用物准备：无针注射器、药管、取药接口、合适的胰岛素、75% 乙醇、无菌棉签。

（3）操作者准备：掌握无针注射器注射技术，着装整齐规范，符合操作要求。

（4）环境准备：环境宽敞明亮、温度适宜，必要时备屏风。

2. 操作步骤

（1）核对医嘱。

（2）核对胰岛素种类、剂型，检查药物性状，药物瓶身有无破损、漏液。

（3）安装药管：①取出注射器，取下注射器的端帽；②取出药管，将药管有螺纹的一方插入注射器的头部并旋转拧紧。

（4）加压：两手分别握住注射器上下壳体，向箭头方向相对旋转注射器的上下壳体，直到听到“啪”的提示声响，注射按钮和安全锁同时弹起，即表明加压完成。

（5）吸取胰岛素同时调整注射剂量：①以无菌方式从外包装中取出取药接口，将取药接口有针的一端刺入胰岛素药瓶胶塞中，用力连接到位、压紧。②打开取药接口密封盖，与药管顶端连接，注意不要污染药管顶端，使其处于无菌状态，确保连接紧密。③将无针注射器垂直并刻度窗同双眼水平状态，向箭头方向旋转注射器下壳体，将胰岛素吸入药管内，观察刻度窗口读取数值，确定需要注射的胰岛素剂量。④取下取药接口，盖好密封盖，即取药完成。

（6）排气：①仔细观察药管内部顶端、侧壁和活塞，如果发现附着气泡，应做排气处理，否则将影响注射质量，导致注射后皮肤疼痛。②排气前将药管向上用手掌拍击注射器，使气泡流向药管顶端。③垂直注射器，然后与吸药相反的方向旋转下壳体，将气泡彻底排除。气泡排出后如果剂量不足需重复吸药过程。

（7）消毒：使用75%酒精棉签或酒精棉片进行消毒。

（8）注射：①握紧注射器，将药管顶端与消毒后的注射部位垂直，用合适的力度顶紧并充分接触皮肤。②充分放松腹部肌肉。注射时用食指按下安全锁，用拇指按压注射按钮。当听到清脆的提示声响，保持注射按压状态至少3s，使用干棉签继续按压10s，胰岛素注射即完成。

（9）药管拆除：注射后的药管向左右方向进行旋转，使其从上壳体脱离至胶塞位于药管居中位置，用力从侧方位掰除，药管摘除完毕，即可按照医疗垃圾处理。

3. 操作后处置

（1）协助患者取舒适体位，整理床单位。

（2）整理用物。

（3）洗手，记录，在胰岛素注射单上记录相关信息。

4. 健康教育

（1）指导患者掌握无针注射器使用的注意事项、无针注射器常见问题及处理方法，可能出现的故障、原因及预防措施。

（2）指导患者如何识别低血糖、高血糖及处理方法。

（3）定期随访注射部位的皮肤情况、血糖控制情况及无针注射器的维护及管理。

（四）并发症及处理

1. 皮肤出血或瘀斑　与患者个体差异、注射后按压时间不够有关。预防措施：①根据自身体质或用药情况适当延长按压时间；②注射完成后保持注射时原有力度，停留30s后移开注射器，使用干棉签继续按压至少10s。

2. 疼痛　与注射部位选择错误、注射时患者紧张、注射部位皮肤表面张力过大、药管前端与皮肤按压力度和注射角度把握不当、药液中有气泡、药管密闭性不达标、患者情绪紧张有关。预防措施：①选择正确的注射部位及脂肪较多且松软的部位；②嘱患者保持合适体位，放松注射部位；③按压力度使药管前端贴紧注射部位即可，过深或过浅都会引起注射疼痛；④排出多余的气泡；⑤按照说明书要求更换药管，避免多次使用药管降低药管密闭性，导致没有足够的注射压力，引发疼痛；⑥加强个性化宣教，心理辅导。

（五）注意事项

1. 妊娠患者进行无针注射，早期妊娠可常规腹部注射，中期妊娠选择远离胎儿的腹部外侧注射，晚期妊娠选择大腿、上臂、臀部或腹部外侧注射。

2. 根据不同的胰岛素类型，选择配套的取药接口。

3. 注射前注意消毒皮肤并待干燥，注射角度为垂直。

4. 注意注射部位的轮换，注射前评估皮肤，注射时放松注射部位，避免皮肤表面张力过高。

5. 注射时注意按压力度，药管前端贴紧注射部位，按压过深或过浅会引起注射疼痛。

6. 掌握正确的加压手法，在使用中按照使用说明书操作。听到加压成功提示音（安全锁及注射按钮同时弹起的清脆声响），加压完成。按照规范的步骤进行操作，混淆错乱的步骤都有可能导致加压无效，甚至无法加压等现象。

7. 取药时无针注射器未垂直，除不利于取药外，也可能使药管未正确安装造成滑脱现象。

8. 刻度窗口没有与视线保持水平状态，对药量的准确观察和确认容易产生误差，可能造成取药过量或不足。

9. 取药速度过快时，极易将空气吸入取药器内，产生气泡。在取药过程中，应采取匀速取药的方式，将药液吸入取药器。

10. 每次取药前观察、确认胰岛素药瓶的药量，过少的剩余药量取药时容易把大量的空气吸入取药管内，也会达不到取药需求量，而需要重复取药。

四、胰岛素泵

胰岛素泵治疗是采用人工智能控制的胰岛素输注装置，以程序设定的速率持续皮下输注胰岛素，最大程度地模拟人体胰岛素的生理性分泌模式，从而达到更好地控制血糖的一种胰岛素治疗方法。胰岛素泵分类见图 3.6.3。

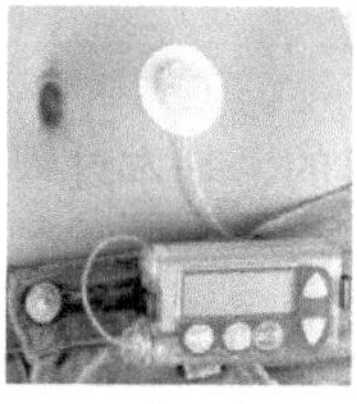

(a) 导管式
经典胰岛素泵

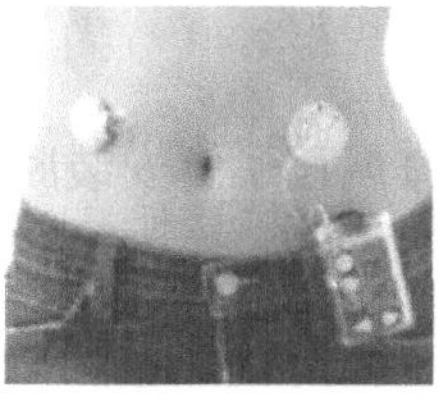

(b) 导管式
实时动态胰岛素泵

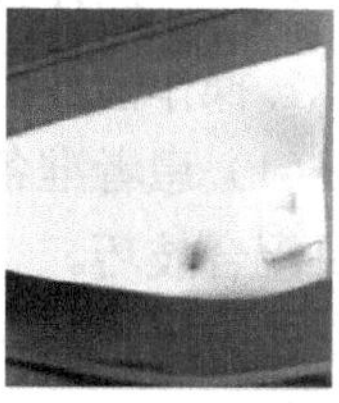

(c) 无导管式
贴敷式胰岛素泵

图 3.6.3 胰岛素泵分类

（一）适应证

1. 短期胰岛素泵治疗的适应证

（1）所有需要胰岛素强化治疗的住院糖尿病患者。

（2）需要短期胰岛素强化治疗的新诊断或已诊断的2型糖尿病患者。

（3）2型糖尿病患者伴有应激状态。

（4）妊娠糖尿病、糖尿病合并妊娠、糖尿病患者孕前准备。

（5）糖尿病患者的围手术期血糖控制。

2. 长期胰岛素泵治疗的适应证

（1）1型糖尿病患者。

（2）需要长期多次胰岛素注射治疗的2型糖尿病患者，尤其是以下患者：①血糖波动较大，虽然不用多次胰岛素皮下注射方案，但血糖仍然无法得到平稳控制者；②黎明现象严重，导致血糖总体控制不佳者；③频发低血糖，尤其是夜间低血糖、无感知低血糖和严重低血糖；④作息时间不规律，不能按时就餐者；⑤不愿意接受胰岛素每日多次注射，要求提高生活质量者；⑥胃轻瘫或进食时间长的患者。

（3）需要长期胰岛素替代治疗的其他类型糖尿病，如胰腺切除术后等。

（二）禁忌证

1. 不需要胰岛素治疗的糖尿病患者。

2. 糖尿病酮症酸中毒急性期、高渗性昏迷急性期。

3. 伴有严重循环障碍的高血糖患者。

4. 对皮下输液管或胶布过敏的糖尿病患者。

5. 不愿意长期皮下埋置输液管或长期佩戴泵，心理上不接受胰岛素泵治疗的患者。

6. 患者及其家属缺乏相关知识，接受培训后仍无法正确掌握使用方法者。

7. 有严重的心理障碍或精神异常的糖尿病患者。

8. 生活无法自理，且无监护人的年幼或年长的糖尿病患者。

9. 没有自我血糖监测条件或不接受家庭自我血糖监测的糖尿病患者。

（三）操作流程

1. 操作前准备

（1）患者准备：患者或家属已了解安装胰岛素泵的目的、基本过程、注意事项及配合技巧。

（2）用物准备：胰岛素泵、胰岛素笔芯、胰岛素泵管、助针器、储药器、一次性使用胰岛素泵袋、专用电池、一次性使用无菌敷料、防脱管标示、胰岛素泵使用注意事项提示卡、75%乙醇、无菌棉签。

（3）操作者准备：掌握胰岛素泵注射技术，着装整齐规范，符合操作要求。

（4）环境准备：环境宽敞明亮、温度适宜，必要时配备屏风。

2. 操作步骤

（1）核对医嘱。

（2）核对胰岛素种类、剂型，检查药物性状，药物瓶身有无破损、漏液。

（3）胰岛素泵安装：①准备胰岛素、胰岛素泵和耗材；②抽取胰岛素填充储药器并排气；③组装储药器、泵和电池；④检测胰岛素泵是否可以正常运行，电池电量是否充足；⑤设置胰岛素泵基础率；⑥连接输液管，排气；⑦选取胰岛素泵植入部位（同胰岛素注射器）；⑧局部消毒；⑨埋置皮下输入装置，贴膜固定；⑩开启胰岛素泵。

（4）选择注射部位：参见胰岛素注射器。首选腹部脐周 3cm 以外皮肤。

3. 操作后处置

（1）协助患者取舒适体位，整理床单位。

（2）整理用物。

（3）洗手，在医嘱执行卡上记录相关信息。

4. 健康教育

（1）指导患者避免植入部位受到撞击、摩擦、进水。

（2）避免牵拉和弯折胰岛素泵管路。

（3）胰岛素泵出现报警提示时，及时告知医护人员。

（4）戴泵期间避免接触静电和进入 CT、MRI 等强磁场环境中。

（5）洗澡时可使用分离器将泵与导管分离脱开或用专用沐浴袋。分离时间不超过 1h，沐浴完毕立即重新连接。

（6）指导患者戴泵前保持良好情绪，合理饮食和运动，正确预防、识别及处理低血糖。

（四）并发症及处理

1. 低血糖　参见胰岛素注射器。

2. 高血糖　与以下因素有关：①胰岛素泵电力不足或电池失效；②胰岛素泵关机后未开机或停机状态未恢复、报警未解除、胰岛素泵本身故障；③更新输液管时未排气导致无胰岛素输注、输液管裂缝或连接松动导致胰岛素溢漏、输注管路使用时间过长；④储药器内胰岛素已用完、气泡阻塞储药器出口、储药器破裂致胰岛素漏出；⑤皮下胰岛素输注装置脱出、输液管前端与输液管连接处松动或破裂造成胰岛素漏出；⑥针头埋置在感染、硬结、瘢痕、腰带位置或处在腰带摩擦处，导致胰岛素吸收障碍；⑦胰岛素结晶堵塞输液管或胰岛素失效。

预防措施：①严格执行胰岛素泵操作规程，随身携带备用电池；②关机或停机后及时恢复开机，及时解除报警和处理故障；③合理选择输注管路，严格进行输注管路排气；④妥善固定胰岛素泵及输注管路，运动时做好胰岛素泵、针头及管路等保护，避免剧烈活动；⑤植入部位注意避开皮下脂肪增生或萎缩、硬结、皮肤瘢痕或感染处以及腰带摩擦处；⑥准确按时输注餐前大剂量，指导患者定时定量进食、适量运动；⑦除及时输注校正大剂量外，必要时检测血酮等指标，并进行相应治疗。

3. 皮肤感染及硬结 与皮肤清洁不到位；未及时更换输注管路及轮换注射部位有关。主要表现为注射部位的皮下组织出现质地变硬的“橡皮样”病变，或呈瘢痕样改变。预防措施：①严格遵守无菌原则，植入前做好皮肤的清洁和消毒。②每 3 ～ 5 天更换输注管路，同时做好植入部位的轮换。③观察并记录感染或硬结发生的时间、部位、范围，一旦发生，及时更换注射部位和输注管路。

（五）注意事项

1. 每日监测血糖至少 4 次，包括睡前血糖，必要时于早 2:00 ～ 3:00 监测血糖，也可使用 CGM。

2. 每日检查输注管路、储药器至少 3 次。

3. 每日检查屏幕显示情况，有无报警，电池电量是否足够。

4. 每日检查注射部位皮肤有无红肿、皮下脂肪萎缩、硬结或疼痛，针头有无脱出。

5. 定期检查储药器内胰岛素剩余量、定期检查胰岛素泵清洁度。

6. 胰岛素泵需避免静电、浸水、撞击和在高压氧舱、磁共振、CT、X 线等场景下使用。

第七节　胰高血糖素样肽-1 受体激动剂注射

胰高血糖素样肽-1（GLP-1）受体激动剂（GLP-1RA）是一类新型降糖药物，其降糖机制有别于传统降糖药，并可使患者在多方面获益。GLP-1RA 属于肠促胰岛素类药物，通过与 GLP-1 受体结合发挥作用，以葡萄糖浓度依赖的方式促进胰岛素分泌和抑制胰高糖素分泌降低血糖，并能延缓胃排空，抑制食欲中枢、减少进食量，兼具降低体重、血压和血脂的作用，更适合用于胰岛素抵抗、腹型肥胖的糖尿病患者。GLP-1RA 单独应用时低血糖发生风险低。

一、适应证

主要适用于应用二甲双胍或者其他降糖药物不能控制血糖的 2 型糖尿病患者，尤其是肥胖、胰岛素抵抗明显的患者。

二、禁忌证

1. 有胰腺炎患者禁用。

2. 不用于 1 型糖尿病或糖尿病酮症酸中毒的治疗。

3. 有严重胃肠道疾病患者。

4. 妊娠期、哺乳期妇女及儿童不推荐使用。

5. 艾塞那肽禁用于 GFR 小于 30mL/min 的患者。

6. 不用于既往有甲状腺髓样癌史或家族史患者。

7. 禁用于对该类药物活性成分及其他辅料成分过敏者。

三、操作流程

（一）操作前准备

1. 患者准备

（1）根据 GLP-1RA 类药物种类告知患者注射时间。

（2）患者或家属已了解 GLP-1RA 类药物注射的目的及意义。

（3）注射 GLP-1RA 类药物前知晓患者药物不良反应及应对措施。

2. 物品准备

（1）注射物品：GLP-1RA 类药物注射笔、GLP-1RA 类药物笔芯（提前 30min 从冰箱取出复温）、一次性注射笔用针头、治疗盘、弯盘、75% 乙醇、无菌棉签等。

（2）其他：签字笔、医嘱注射单。

（3）速干手消毒液、生活垃圾桶、医疗废物桶、锐器盒。

3. 操作者准备

（1）核对患者信息：核对患者床号、姓名、性别、住院号等。

（2）了解患者有无 GLP-1RA 类药物过敏史，查看患者基本情况，了解有无低血糖、胃肠道反应。

（3）评估患者意识状态、配合程度，生命体征是否平稳。

（4）评估注射部位有无水肿、瘢痕、疼痛、硬结、溃疡、感染及脂肪增生等。

（5）询问患者有无皮肤消毒剂过敏史。

（6）注射前向患者做好解释工作，告知患者注射流程、关键点和配合要点。

（7）根据注射部位，协助患者取合适的体位。

4. 环境准备　清洁、宽敞、明亮，适合操作。

（二）操作步骤

1. 核对医嘱。

2. 核对 GLP-1RA 类药物种类、剂型，检查药物性状，药物瓶身有无破损、漏液。

3. 取下笔帽，拧开笔芯架，将螺杆复位，装入笔芯，拧紧。

4. 用 75% 乙醇消毒笔芯前端，待干燥；撕去注射笔用针头保护膜，将针尖水平对准并刺透笔芯前端，顺时针拧紧针头。

5. 选择注射部位　参见胰岛素注射器。

6. 用 75% 乙醇消毒注射部位皮肤两遍，待干燥。

7. 旋钮 1 ～ 2U，针尖向上直立，取下内针帽，用手指轻弹笔芯架，按压注射键，直到针尖出现药物液滴。

8. 再次核对医嘱，将剂量旋钮旋至所需剂量。

9. 根据针头长短及患者皮下脂肪厚度确定进针角度及是否需要捏皮。

10. 注射手持注射笔快速刺入皮肤后，拇指按压注射键，缓慢推注直至药物注射完毕，继续按住注射键停留 10s 以上后再拔针。

11. 观察注射部位有无出血。

12. 单手回套外针帽或使用卸针器，取下针头弃入锐器盒。

（三）操作后处置

1. 协助患者取舒适体位，整理床单位。

2. 整理用物。

3. 洗手，记录。

（四）健康教育

1. 指导患者掌握正确的注射方法。

2. 指导患者正确保存及携带 GLP-1RA 类药物。

3. 指导患者如何识别药物不良反应及处理方法。

四、并发症及处理

1. 胃肠道反应　常见恶心、呕吐、腹泻等胃肠道反应，但可随时间逐渐缓解，用药初期胃肠道不良反应症状明显，建议初始小剂量，根据耐受情况逐渐加至正常剂量。由于胃肠道不良反应导致有脱水的风险，应适当补液以避免体液不足。

2. 低血糖反应　单药使用时低血糖发生风险低，常见于联合应用磺酰脲类药物或胰岛素时存在一定风险，在驾驶和使用机器时应采取预防措施避免低血糖。减少原有降糖药物剂量，并备用升糖快的食物。

3. 急性胰腺炎　高甘油三酯血症患者发生此不良反应风险增加，慢性胰腺炎患者应慎用，若使用过程中诊断有胰腺炎应停用此类药物。

五、注意事项

1. 联合用药　GLP-1RA 类药物可抑制胃排空，其与易影响胃排空的药物应谨慎合用，如第一代 H1 受体拮抗药，具有抗胆碱作用的药物、DPP4 抑制药等。

2. 遗漏用药　药物遗漏使用，是否补注射，请参考药物说明书。

3. 贮藏条件　所有 GLP-1RA 药物未开封时需 2 ～ 8℃冷藏保存。开封使用后，

GLP-1RA 药物通常在室温 30℃以下可保存 1 个月，不同厂家的药物对保存温度和时间的要求略有不同，具体以说明书为准。

第八节　胰岛素注射相关皮下脂肪增生检查

胰岛素注射相关皮下脂肪增生是指与胰岛素注射有关的局部注射部位的不良反应，表现为该区域的皮下脂肪组织增生、增厚、由软变硬或出现质地较韧的肿胀。

胰岛素注射相关皮下脂肪增生发生率高，危害大，而避免在皮下脂肪增生部位注射胰岛素可减少皮下脂肪增生对血糖控制和局部组织产生的不良影响，因此医、护、患均应提高对皮下脂肪增生的关注度。临床上通过问诊、视诊及触诊，可及时发现和评估注射胰岛素相关的皮下脂肪增生以及亚临床皮下脂肪增生。条件允许时，也可通过超声检查来诊断。

一、适应证

所有注射胰岛素的患者，特别是重复使用针头、未正确轮换注射部位、出现难以解释的血糖波动的患者，或注射部位出现皮肤隆起、肿块或硬结的患者。

二、相对禁忌证

1. 注射部位皮肤完整性受损。
2. 严重凝血功能障碍。
3. 对检查所用材料过敏者。

三、操作流程

（一）操作前准备

1. 患者准备　情绪稳定、衣着宽松、体位舒适。

2. 用物准备　根据检查方法准备相应的用物，如头灯或手电、一次性手套、超声耦合剂、消毒棉球、纱布、胶带、记号笔等，必要时配超声诊断仪。确保仪器性能良好，探头频率合适。

3. 操作者准备

（1）熟悉皮下脂肪增生检查方法。

（2）着装规范，无长指甲，洗手。

4. 环境准备

（1）环境宽敞明亮，温度适宜，便于操作。

（2）床单位整洁，保护患者隐私。

（二）操作步骤

1. 身份识别　以多种方式核对患者信息，如扫描腕带、询问患者姓名或出生年月等。

2. 沟通解释　向患者做好解释工作，告知操作的目的，取得患者配合。

3. 询问病史　询问患者病程，胰岛素起始治疗时间，胰岛素类型、剂型、剂量及累积注射时间，是否更换针头，更换针头的频次，注射部位是否规律轮换，胰岛素注射部位是否存在异常，是否有难以解释的反复出现的血糖波动等。

4. 取合适体位　在检查腹部时，患者需仰卧屈膝，手臂交叉置于胸前，放松肌肉；如无检查床，取坐位，弯曲膝盖，双臂置于腿上。在检查腿部及上臂时，患者可取平卧位或坐位。取坐位时屈膝，双足放于地面。在检查臀部时，取站位。

5. 视诊　选择合适的照明设备，使光源呈 30°～40°照射皮肤表面，如果光源不可调节，检查者可以佩戴头灯或使用手电，调整光源角度以看清皮肤表面的细微隆起或凹陷。皮下脂肪增生表现为皮肤凸起或丘状，无皮肤颜色改变及毛发分布变化，可见一块有光泽或色素过度沉着区域或脱毛区域。用笔在皮下脂肪增生的中心做标记，以便触诊。

6. 触诊　检查者温暖双手后用指尖触诊，以轻柔按摩的方式（向前或画圈）向待检查区域推进，当感觉到柔软有弹性的皮下组织变成质韧、橡皮状或缺乏弹性的组织时，对该部位加压，对比其与周围组织的厚度，再在可疑位置及周围用手指反复横向、纵向掐捏感知，并在患者同意的情况下，使用安全的皮肤标记笔做好标记（图 3.8.1）。

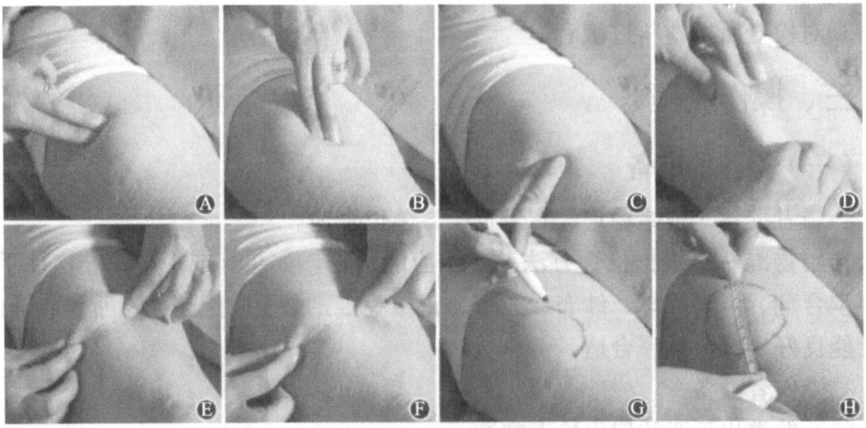

图 3.8.1　触诊操作步骤

7. 测量　沿着皮肤标记的最大径线测量其长度，单位为 mm。

8. 拍照　从 1m 距离处拍摄病变部位，不开闪光灯，采用来自侧面的光源显示表面轮廓，便于追踪病变的长期进展。

（三）操作后处置

1. 整理床单位，协助患者取舒适体位。
2. 再次核对患者信息并告知患者检查结果。
3. 整理用物。
4. 洗手，记录。

（四）健康教育

1. 解释胰岛素注射相关皮下脂肪增生的危险因素。
2. 介绍胰岛素注射相关皮下脂肪增生的危害。
3. 指导患者如何预防胰岛素注射相关皮下脂肪增生。

四、注意事项

1. 保护患者隐私，并注意保暖。
2. 操作者手温适宜，动作轻柔。
3. 使用超声凝胶或临床用水溶性润滑剂轻涂到待检部位，再用指尖触诊，更容易发现皮下脂肪增生。
4. 当患者有皮下脂肪增生的多种危险因素但临床视诊、触诊未发现皮下脂肪增生时，建议行超声检查。

五、相关知识

（一）皮下脂肪增生的危险因素及危害

1. 危险因素　不规范轮换或未更改注射部位、重复使用注射针头、胰岛素种类及注射次数、针头长度、胰岛素应用时间等。其中，不规范轮换或未更改注射部位、重复使用针头、针头长度等因素在临床上较易于干预。

2. 危害　影响胰岛素的吸收、增加血糖控制难度、增加医疗费用等。

（二）皮下脂肪增生的临床表现

胰岛素注射相关皮下脂肪增生的临床表现为胰岛素注射部位的皮肤增厚、由软变韧、橡皮样肿胀，偶见暗褐色色素沉着；压之无痛，增生部位缺乏正常组织的柔软性，肿胀部位可活动但不能挤压到一处；较大范围的皮下脂肪增生可出现“V”形凹陷征，影响美观。

（三）皮下脂肪增生的分型

1. 突出型　皮下脂肪增生导致皮肤凸起，能够明显看到和触摸到。
2. 中间型　皮肤未凸起，不易看到或触摸到。
3. 扁平型　皮肤未凸起，无法看到或触摸到，需要通过超声检查来诊断。

（四）皮下脂肪增生的分级预防

1. 一级预防　对于尚未发生皮下脂肪增生的患者，要合理启动胰岛素治疗、选择合适的胰岛素种类、动态评估是否需要继续注射胰岛素、进行正确的注射技术培训（包括注射部位轮换及避免针头的重复使用）。

2. 二级预防　医护人员定期对注射部位进行检查，并教会患者进行自我检查，早期发现脂肪增生。

3. 三级预防　对于已经发生皮下脂肪增生的患者，应避免注射到增生部位。当胰岛素注射由皮下脂肪增生区域转移至正常非增生区域时，注意根据血糖监测结果调整胰岛素剂量，尽量避免血糖波动，降低相关并发症的发生风险。

（五）皮下脂肪增生的治疗

由于皮下脂肪增生的病理生理机制尚不明确，目前仍缺乏有效的治疗方法，主要以提高注射技术为主，一般无需特殊治疗。注射相关的皮下脂肪增生在停止注射胰岛素后可逐渐消退，消退所需的时间因人而异。中医、中药和理疗可能有助于改善皮下脂肪增生，但目前临床经验不足，缺乏强有力的循证证据。

第九节　糖尿病足创面换药

糖尿病足是指患者踝关节以下的皮肤及其深层组织被破坏，常合并感染和（或）下肢不同程度的动脉闭塞症，严重者累及肌肉和骨组织。糖尿病足是糖尿病患者致残、致死的主要原因之一，也是造成社会沉重负担的重大公共卫生问题。正确对糖尿病足创面进行清洁、消毒、清创及使用合适的敷料等，可以预防感染、保护周围正常组织、减轻疼痛、促进创面愈合。

一、适应证

所有发生糖尿病溃疡的患者。

二、相对禁忌证

病情危重，不能耐受操作者。

三、操作流程

（一）操作前准备

1. 患者准备

（1）体位舒适、衣着宽松。

（2）患者或家属了解创面换药的目的。

2. 用物准备

（1）消毒和清洗物品：络合碘、生理盐水、一次性换药包（纱布、棉球、直钳、弯钳、垫巾、弯盘等）、无菌手套，必要时备探针、伤口冲洗器、过氧化氢溶液等。

（2）清创物品：无菌手术刀片、无菌剪刀等。

（3）敷料：根据创面情况选择合适敷料，包括透明敷料、泡沫敷料及银离子敷料等。

（4）其他：相机、笔、伤口尺、伤口护理评估单、换药椅、脚托等。

3. 操作者准备

（1）查阅病史资料，了解是否需要体液、血液或接触隔离。

（2）评估患者生命体征及配合程度。

（3）着装规范，洗手。

4. 环境准备

（1）宽敞明亮，温度适宜。

（2）清洁安静，必要时消毒。

（二）操作步骤

1. 身份识别　以两种方式核对患者信息，如扫描腕带、询问患者姓名或出生年月等。

2. 沟通解释　向患者做好解释工作，告知操作的目的，取得患者配合。

3. 取合适体位　患者取坐位或卧位，协助患者将足部放在脚托上或悬空于床旁（脚托或床单上面垫一次性治疗巾）。

4. 暴露创面　戴手套，清除敷料，观察渗液性状，脱手套，洗手。如敷料粘紧伤口，需用生理盐水浸湿后再清除。

5. 创面评估　评估创面的部位、大小、基底颜色、渗液量、气味及周围皮肤状况等。

6. 拍照　取得患者同意，拍摄创面照片。

7. 消毒皮肤　戴手套，用络合碘棉球沿创面边缘环形由内向外旋转擦拭消毒（感染创面则由外向内消毒），消毒范围距创面边缘 5 ～ 8cm。

8. 清洗创面　选择生理盐水棉球或其他清洗液清洗创面，每个棉球限用一次，不可来回擦拭。

9. 清创　根据创面情况，采用物理或自溶清创等方法清除创面内无生机、污染严重的组织、异物及血凝块等。

10. 再次清洗　再次用生理盐水棉球清洗创面及周围皮肤，并用无菌纱布由内向外轻轻擦拭。

11. 再次评估　再次评估创面大小、基底颜色，必要时拍照留存。

12. 选择敷料　根据创面情况，选择合适的敷料。

13. 包扎固定　选择纱布或棉垫等外层敷料，用胶布或绷带包扎固定。

（三）操作后处置

1. 协助患者取舒适体位。
2. 分类整理用物。
3. 脱手套，洗手，记录。

（四）健康教育

1. 饮食　遵循糖尿病饮食治疗原则，适当补充蛋白质，如瘦肉、鸡蛋、牛奶等。

2. 活动　卧床休息，选择髋、膝、踝关节不承受任何重量，肢体远端可以自由活动的非负重运动，如踝泵运动、伯格运动、空中踩单车运动等，避免挤压和摩擦创面。下床活动时有人陪伴，预防跌倒。

3. 敷料　保持敷料干燥、固定稳妥、松紧适宜，不要擅自撕除胶布或绷带，亦不能自行过度包扎，以免胶布、绷带包扎过紧影响局部血液循环。

4. 观察　观察创面有无渗液或出血，敷料有无脱落，如有异常，及时报告。

5. 预防　选择合适的鞋袜、每天用温水洗脚、正确修剪趾甲、有问题及时就诊等。

6. 换药频次　根据创面渗液及使用的敷料情况，决定合适的换药频次。

四、注意事项

1. 严格遵守无菌操作原则，为需进行体液、血液或接触隔离的患者换药时，应穿隔离衣，根据情况佩戴面屏或护目镜。

2. 无菌棉签或探针应深入创面最深处，正确探查创面深度、潜行、窦道及瘘管等。

3. 感染创面需在应用抗生素之前留取分泌物进行细菌培养，为全身用药及局部敷料选择提供依据。用无菌棉签走“之”字形（图 3.9.1）涂抹创面分泌物或滚动蘸取组织渗液，注意棉签不要接触伤口周围皮肤。做厌氧菌培养时需深入伤口内部蘸取分泌物或用注射器抽取分泌物，采样后应尽快送检。

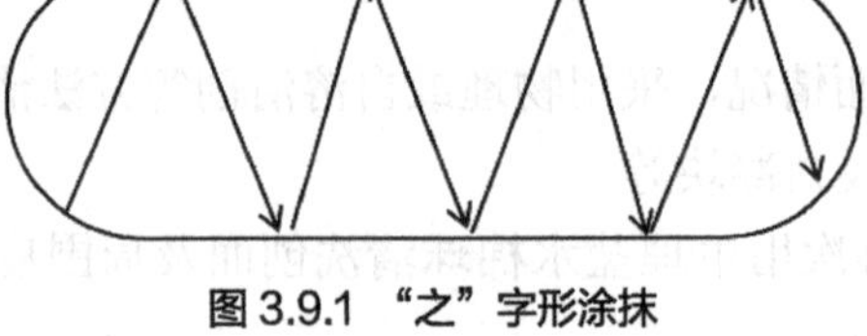

图 3.9.1 “之”字形涂抹

4. 创面较深不便于擦洗时，可用注射器连接软管以适当压力冲洗，冲洗后需彻底引出冲洗液。

5. 清创时注意保护重要的肌腱及血管，避免损伤。干性坏疽创面的清创需谨慎，以免引起感染或扩大坏死面积。

6. 采用无张力方法粘贴敷料，顺应皮肤纹理和毛发方向水平去除敷料。

7. 采用绷带包扎时应从肢体远端向近端包扎，以促进静脉回流。

五、相关知识

（一）相关定义

1. 潜行　伤口皮肤边缘与伤口床之间的袋状空穴。

2. 窦道　周围皮肤与伤口床之间形成的纵行腔隙，能探到腔隙的底部或盲端。

3. 瘘管　两个空腔脏器或空腔脏器与皮肤之间的腔隙。

（二）创面测量

1. 创面大小　规则创面（圆形或长方形等），以身体长轴方向为长度，垂直于长轴的方向为宽度。不规则创面，创面的最大直径为长度，宽度与长度垂直。均记录为长 × 宽。

2. 创面深度　将无菌棉签或探针垂直放入创面的最深处，用镊子平齐于伤口表面，夹住棉签或探针后取出，测量镊子到棉签或探针前端的距离。记录为长 × 宽 × 深。

3. 潜行或窦道　将无菌棉签或探针沿伤口边缘深入至伤口袋状空穴或纵行腔隙的最深处，棉签或探针的前端与皮肤表面平齐点的距离即为潜行或深度。以患者的头部方向为 12 点、足部方向为 6 点，按顺时针方向测量与记录。

（三）创面颜色分类

1. 红色　提示伤口内有健康的肉芽组织生长，伤口可能处于愈合过程中的炎症期、增生期或成熟期。

2. 黄色　提示伤口内有坏死组织，伤口可能存在感染，暂无愈合的准备。

3. 黑色　提示伤口含有坏死组织或结痂，无愈合倾向。

4. 混合型　伤口内有不同颜色的组织。伤口内各种组织颜色的比例可用 25%、50%、75% 及 100% 来表示，若伤口内红色肉芽组织占 10%，黄色腐肉组织占 90%，表述为＜ 25% 红色肉芽组织，＞ 75% 黄色腐肉组织。

（四）创面渗液评估

1. 渗液量

（1）干燥：第一层敷料无可见渗液。

（2）湿润：第一层敷料可见少量渗液。

（3）潮湿：内层敷料有渗液浸渍，但没有渗透至外层敷料。

（4）饱和：内层敷料完全湿透，且已经穿透至外层敷料。

（5）漏出：全层敷料已渗透及渗液溢出。

2. 渗液性状

（1）血清性渗液：清亮透明，主要成分为血清，含有少量细胞。

（2）血性渗液：通常为红色，主要成分为红细胞，含有血液的其他成分。

（3）浆液性渗液：为淡红色清亮液体，主要成分为红细胞。

（4）脓性渗液：为黄绿色黏稠液体，主要成分是白细胞吞噬后的残留物及微生物。

（5）混合性渗液。

3. 渗液气味

（1）血清性、血性、浆液性渗液通常无特殊气味。

（2）脓性渗出液因伤口感染而产生臭味，金黄色葡萄球菌感染时为粪臭味，铜绿假单胞菌（绿脓杆菌）感染时为腥臭味。

（五）清创方法

1. 外科清创　通过手术充分清除坏死或失活组织，为早期愈合创造良好的局部条件。常用于有大量坏死组织的创面或感染创面。其优点是清创快而彻底，缺点是创伤较大，有出血风险。

2. 机械性清创　又称物理清创。通常用于较大的、渗出严重的创面。有刮擦法、冲洗法水疗法、聚糖酐法等多种方式。优点是清创速度比较快，缺点是疼痛。

3. 自溶性清创　是在湿性愈合理论指导下产生的新型清创技术，其原理是将水活性敷料湿敷于伤口，通过软化、水解、自溶过程，溶解并去除坏死组织，达到清创目的。适用于高龄、基础疾病复杂、抵抗力低下的慢性伤口患者。优点在于其无创性和无明显副作用；缺点是清创周期长，容易浸渍伤口周围皮肤，不适用于感染性创面。

4. 酶解清创　又称化学清创，是在自溶清创的基础上发展而来。酶解清创是通过嗜中性粒细胞酶的作用实现的，包括弹性蛋白酶、胶原酶、髓过氧化物酶、酸性水解酶以及溶酶体。适用范围同自溶性清创。优点在于操作简便、创伤性和副作用小，缺点是成本高。

5. 生物清创　又称蛆虫清创，即用蛆清除坏死组织和细菌的方法。适用于较浅且有坏死组织或腐肉的伤口。不适于凝血功能异常、蛆过敏的患者。

（六）敷料的种类与特性

1. 薄膜类敷料　可阻隔环境微生物入侵创面，便于观察创面情况。但几乎无吸收性，仅靠其对水蒸气的传送蒸发控制渗出。主要用于表浅伤口、少量渗液或干燥的创面，亦可作为其他敷料的辅助性敷料。

2. 水胶体类敷料　主要成分是羧甲基纤维素钠（carboxymethyl cellulose，CMC），能吸收渗液，形成凝胶，具有自溶性清创作用；表面的半透膜可以交换氧气和水蒸气，同时能阻隔外界颗粒型异物，如灰尘和细菌；但吸收能力有限，如果用于渗出量较大的伤口可能造成伤口污染。常用于少到中量渗液、表浅或中等深度的伤口，可预防压力性损伤。

3. 水凝胶类敷料 由水和非粘连性的多分子聚合物制成，有糊状凝胶或片状敷料，不能吸收大量渗液，能水化伤口，提供湿性愈合环境，促进自溶清创。适用于少量至中量渗液、有坏死组织的伤口。

4. 藻酸盐类敷料 为海藻植物提炼出的天然纤维，能吸收高于本身重量17～20倍的渗液，与渗液作用后形成凝胶，保持湿润有效的愈合环境。适用于中量至大量渗液的腔洞型伤口可用于止血。

5. 泡沫敷料 为多孔材料，对液体具有较大的吸收容量，透气性良好。可制成各种厚度，对伤口有良好的保护功能，可加入银离子等材料发挥多种促愈合功效。适用范围较广，主要应用于各种中量至大量渗液、肉芽生长期或肉芽过长的伤口等。

6. 亲水纤维敷料 主要成分为CMC，具高吸收性，相当于6层纱布的4～5倍，能吸收并锁住渗液、形成凝胶、提供湿性愈合环境，常用于中量至大量渗液的腔洞型伤口。

7. 银离子敷料 新型广谱抗菌敷料能在30min内快速杀灭细菌，并持续释放低浓度银离子，杀菌效力可保持3～7天，还可抑制微生物增长和促进愈合。主要适用于严重污染和感染伤口。

（七）创面拍照要点

1. 做好解释，取得患者同意，确保患者安全。

2. 光线适宜，关闭闪光灯。

3. 伤口背景干净、整洁，色调单一，建议使用一次性治疗巾。

4. 将患肢放于脚托或水平位置。

5. 完善一次性伤口测量尺上相关信息，包括日期、住院号或ID号、创面深度等，保护患者隐私。

6. 尺子平放于伤口下缘正常皮肤处（建议距离1cm左右），倾斜角度小于10°。

7. 保持尺子平直，不要弯曲，勿覆盖尺子上的数字和刻度。

8. 手机摄像头与伤口平面平行，对焦伤口和尺子区域，确保尺子上数字和刻度清晰可见。

9. 不要出现过度曝光的泛白区域，尽量拍摄完整的标尺刻度和数字。

10. 如有需要，可根据不同的焦距，为同一伤口拍照2～3张图片。

11. 如同一部位有多处伤口，建议先拍一张多处伤口照片，再对每一处伤口进行拍照。

12. 若为皮肤皱褶处的伤口，应人工拉伸皮肤后拍照。

13. 尽量保持每一次拍照的角度、焦距相对一致。

第十节　糖尿病足负压治疗

负压伤口治疗（negative pressure wound therapy，NPWT）是一种利用负压促进伤口愈合的治疗技术，其工作原理是应用低于大气压力的负压环境，通过特定的装置和敷料，将负压传递至伤口部位，从而为伤口愈合提供有利条件。

糖尿病足治疗需要多学科综合治疗，包括血糖控制、外科清创、血管再通、减压治疗、支持治疗等，其中控制创面感染、促进组织修复是预防截肢或降低截肢平面的关键，而负压治疗是糖尿病足创面治疗的重要辅助技术，可以改善创面引流、增强血流灌注、促进创面愈合。

一、适应证

1. 清除坏死组织后的创面。

2. 筋膜间隔、组织间隙等隐蔽感染已得到控制的创面。

3. 无活动性出血、无暴露的血管损伤，同时无严重的凝血功能障碍或其他潜在出血风险，国际标准化比值＞2.0且＜3.0。

4. 创面血流灌注良好，经皮氧分压＞40mmHg（1mmHg≈0.133kPa）或踝肱指数＞0.9或趾肱指数≥0.6。

二、禁忌证

（一）绝对禁忌证

1. 癌症区域伤口　因为癌症区域增加血流能促进癌症的生长。

2. 有明显的湿性坏疽改变　因为伤口处大量的无活性的“腐败”组织能减少负压治疗的益处。

（二）相对禁忌证

1. 干性焦痂　坚硬的表面能阻止负压到达创面基底。相反，伤口有纤维素、分泌物等，容易对负压创面治疗有反应，因为它能促进自溶性清创。

2. 已被照射或削弱的缝合的血管　因为吸引可能使血管再开放，使大量的血液被吸到引流瓶中。

3. 出血风险较高的患者　负压治疗会增加急性出血的机会，因此曾发生急性出血的伤口或使用抗凝剂、血友病、镰状细胞疾病等血液方面障碍的患者虽不是绝对禁忌，但使用时需严密监测甚至调降压力。

三、操作流程

（一）操作前准备

1. 患者准备

（1）完善相关检查检验：超声、X线、踝肱指数、病理检查、创面细菌培养、血常规、凝血功能、肝肾功能、血糖等。

（2）患者或家属了解负压治疗的目的。

2. 用物准备

（1）消毒和清洗物品：络合碘、生理盐水、一次性换药包（纱布、棉球、直钳、弯钳、垫巾、弯盘等）无菌手套等。必要时备探针、伤口冲洗器、过氧化氢溶液等。

（2）清创物品：无菌手术刀片、无菌剪刀等。

（3）负压治疗设施：负压治疗仪、一次性护创材料敷料（乙烯醇材料和聚氨酯材料）、生物半透膜、引流瓶等。

3. 操作者准备

（1）知识与技能：操作者应熟悉负压治疗的原理、操作流程、注意事项及可能出现的并发症的处理方法。

（2）着装与仪表：着装规范，洗手。

（3）患者评估：查看患者基本资料，确定是否适合负压治疗。

4. 环境准备　环境宽敞明亮，定期清洁与消毒。

（二）操作步骤

1. 身份识别　以两种方式核对患者信息，如扫描腕带、询问患者姓名或出生年月等。

2. 沟通解释　向患者做好解释工作，告知操作的目的，取得患者配合。

3. 创面换药　按照创面换药流程，彻底清除脓液、坏死物质和异物等，保持潜行、腔道通畅。

4. 放置一次性护创材料　按创面形状修剪一次性护创材料，填塞潜行或腔道，不留缝隙。

5. 封闭创面　将一次性护创材料附带的多侧孔硅塑引流管引至创面以外，再用半透膜封闭创面，封闭粘贴时薄膜覆盖范围至少要包括2～3个创面边缘的健康皮肤，并检查封闭的严密性。足部封闭可采用“包饺子”法，即在足部周围将半透膜相互粘贴，足趾如同饺子馅，半透膜如饺子皮，达到密闭目的。粘贴时要保持半透膜低张力状态，尽量贴到趾间，避免趾间皮肤接触过紧，可用棉球或干纱间隔。

6. 连接负压　用一字接头或Y字接头连接护创材料端配件，然后连接吸引管，最后连接负压引流装置，确保密封良好。

7. 调节负压　负压推荐范围为 −125 ～ −80mmHg，工作模式可分为持续、间歇和可变负压 3 种。

8. 标识固定　做好导管标识，妥善固定。

（三）操作后处置

1. 协助患者取舒适体位。

2. 分类处理垃圾。

3. 脱手套，洗手，记录。

（四）健康教育

1. 负压观察　告知患者及家属如何观察负压装置有无漏气，引流是否通畅。

2. 休息与活动　嘱患者卧床休息，减少下床活动，在床上做踩单车、踝泵运动或上身抗阻运动，但要注意预防导管脱出。按时翻身，避免足跟或伤口处长时间受压。

3. 仪器管理　不要随意触碰仪器开关、调节负压旋钮等。

4. 及时报告　如果出现伤口疼痛剧烈、引流液突然增多、设备有异常声响、管路松动或漏气等情况，应立即告知医护人员。

5. 导管脱出处理　如果导管意外拔出，立即按压伤口，并报告医护人员。

6. 饮食调整　良好的营养对于伤口愈合至关重要，嘱患者多摄入富含蛋白质的食物，如瘦肉、鱼类、蛋类、豆类等；多吃新鲜蔬菜，补充维生素和矿物质，增强机体免疫力；减少辛辣、油腻、刺激性食物的摄入。

四、注意事项

1. 当伤口非常靠近血管及外露肌腱时，务必先保护血管及外露肌腱后再使用护创材料，避免护创材料直接接触或跨越大的血管、神经。切忌在一次性护创材料周围填置大网膜。

2. 将一次性护创材料裁剪成能自然放入腔隙伤口之大小，切勿用外力强行塞入伤口或于伤口之中再进行裁剪或搓揉等动作；填塞时需确保材料与创面充分接触，不留缝隙。

3. 如伤口处骨头有破碎或断骨呈尖锐状时，需使用网状敷料覆盖。

4. 一次性护创材料应完全覆盖创面并与伤口外围紧密接触（覆盖范围大于伤口 1 ～ 2cm），敷料过大可能对伤口周围皮肤或皮下组织造成伤害。如有多处创面，可使用多块护创材料覆盖创面，需确定每块材料直接相互碰触以确保平均施压。

5. 当患者主诉疼痛时，可降低原设定压力到患者可接受的程度，并给予适当的疼痛处理，原则上治疗过程中的疼痛是可被控制。

6. 连续 5 ～ 7 天为 1 个疗程，每天评估及记录引流液性状，怀疑堵塞时可试行生理盐水冲管，更换引流瓶时需遵循无菌原则。

五、相关知识

（一）一次性护创材料分类

1. 聚乙烯醇材料　亲水性较好，结构较致密，孔径较小（100 ～ 300μm）。在创面渗出液体较少时，容易变硬堵管，甚至卡压创面、引起组织缺血。因此要密切观察、及时更换。

2. 聚氨酯材料　呈疏水性、孔径较大（500 ～ 650μm），不易变硬，但肉芽组织易于长入。

（二）负压治疗参数设定

1. 工作模式　持续、间歇和可变负压 3 种。持续负压模式是负压维持在一个稳定水平，是目前临床最常用的模式。皮肤移植或真皮支架移植术后，选择持续负压模式；血管病变性溃疡或者神经、血管混合病变性溃疡，建议在术后 48h 内选择持续负压模式，随后使用间歇负压模式（负压吸引 5min，暂停 2min）或可变负压模式（压力为 −80 ～ −10mmHg）。间歇负压模式可能会引起创面疼痛，可根据患者的耐受程度选择可变负压或持续负压模式。

2. 压力设定　单纯神经病变性溃疡，无明显血管病变时，压力设定推荐范围为 −125 ～ −80mmHg。血管病变性溃疡或者神经、血管混合病变性溃疡，考虑其血管狭窄或闭塞，压力设定推荐范围为 −80 ～ −60mmHg。

3. 压力调节　创面较大或复杂难以严密封闭时，可适当增加负压值；凝血功能障碍或长期使用抗凝药存在潜在出血风险的患者应适当调低负压值。

（三）负压治疗并发症及处理

1. 伤口局部疼痛　负压致伤口压力变化引发疼痛。轻者可通过调整体位、放松情绪缓解；重者及时告知医护，以便调整负压值或药物镇痛。

2. 伤口周围皮肤损伤　长时间负压吸引，密封处皮肤易出现压痕、水疱甚至破损。一旦发生，应依损伤程度调整敷料、减压等。

3. 引流管堵塞　伤口渗出物中的组织碎屑、血凝块易堵引流管，影响负压效果。若引流液减少、不畅或设备报警，可通过冲洗、调整引流管位置来疏通。

4. 感染扩散风险　操作不当或设备消毒不彻底，可能导致感染扩散。若伤口红肿扩大、发热、渗出液增多且有异味，应增加换药频次，必要时做分泌物培养，调整抗感染方案。

（四）负压治疗疗效判断

负压治疗后的第 4 天，出现红润的伤口床以及伤口面积逐渐缩小，更换敷料时少量出血，表示伤口新生微血管功能良好；在治疗 4 ～ 8 天若有部分区域出现较苍白的组织，表示纤维组织增生。上述情况皆表示负压伤口治疗法治疗成功。

（五）改良 NPWT 在糖尿病足创面治疗中的应用

许多改良 NPWT 被用于糖尿病足创面的治疗，包括灌注-冲洗负压、局部给氧负压等。初步研究表明其在预防和控制创面感染、促进创面清创等方面较传统 NPWT 具有一定优势，但目前高质量的研究证据不多，尚需进行大规模的多中心临床验证。

第十一节　糖尿病下肢动脉病变筛查

糖尿病下肢动脉病变（lower extremity arterial disease，LEAD）是糖尿病常见的并发症之一，主要发病机制为动脉粥样硬化形成，表现为下肢动脉的狭窄或闭塞，常合并冠状动脉、脑动脉病变。

LEAD 的初筛包括皮肤温度测定、间歇性跛行试验、颈动脉及股动脉杂音、足背与胫后动脉检查等，如果以上检查结果部分异常，则怀疑 LEAD，可通过踝肱指数（ankle-brachial index，ABI）检查进一步确诊。ABI 是指踝动脉和肱动脉的收缩压之比，在正常情况下，踝动脉压和肱动脉压基本相等或稍高于肱动脉压，但下肢血管疾病患者容易出现外周动脉狭窄，从而导致 ABI 降低。目前常用多普勒血流探测仪或动脉硬化检测仪进行检查。

一、适应证

1. 40 岁以上的糖尿病患者。

2. 伴有 LEAD 发病危险因素（如合并心脑血管病变、血脂异常、高血压、吸烟或糖尿病病程 5 年以上）的糖尿病患者。

3. 下肢皮温异常、间歇性跛行、足背或胫后动脉搏动减弱者。

二、禁忌证

1. 下肢深静脉血栓形成。

2. 病情危重，不适合检查者。

三、操作流程

（一）操作前准备

1. 患者准备

（1）情绪稳定、衣着宽松、体位舒适。

（2）30min 以内未进行剧烈运动或进食。

2. 用物准备

（1）根据检查方法准备相应的用物，如多普勒血流探测仪或动脉硬化检测仪、超声耦合剂、血压计、听诊器、酒精棉球、卫生纸、记录单和笔等。

（2）根据患者肢体的粗细大小选择不同型号的袖带。

（3）仪器外观清洁、完整，电源线无裸露，质检合格。

3. 操作者准备

（1）掌握 LEAD 筛查的方法及注意事项。

（2）着装规范，洗手。

4. 环境准备

（1）环境宽敞明亮，温度适宜，便于操作。

（2）床单位整洁，保护患者隐私。

（二）操作步骤

1. 身份识别 以多种方式核对患者信息，如扫描腕带、询问患者姓名或出生年月等。

2. 沟通解释 向患者做好解释工作，告知操作的目的，取得患者配合。

3. 询问病史 询问患者有无下肢皮肤发凉、间歇性跛行、静息痛、溃疡史等。

4. 皮温测量

（1）手触法：检查者以同一只手背接触双下肢同水平面对应部位，判断两侧有无明显温度差别。

（2）红外线测量：使用红外线皮温仪测试皮温，无需接触患者皮肤。

5. 动脉听诊 使用听诊器在股动脉、腘动脉等部位听诊有无血管杂音，如果血管狭窄或阻塞，可能出现杂音。

6. 动脉触诊 用食指或环指触摸患者足背动脉及胫后动脉搏动情况，了解有无减弱或消失。

7. ABI 检查

（1）多普勒血流探测仪检测：①在患者肘窝上方 2 ～ 3cm 处绑血压计袖带上臂，松紧合适；②在肱动脉搏动处涂抹超声凝胶，多普勒探头轻触凝胶部位；③加压袖带至肱动脉血流停止、多普勒信号消失，继续加压 20 ～ 30mmHg，然后缓慢放气，直到多普勒信号重新出现，即为收缩压；④擦干凝胶，用同法测量另一侧肱动脉收缩压；⑤将血压计袖带置于患者足踝上方，同法测量两侧足背和胫后动脉收缩压（两者之间的高值为踝部动脉收缩压）；⑥描记波形数据，打印报告单。

（2）动脉硬化检测仪检测：①绑上臂袖带，导气软管与上臂内侧肱动脉对齐，袖带下沿与肘关节线平行，袖带与上臂之间能放入 1 指为宜（图 3.11.1）；②绑脚踝袖带，袖带下沿距踝骨 1cm，导气管沿脚踝内侧向上，固定袖带，以袖带和脚腕之间不能插入手指为宜（图 3.11.2）；③放心电电极夹，将心电电极夹放在双侧手腕上方（图 3.11.3）；④放心音传感器，将心音传感器放置在患者胸骨和第二肋骨间（图 3.11.4）；⑤录入患者信息，包括 ID 号、姓名、性别、年龄和身高等；⑥嘱患者放松，保持情绪稳定，确保采集到的数据未受到干扰；⑦点击测量图标，自动测量四肢血压；⑧确认检查结果，打印报告。

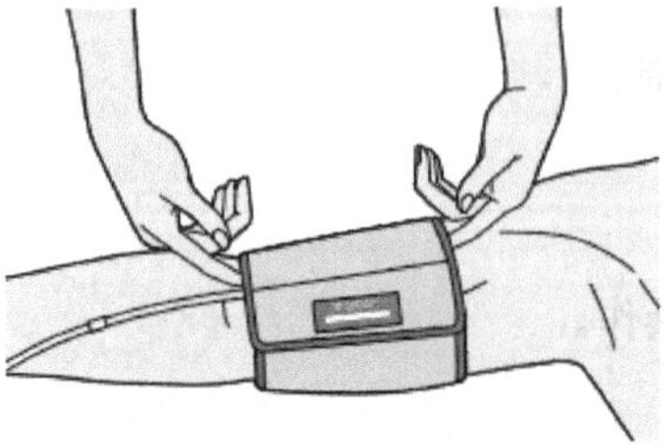

图 3.11.1　绑上臂袖带

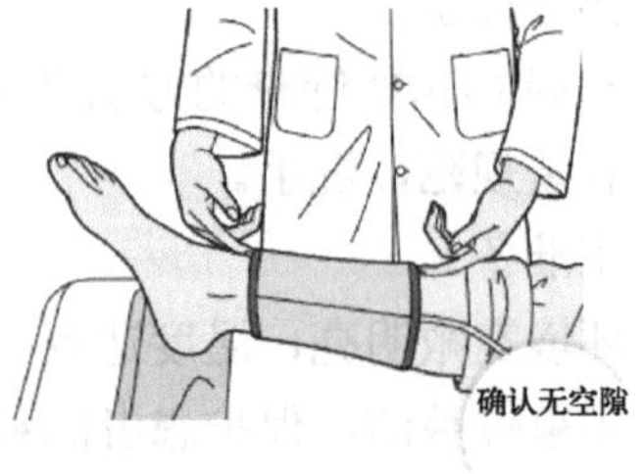

图 3.11.2　绑脚踝袖带

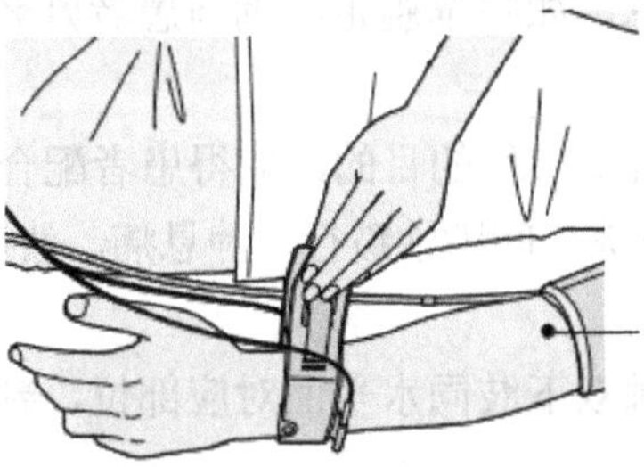

图 3.11.3　放心电电极夹

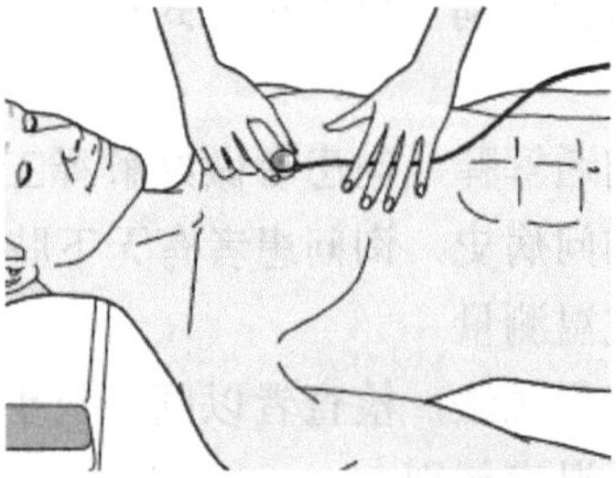

图 3.11.4　放心音传感器

（三）操作后处置

1. 整理床单位，协助患者取舒适体位。
2. 再次核对患者信息及检查结果。
3. 洗手，记录。

（四）健康教育

1. 解释检查结果　向患者及家属解释检查结果及其临床意义，说明异常结果可能提示的问题。

2. 生活方式建议　嘱患者低盐低脂饮食，主食定量、粗细搭配、戒烟限酒、控制体重；指导足部皮肤完整的缺血性患者进行平板运动或散步，达到间歇性跛行后休息，但需注意循序渐进、量力而行。

3. 筛查建议　40 岁以上糖尿病患者常规检查，伴有 LEAD 发病危险因素（合并心脑血管病变、血脂异常、高血压、吸烟或糖尿病病程 5 年以上）的糖尿病患者每年进行一次筛查，如出现下肢疼痛、间歇性跛行、足溃疡或坏疽等应立即就诊。

四、注意事项

1. 检查前患者需休息 10 ～ 15min，避免因运动或情绪波动影响检查结果。

2. 动脉听诊和触诊与检查者的经验有关，需结合患者主诉及其他结果综合判断。

3. 皮肤温差阳性的定义有较大的差异，暂无统一的标准。

4. 在检测 ABI 时，应脱去患者厚重的上衣，理想的上衣是半袖衬衣或无袖 T 恤。

5. 测量胫后动脉时，袖带应绑在小腿下段；测量足背动脉时，袖带应绑在足背上方。

6. 如果 0.9 ＜ ABI ≤ 1.3，但临床上高度怀疑 LEAD，可做 ABI 运动负荷试验，即先测定静息状态下的 ABI，然后请患者以 3.5km/h 的速度在 12° 的平板检测仪行走，或者要求患者以 3.2km/h 的速度步行，当患者出现间歇性跛行症状或者步行 6min 时再次检测 ABI。运动后 ABI 较运动前 ABI 降低 15% ～ 20%，可诊断 LEAD。

7. 如果 ABI ＞ 1.3，可能存在因动脉钙化导致的踝动脉压假性升高，此时应检测趾肱指数（toe brachial index，TBI）。TBI 是指足趾动脉收缩压与同侧肱动脉收缩压的比值，TBI ≥ 0.75 可基本排除 LEAD。

8. 如果没有多普勒血流探测仪或动脉硬化检测仪，也可以采用血压计分别测量上下肢动脉压，再计算 ABI。

五、相关知识

（一）ABI 的临床意义

1. 正常参考值为 1.00 ～ 1.30，0.91 ～ 0.99 为临界状态。

2. 静息状态下 ABI ≤ 0.9，可诊断为 LEAD。轻度：ABI 为 0.71 ～ 0.89。中度：ABI 为 0.41 ～ 0.70。重度：ABI ≤ 0.40。

（二）LEAD 其他检查方法

彩色多普勒超声、经皮氧分压测定、数字减影血管造影、CT 血管造影、激光多普勒血流仪及其衍生的激光多普勒血流成像仪检测系统测定等。

（三）LEAD 的临床表现及治疗

1. 临床表现　下肢皮肤营养不良、肌肉萎缩，皮肤干燥、弹性差，皮温下降，色素沉着，肢端动脉搏动减弱或消失，间歇性跛行，静息痛，足溃疡或坏疽等。

2. 治疗措施　抗血小板治疗，如阿司匹林、氯吡格雷；扩血管治疗，如前列地尔、贝前列腺素钠、西洛他唑等；小剂量抗凝治疗和血管重建手术等。

第十二节　远端对称性多发性神经病变 5 项筛查

远端对称性多发性神经病变（distal symmetric polyneuropathy，DSPN）约占糖尿病神经病变的 75%，通常也称为糖尿病周围神经病变（diabetic peripheral neuropathy，DPN）。

除了详细的病史采集，在临床工作中常常联合应用踝反射、振动觉、压力觉、温度觉及针刺痛觉 5 项检查来筛查 DSPN。两种或以上检查相结合，可提高 DSPN 筛查的敏感性和特异性。10g 尼龙单丝试验还可用于明确足溃疡和截肢的风险。

一、适应证

1. 初次诊断 2 型糖尿病的患者。
2. 病程 5 年的 1 型糖尿病患者。
3. 出现麻木、疼痛、“手套样”或“袜套样”感觉的患者。

二、禁忌证

1. 意识障碍、无法正常沟通的患者。
2. 病情危重的患者。

三、操作流程

（一）操作前准备

1. 患者准备

（1）患者及家属了解检查的目的及意义。

（2）患者体位舒适、衣着宽松、足部清洁。

2. 用物准备

（1）五项筛查工具：128Hz 音叉、10g 尼龙单丝、叩诊锤、Tip-Therm 凉温觉检查器、大头针等。

（2）其他：笔、报告单、酒精棉片等。

3. 操作者准备

（1）评估患者生命体征及配合程度。

（2）评估患者有无 DSPN 相关症状。

（3）掌握五项筛查的操作流程及注意事项。

（4）着装规范，洗手。

4. 环境准备

（1）环境宽敞明亮，适合操作。

（2）室内温度、湿度适宜。

（二）操作步骤

1. 身份识别　以两种方式核对患者信息，如扫描腕带、询问患者姓名或出生年月等。

2. 沟通解释　向患者做好解释工作，告知操作的目的，取得患者配合。

3. 踝反射检查　患者仰卧位或俯卧位，屈膝 90°，或跪于椅面上。检查者左手使其足背屈，右手持叩诊锤叩击跟腱，足不能跖屈者，为踝反射消失；跖屈不明显，为减弱；轻触碰即有跖屈，则为亢进。

4. 振动觉检查　将振动的 128Hz 音叉柄置于双足拇趾近节趾骨背面的骨隆突处，在患者闭眼情况下询问能否感觉到音叉的振动，并注意持续的时间，检查时需与正常处对比。持续时间较正常缩短，为振动觉减退；未感觉到振动，为振动觉缺失。

5. 压力觉检查　将 10g 尼龙单丝置于双足拇趾背侧，加力使其弯曲，保持 1 ～ 2s，每侧重复 4 次，记录未感知到压力的总次数，每次 1 分，若≥ 5 分则为异常。

6. 温度觉检查　在患者闭眼情况下，分别将检查仪两端（温度感觉为凉的金属端及温度感觉为热的聚酯端）置于足背部皮肤任意一点（避开胼胝、溃疡、瘢痕和坏死组织等部位）1 ～ 2s 进行检测，患者无法辨别两端温度差异则为异常。

7. 痛觉检查　用大头针均匀轻刺患者足背皮肤，由远端向近端。如患者感觉不到疼痛（痛觉消失）或感觉异常疼痛（痛觉过敏）考虑为痛觉异常。任意一侧痛觉异常，即判断为阳性。

8. 洗手，记录结果。

（三）操作后处置

1. 整理床单位，协助患者取舒适体位。

2. 将结果反馈给医生。

（四）健康教育

1. 检查结果　五项筛查的检查结果及其临床意义。

2. 饮食　低盐低脂饮食，主食定量、粗细搭配、戒烟限酒等。

3. 活动　检查结果异常者避免长时间徒步、慢跑或在不平的路面上行走，避免需要高平衡能力的活动，适合低负重运动，如步行、自行车、划船、水中运动等。

4. 足部护理　每日检查足部，保持足部的清洁、干燥；穿宽松舒适的鞋袜，避免受伤、感染等；足部出现问题应及时就诊。

四、注意事项

1. 5项筛查存在一定的主观性，应注重与患者的沟通，嘱患者放松，答案没有对错，根据自己的感受如实回答即可。

2. 必要时可以重复2～3次测试或增加未振动音叉、未用单丝刺激的“虚假”测试，以获得真实的结果。

3. 除踝反射外，其他4项检查可以先在患者手部进行“预测试”，让患者体验音叉振动、单丝刺激、凉温觉差异及针刺痛觉。

4. 每根尼龙丝最多检测70～90名患者，一般检测10～15名患者后应间隔24h再使用。

5. 针刺痛觉检查时力度适宜，以免损伤皮肤。

6. 注意检查工具的清洁与消毒。

7. 压力觉评估“高危足”的方法是将10g尼龙单丝置于被检查位置（拇趾足底面和第1、3、5跖骨头），加力使其弯曲，保持1～2s，若有任一位置感知不到压力，即为“高危足”。

五、相关知识

（一）DSPN大小纤维神经病变的症状和体征

1. 大纤维神经病变　麻木、位置觉异常，踝反射、振动觉及压力觉减弱或缺如。

2. 小纤维神经病变　疼痛、灼烧感、电击感、刀刺感，温度觉减弱或者缺如，针刺痛觉减弱、消失或者过敏。

（二）DSPN的诊断标准

1. 具有明确的糖尿病病史。

2. 在确诊糖尿病时或确诊之后出现的神经病变。

3. 出现神经病变的临床症状，如疼痛、麻木、感觉异常等，5项检查任一项异常；若无临床症状，则5项检查任意2项异常也可诊断。

4. 排除其他原因所致的神经病变，包括具有神经毒性药物、维生素B_{12}缺乏、颈腰椎疾病、脑梗死等。

（三）DSPN的治疗

1. 药物治疗　甲钴胺营养神经；硫辛酸抗氧化应激；依帕司他抑制醛糖还原酶活性；贝前列素、胰激肽原酶、巴曲酶等改善微循环；木丹颗粒益气活血、通络止痛，复方丹参滴丸提高机体抗凝和纤溶活性。

2. 非药物治疗　电刺激、针灸治疗等。

第十三节　神经肌电图检查

当糖尿病患者周围神经病变症状不典型、诊断不明或疑有其他病因时，可进一步进行神经电生理检查。神经肌电图主要依据神经解剖原理和神经电生理特性对周围神经功能状态进行评估和分析，有助于了解神经损伤的程度、部位以及再生情况，检测内容包括神经传导速度、动作电位波幅、H 反射、F 反射等。典型的 DSPN 神经电生理主要为神经传导的异常，表现为感觉神经动作电位波幅降低、感觉神经传导速度减慢、复合肌肉动作电位波幅降低及运动神经传导速度减慢等。

一、适应证

1. 神经病变症状不典型者。
2. 近端的症状和体征比远端更明显者。
3. 疾病进展迅速。

二、禁忌证

1. 其他已确诊的神经系统疾病患者。
2. 植入心脏起搏器的患者。
3. 严重精神疾病或认知功能障碍，无法理解或配合检查者。

三、操作流程

（一）操作前准备

1. 患者准备

（1）患者及家属了解检查的目的及意义。

（2）肢体放松、清洁、温度保持在 32℃左右。

（3）未摄入咖啡因或其他刺激物。

2. 用物准备　神经肌电图仪外观整洁、质检合格。

3. 操作者准备

（1）评估患者生命体征及配合程度。

（2）熟悉神经和肌肉解剖位置。

（3）着装规范，洗手。

4. 环境准备

（1）噪声低、光线暗、安静舒适。

（2）室内温度、湿度适宜。

（二）操作步骤

1. 身份识别　以两种方式核对患者信息，如扫描腕带、询问患者姓名或出生年月等。

2. 沟通解释　向患者做好解释工作，告知操作的目的，取得患者配合。

3. 开机，录入患者信息。

4. 选择神经/肌肉　上肢常规检查正中神经、尺神经、桡神经、前臂内侧皮神经（肌皮神经延续）、前臂后侧皮神经（桡神经分支），下肢常规检查胫后神经、腓浅神经、腓肠神经、隐神经（股神经的分支）、股外侧皮神经等。

5. 放置电极　在相应解剖位置放置记录电极、参考电极和刺激电极。

6. 采集波形　嘱患者全身放松，启动扫描后逐渐调节电流强度，观察屏幕上的两段波形，直到波形基本稳定无削尖顶波时按“回车”键叠加波形，直到叠加波形的平均数达到设定值后停止采集，并移至下一个刺激点继续采集。

7. 分析波形　数据测算，在刺激节段后对应位置输入距离。

（三）操作后处置

1. 整理床单位，协助患者取舒适体位。

2. 再次核对患者信息。

3. 分类整理用物，仪器清洁消毒。

4. 将检查结果反馈给医生。

（四）健康教育

1. 检查结果　解释检查结果及临床意义。

2. 疾病知识　介绍糖尿病周围神经病变的临床表现、治疗措施及护理要点。

四、注意事项

1. 保证电源稳定和电线完整，遵守仪器使用的安全要求，专业人员定期检查设备，以防漏电，如出现电源破损或机器外壳漏电现象，应及时停止操作。

2. 肢体温度会影响检查结果，天冷时可加温，保证肢体末端温度维持在 32℃左右。

3. 不要将刺激电极置于心脏区域，在非诱发电位检查项目时应将刺激电极、记录电极和地线置于肢体同一侧，以减少通过躯体的泄漏电流。

4. 植入心律转复设备或除颤器的患者，应咨询心脏专科医生。刺激器应远离植入设备 15cm 以上，接好地线，刺激电流时限限制在 0.2ms 内。

5. 对于血小板减少或因其他血液异常存在出血倾向或使用抗血小板制剂或抗凝剂药物的患者在采用针电极检查时，应评估检查的利弊并对患者进行充分交代。血友病或其他遗传性凝血功能障碍患者应避免进行针极肌电图检查，除非患者的凝血功能异常已得到纠正。

6. 检查前详细询问病史，根据患者主诉选择个体化的检查模式。

7. 检查运动神经传导时，记录电极位置要准确地放在肌腹上，否则会出现动作电位波幅过低。要用超强刺激取得最大波幅的肌肉动作电位。当发现有神经传导阻滞时，要排除技术因素如近端刺激量不够，远端刺激过强或距离测量不准确等因素。

8. 检查感觉神经传导时，由于感觉神经电位波幅很小，需要更高条件放大器。另外，由于感觉神经兴奋阈值低，刺激量不要太大。

9. 如果检测结果和临床表现不吻合，要慎重解释结果并充分考虑与临床的关系，必要时重复检测。

10. 神经传导速度受诸多因素影响，每个医疗机构都应该在自己检查室特定的条件下，包括距离、肢体温度、测量方法、仪器类型等，做出自己检查室的正常范围。

第十四节 免散瞳眼底照相

免散瞳眼底照相是一种通过眼底照相机对视网膜进行高分辨率拍摄的非侵入性的影像学检查方法，操作方便、易学、省时，且患者易接受，适用于内分泌科糖尿病患者视网膜病变的筛查和随访。

一、适应证

1. 新诊断 2 型糖尿病患者。
2. 病程大于 5 年的 1 型糖尿病患者。
3. 计划妊娠或妊娠糖尿病患者。
4. 合并糖尿病肾病的糖尿病患者。

二、禁忌证

1. 屈光介质混浊影响眼底检查者。
2. 伴有严重白内障、玻璃体积血和青光眼等眼科疾病。
3. 严重心血管疾病、未控制的支气管哮喘等。
4. 有玻璃体腔注药、视网膜激光治疗、手术治疗史等。
5. 瞳孔过小或依从性差导致不能得到较满意的检查结果者。

三、操作流程

（一）操作前准备

1. 患者准备

（1）患者及家属了解检查的目的。

（2）患者提前摘掉隐形眼镜、美瞳等，避免强光直射眼睛。

2. 用物准备

（1）眼底照相仪定期质检、外观整洁、消毒备用。

（2）电脑及软件系统工作正常。

（3）一次性酒精棉片在有效期内。

3. 环境准备

（1）环境宽敞、安静、整洁。

（2）可达到暗室标准。

4. 操作者准备

（1）评估患者生命体征、眼部症状及配合程度。

（2）掌握免散瞳眼底照相检查操作流程及注意事项。

（3）着装规范，洗手。

（二）操作步骤

1. 身份识别　以两种方式核对患者信息，如扫描腕带、询问患者姓名或出生年月等。

2. 沟通解释　向患者做好解释工作，告知操作的目的，取得患者配合。

3. 电脑开机，启动软件，输入患者信息。

4. 关闭光源。

5. 告知患者把下颌放在下颌托正中并贴紧上额托。

6. 用“颌托键”调整颌托高度，让患者的眼外角与颌托装置上的眼角标志处于同一水平线上。

7. 根据需要，按“照明强度键”设定照明强度，按“闪光强度键”设定闪光强度。

8. 校准和拍摄

（1）移动操纵杆，使仪器尽量移向操作者。内部固视标打开后让患者看着固视标中心。观察监视屏上的影像。

（2）将患者眼睛调至监视屏中心后继续向前移动，直至患者眼底影像呈现在监视屏上。

（3）在监视屏上，把（　）形标志对准患者的瞳孔，要确认患者瞳孔比（　）形标志大。慢慢地操纵仪器向患者方向移动，直到眼底影像出现在彩色液晶监视屏上。

（4）移动操纵杆，使监视屏上两个校准亮点合二为一，使校准亮点处于（　）形标志中。

（5）仪器机身与患者眼睛之间的位置关系适合拍摄时，仪器将自动拍摄（或按拍摄按钮拍摄）。

9. 同法拍摄另一侧眼睛。

10. 将图像上传至智能眼底影像管理系统，自动阅片和分析。

11. 打印报告。

（三）操作后处置

1. 再次确认患者信息。

2. 协助患者取舒适位休息，观察有无不适。

3. 分类整理用物，仪器清洁、消毒。

4. 将检查结果反馈给医生，用于临床诊断和治疗决策。

（四）健康教育

1. 检查结果　告知患者检查结果及意义。

2. 糖尿病视网膜病变（DR）预防　做好自我管理，血糖、血压、血脂达标，注意保护眼睛，定期筛查。

3. 随访建议　对于没有 DR 且血糖控制良好的患者，建议至少每 1 ～ 2 年进行一次筛查；对于轻度非增殖性糖尿病视网膜病变（NPDR）患者应每 6 ～ 12 个月筛查一次，中度 NPDR 患者每 3 ～ 6 个月筛查一次，而重度 NPDR 患者则需每 3 个月进行一次筛查。对于有临床意义的中心性浸润性黄斑水肿患者，建议每月复查一次；非中心性浸润性黄斑水肿患者则每 3 个月复查一次。如 DR 进展或威胁视力，需到眼科进一步检查。

4. 合理运动　合并 DR 的患者应避免较长时间低头弯腰的活动或引起头部不适的活动，轻度视网膜病变的患者选择低或中等强度的运动，增殖性和严重视网膜病变患者选择低强度运动。

5. 就医指征　出现突然视力丧失、视网膜剥离、视网膜前或玻璃体积血、虹膜红变等情况应立即就诊。

四、注意事项

1. 不同品牌的眼底照相仪操作方法可能有所不同，如有的仪器每个眼睛均需要以黄斑和视盘为中心拍摄 2 张彩色眼底照片。

2. 若不能一次成功采集图像，可嘱患者闭目休息后 5min 左右再重新拍摄。

3. 检查时，建议请患者用手或眼罩遮挡另一只眼睛的视线。

4. 必要时可根据患者的视力更换屈光度补偿镜片。

5. 在结束使用时关闭计算机与设备，关闭电源；长期不使用时，需拔出电源。

第十五节　经皮氧分压测定

经皮氧分压（$TcPO_2$）是一种唯一可实测伤口微循环和实际氧供的无创检测技

术，它通过电极让皮肤表面加热，使毛细血管扩张，皮肤通透性增强，使氧弥散出来，由电极捕捉转换为数字信号，从而检测到皮下组织氧分压。该技术可以反映局部组织的氧供和氧耗，对糖尿病足等慢性缺血性疾病的严重程度、治疗效果和预后判断有着重要价值，在临床应用于评价微循环障碍敏感度及特异度均达到90% 以上，可以与数字化减影血管造影及超声配合使用，但不可替代造影级超声。

一、适应证

1. 外周血管疾病　评估下肢缺血程度，帮助诊断外周动脉疾病，预测截肢水平及伤口愈合潜力。

2. 糖尿病足　评估糖尿病足溃疡的愈合潜力，监测糖尿病患者的微循环状态。

3. 慢性伤口　评估压力性溃疡等慢性伤口的氧合状态，指导伤口治疗方案的制定。

4. 危重患者　监测危重患者的组织氧合状态，评估微循环功能，用于休克、脓毒症等患者的组织灌注评估。

5. 烧伤及创伤　评估烧伤或创伤区域的氧合状态，预测组织存活率。

6. 新生儿监测　用于新生儿氧合状态的监测，特别是早产儿或低体重儿。

7. 运动医学　评估运动员的局部组织氧合状态，指导训练和康复。

二、禁忌证

（一）绝对禁忌证

1. 皮肤完整性受损　大面积烧伤、开放性伤口或严重皮肤感染，无法放置传感器。

2. 对传感器材料过敏　如对电极片或黏合剂过敏的患者。

（二）相对禁忌证

1. 严重水肿　水肿可能影响传感器的接触和测量准确性。

2. 低血压或休克　由于组织灌注不足，可能导致测量结果不准确。

3. 严重贫血　血红蛋白水平过低可能影响氧运输，导致测量结果异常。

4. 高氧血症或低氧血症　极端氧合状态可能影响测量结果的解读。

5. 皮肤温度异常　局部皮肤温度过低或过高，可能影响传感器的性能。

6. 凝血功能障碍　在需要长时间监测时，可能增加皮肤损伤的风险。

三、操作流程

（一）操作前准备

1. 患者准备　被测者病情平稳、情绪稳定，检测前不吸烟、不喝酒、避免咖啡因的使用。

2. 用物准备　经皮氧分压检测仪，必要时备电极、酒精棉球等。

3. 操作者准备　着装整齐规范，符合操作要求。

4. 环境准备　环境宽敞明亮、温度适宜，必要时备屏风。

（二）操作步骤

1. 沟通解释　测量前向患者做好沟通解释，取得其配合。

2. 仪器准备　接通电源，开机。

3. 电极定标

（1）把电极从定标仓取出，置于空气 2min，检查空气氧分压，定标按键指示灯熄灭即定标成功，才可以测量使用。

（2）如果定标失败请重复上述步骤。在多次定标失败时，应及时查找原因并处理。

4. 选定并处理监测部位

（1）建议选择患者前胸，其他常用部位为前臂曲侧、足背、腿部，应避开水肿、破溃、毛发、骨质突起、浅表大静脉内侧。

（2）用酒精擦拭待检测部位，待干燥。

5. 电极安装

（1）将小滴检测液滴于电极表面，不能有气泡。

（2）把固定环贴在准备好的部位，按压 5s 以固定牢固。

6. 数据读取　等待参数稳定后，再等 15 ～ 20min，使氧完全扩散到皮肤，读取并记录 $TcPO_2$ 检测结果，包括测试部位、时间、氧分压值及患者状态。

7. 电极处理

（1）屏幕显示“监测时段结束”时，连同电极一起，取下固定环。

（2）将固定环与电极分离，酒精擦拭电极表面待干，将电极放回定标仓。

（三）操作后处置

1. 设备处理　使用酒精或专用清洁剂擦拭传感器，避免交叉感染。

2. 患者皮肤处理　用温水或生理盐水清洁测试区域，去除传感器黏合剂残留，并检查测试区域是否有红肿、破损或过敏反应，必要时涂抹保湿霜或药膏。

3. 报告结果　将结果及时反馈给主治医生，用于临床诊断和治疗决策。

（四）健康教育

1. 检查结果解释　向患者解释 $TcPO_2$ 的结果及其临床意义，说明异常结果可能提示的问题。

2. 生活方式建议　嘱患者保持良好的生活方式，戒烟、低盐低脂均衡饮食，鼓励适度运动。

3. 伤口护理　对于有慢性伤口的患者，强调定期复查的重要性，监测伤口愈合进展。

4. 随访计划　根据检查结果，制定个性化的随访计划，定期监测 $TcPO_2$ 变化。

四、并发症及处理

1. 皮肤刺激或过敏　对传感器黏合剂或电极材料引起的过敏反应，长时间佩戴传感器导致皮肤受压。主要表现为测试区域出现红肿、瘙痒或皮疹，严重时可能出现水疱或皮肤破损。

预防措施：①选择低致敏性黏合剂和传感器材料；②定期更换传感器位置，避免长时间压迫同一区域；③测试前清洁皮肤，去除油脂和残留物。

2. 皮肤损伤　与传感器压力过大或佩戴时间过长，老年人或糖尿病患者测试区域皮肤薄弱有关。主要表现为测试区域出现破损、水疱或溃疡，可能伴有疼痛或渗液。预防措施：①调整传感器压力，避免过度压迫皮肤；②缩短佩戴时间，定期检查皮肤状态；③对于皮肤薄弱的患者，选择更柔软的传感器或使用保护垫。

3. 感染　与测试区域皮肤破损或清洁不彻底，传感器或设备污染有关。主要表现为测试区域出现红肿、疼痛、发热或脓性分泌物，可能伴有发热、乏力等全身症状。预防措施：①测试前彻底清洁皮肤，使用无菌技术操作；②定期消毒传感器和设备，避免交叉感染；③对于皮肤破损的患者，推迟测试或选择其他部位。

五、注意事项

1. 长期不用再次使用时，检测前至少 4h 保持电极定标状态。

2. 电极探头为玻璃材料，避免磕碰。

3. 电极线避免拉扯、弯曲、打结，影响使用寿命。

4. 测量前注意测量温度的选择以防烫伤，测量时间超过 30 ～ 60min 应更换部位，避免在同一部位测量时间过长导致皮肤灼伤。

5. 电极连接完成后，若 2min 内 CO_2 不上升，O_2 不下降，则提示漏气，请更换后重新连接。

6. 在检测仪提示“定标错误”或“电极换膜”时，请仔细查找原因并对症处理。

（1）当换膜时，旧的电极液未清洁干净或电极液有气泡混入，或电极表面、电极头与定标舱内有结晶、有液体残留，请用酒精清洁待干燥后再使用；

（2）当电极表面有刮伤或换膜时间在 10 天以上，需要更换电极膜；

（3）当定标进度提示条下方出现“提示条”或提示“气瓶已空”，则提示气瓶气量低或已无气，需换气瓶。

六、相关知识

（一）结果分析及解读

1. 正常参考范围

（1）正常值：$TcPO_2$ 的正常范围通常为 40 ～ 70mmHg。

（2）影响因素：年龄、皮肤厚度、测试部位、环境温度等可能影响测量结果。

2. 结果分析与解读

（1）正常结果：$TcPO_2 \geqslant$ 40mmHg，提示局部组织氧合状态良好。多见于健康人群或无明显外周血管疾病的患者。

（2）轻度降低：$TcPO_2$ 测定结果 30 ～ 40mmHg，提示局部组织氧合状态轻度受损。可能见于早期外周血管疾病或轻度微循环障碍，需结合临床症状进一步评估，如患者是否存在间歇性跛行等。

（3）中度降低：$TcPO_2$ 测定结果 20 ～ 30mmHg，提示局部组织氧合状态明显受损。常见于中度外周血管疾病、糖尿病足或慢性伤口患者，需密切监测，必要时采取如血管重建等干预措施。对于糖尿病足患者 $TcPO_2 >$ 30mmHg 提示周围血液灌注不足，足部易发生溃疡，或已有的溃疡难愈合；$TcPO_2 >$ 20mmHg，足溃疡几乎没有愈合可能。

（4）重度降低：$TcPO_2 >$ 20mmHg，提示局部组织氧合状态严重受损，存在缺血风险。常见于严重外周血管疾病、坏疽前期或危重患者，需立即采取血管介入手术或截肢治疗。

（二）结果解读注意事项

1. 结合临床情况　$TcPO_2$ 结果需结合患者的血压、血红蛋白水平、氧饱和度等指标综合判断。

2. 排除干扰因素　皮肤温度异常、传感器放置不当、设备故障等可能导致测量误差。对于危重患者或慢性疾病患者，建议定期监测 $TcPO_2$，观察变化趋势。

第十六节　甲状腺摄碘率检测

甲状腺对碘有聚集功能，体内绝大多数碘存在于甲状腺，碘被甲状腺摄取的数量和速度与其功能密切相关，通过测定甲状腺聚集碘的功能可以评估甲状腺功能。甲状腺摄碘率（RAIU）是指口服放射性碘 131 后，聚集在甲状腺的碘 131 释放出 γ 射线，用甲状腺功能测定仪分别检测 2h、4h、24h（不同试验室测定的时间点略有不同）甲状腺部位释放的 γ 射线，然后与标准源的放射性计数进行比较，得出不同时间点甲状腺摄碘 131 率，以此了解受检者甲状腺功能。

一、适应证

1. 评估甲状腺功能状态

（1）甲状腺功能亢进的辅助诊断：大多数甲状腺功能亢进症患者摄碘率升高，Graves 病、毒性结节性甲状腺肿患者的通常升高并伴摄碘高峰前移。

（2）甲状腺功能减退症的辅助诊断：甲状腺功能减退症者摄碘率降低。

2. 甲状腺功能亢进症病因的鉴别　Graves 病、毒性结节性甲状腺肿引起的甲状腺功能亢进摄碘率升高，亚急性甲状腺炎或产后甲状腺炎、碘摄入过量或药物性引起的甲状腺功能亢进摄碘率降低。

3. 指导放射性碘 131 治疗

（1）根据摄碘率和甲状腺体积，计算碘 131 的个体化治疗剂量。

（2）评估残留甲状腺组织或转移灶的摄碘能力，为放射性碘清甲或清灶治疗提供依据。

4. 评估甲状腺结节的功能状态　结合甲状腺扫描，摄碘率高的“热结节”，提示结节自主功能分泌；摄碘率低的“冷结节”，需警惕恶性可能。

5. 监测甲状腺疾病的治疗效果。

二、禁忌证

（一）绝对禁忌证

1. 妊娠期女性　放射性碘可能对胎儿造成损害，尤其是妊娠早期。

2. 哺乳期女性　放射性碘可能通过乳汁影响婴儿。

3. 对放射性碘过敏　罕见，但需注意。

（二）相对禁忌证

1. 近期使用含碘药物或造影剂　如胺碘酮、碘化钾、含碘造影剂等，可能干扰摄碘率测定，需停用至少 2 ～ 4 周后再进行检查。

2. 近期摄入高碘食物　如海带、紫菜、海鱼等，需避免摄入高碘食物 1 ～ 2 周。

3. 严重肾功能不全　可能影响放射性碘的排泄，导致结果不准确。

4. 儿童及青少年　需谨慎使用，尽量减少辐射剂量。

5. 甲状腺危象患者　需在病情稳定后再进行检查。

三、操作流程

（一）操作前准备

1. 患者准备

（1）检查前 1 ～ 2 周避免摄入海带、紫菜、海鱼等高碘食物，检查前 12h 禁食，避免影响结果。

（2）药物调整：①停用甲状腺激素制剂，如左旋甲状腺素，至少 4 周；②停用抗甲状腺药物甲巯咪唑、丙硫氧嘧啶至少 1 周；③避免使用含碘药物胺碘酮或含碘造影剂至少 2 ～ 4 周。

（3）了解患者是否有妊娠、哺乳、过敏史或近期放射性检查史。

（4）向患者解释检查目的、流程及注意事项，缓解其紧张情绪。

2. 用物准备　放射性碘溶液（^{131}I）、甲状腺摄碘率测定仪、防护设备等。

3. 操作者准备　着装整齐，符合操作要求。

4. 环境准备　核医学科专门的摄碘率检测室。

（二）操作步骤

1. 给药　测量日患者空腹至核医学科摄碘率检测室，口服碘 131 溶液 2 ～ 10μCi，喝药后不要擦嘴，不随地吐痰，服药后 2h 方可进食，避免呕吐影响检查结果。

2. 记录　给药时间及剂量。

3. 测量　使用甲状腺摄碘率测定仪分别测量 2h、6h、24h 甲状腺部位的放射性计数，每次测量时间约 1min。

4. 计算　甲状腺摄碘率（RAIU）= 甲状腺放射性计数 / 给药放射性计数 ×100%。

（三）操作后处理

1. 患者处理

（1）建议患者多饮水，促进放射性碘的排泄，24h 内避免与孕妇或儿童密切接触。

（2）清洁颈部皮肤，去除可能的放射性残留。

（3）观察患者是否有不适反应，如恶心、头晕等，必要时给予对症处理。

2. 设备处理

（1）清洁和消毒甲状腺摄碘率测定仪。

（2）记录检查结果并保存数据。

（四）健康宣教

1. 检查结果解释　向患者解释甲状腺摄碘率的正常范围，说明异常结果可能提示的问题，如甲亢、甲减、甲状腺炎等。

2. 生活方式建议

（1）建议患者保持均衡饮食，避免过量摄入高碘食物。

（2）指导患者正确使用甲状腺相关药物，避免自行调整剂量。

（3）强调定期复查的重要性，监测甲状腺功能变化。

3. 辐射防护　告知患者放射性碘的半衰期及辐射防护措施，建议检查后 24h 内避免与孕妇或儿童密切接触。

4. 心理支持　对于焦虑或紧张的患者，提供心理支持，帮助其缓解情绪。

四、并发症及处理

1. 辐射相关并发症　与放射性碘对甲状腺及周围组织的辐射作用，儿童、青少年对辐射的敏感性较高有关。主要表现为恶心、头晕、乏力、甲状腺功能异常、甲状腺炎。预防措施：①严格掌握适应证，避免不必要的放射性碘检查；②控制剂量，使用最低有效剂量，减少辐射暴露；③辐射防护，检查后多饮水，促进放射性碘排泄；④ 24h 内避免与孕妇或儿童密切接触。

2. 甲状腺功能异常　与放射性碘对甲状腺组织的损伤，患者本身存在甲状腺结节、甲状腺炎等甲状腺疾病有关。主要表现为心悸、出汗、体重下降、焦虑等甲亢症状，或乏力、畏寒、体重增加、皮肤干燥等甲减症状。预防措施：①检查前评估患者的甲状腺功能状态；②检查后定期监测甲状腺功能，及时发现异常；③个体化治疗，根据患者情况调整放射性碘剂量。

五、注意事项

1. 妊娠期及哺乳期妇女禁止进行本项检查。

2. 以下因素将影响吸碘率测定结果，建议检查前停用：

（1）食用海带、复方碘溶液、含碘中草药及外科皮肤消毒用碘 2 ～ 3 周。

（2）服用甲巯咪唑至少 3 天，含碘复合维生素和丙硫氧嘧啶至少 1 周，优甲乐 3 周以上。

（3）服用胺碘酮 3 ～ 6 个月。

（4）静脉用含碘增强造影剂 2 ～ 3 个月。

3. 患者检查后多饮水，促进放射性碘排泄，24h 内避免密切接触孕妇及婴幼儿。

六、相关知识

（一）结果解读

1. 正常参考值　24h 摄碘率 10% ～ 30%（不同实验室设备和地域碘摄入略有差异）。

2. 异常结果解读

（1）显著升高＞ 50%：常见于弥漫性毒性甲状腺肿、毒性结节性甲状腺肿，提示甲状腺合成激素功能亢进，需结合抗甲状腺激素受体抗体、甲状腺超声确诊。

（2）降低＜ 10%：常见于亚急性甲状腺炎、碘源性甲亢、甲状腺功能减退症患者，提示甲状腺细胞被破坏或外源性碘抑制。

（3）早期高、晚期低：常见于亚急性甲状腺炎患者，早期炎症导致碘释放，后期细胞破坏无法摄碘。

（4）局部碘摄取高：常见于毒性甲状腺腺瘤患者，需核素显像确认结节功能，排除恶性可能。

（5）无摄取：常见于甲状腺次全切术后、先天甲状腺缺如者，提示无功能性甲状腺组织残留。

第十七节　甲状腺穿刺技术

甲状腺结节是临床常见病、多发病，甲状腺癌约占甲状腺结节 5% ～ 15%。甲状腺穿刺活检技术是指利用不同型号的穿刺针对甲状腺结节或颈部淋巴组织进行穿刺，获取细胞或组织样本，通过病理学对穿刺部位病灶性质进行诊断。目前临床最为常用的是超声引导下细针穿刺技术（FNAB），其操作简便、准确、安全，且相对创伤小、出血少。

一、适应证

1. 甲状腺结节最大径＞ 1cm 且同时具有可疑恶性的超声征象，或甲状腺结节虽无明显恶性征象，但患者主观意愿强烈要求穿刺者。

2. 无明显恶性征象的甲状腺结节在随访过程中出现以下情况之一者：①随访观察过程中显示结节内出现钙化；②需术前明确病理结果；③ 6 个月内结节快速增长＞ 3mm，需要活检进一步明确病理性质。

3. 最大径≤ 1cm 的甲状腺结节，超声检查发现甲状腺结节有恶性征象且未发现明确的颈侧区淋巴结转移的患者，可由医生充分告知的情况下进行密切随访，但是还应结合患者年龄和个人意愿进行综合评估，存在下述情况之一者，可考虑首先选择 FNA：①患者本人思想负担重，经诊疗团队综合评估认为有必要穿刺的患者；②随访过程中，出现颈部淋巴结超声影像异常；③童年期有颈部放射线照射史或辐射污染接触史；④有甲状腺癌家族史或甲状腺癌综合征病史；⑤ 18F-FDG PET/CT 显像阳性；⑥伴血清降钙素水平异常升高。

4. 甲状腺腺体呈弥漫散在分布的钙化灶。

5. 有必要进行进一步甲状腺肿瘤分子检测的患者。

二、禁忌证

（一）绝对禁忌证

1. 超声引导下无明确的安全穿刺路径，如靶目标结节或淋巴结与周围脏器、神经或大血管关系密切，粗针穿刺操作会不可避免地损伤上述组织等。

2. 自身存在随时可能危及生命的基础疾病的患者，应优先处理基础疾病。

3. 拒绝有创检查或无法配合甲状腺结节或淋巴结穿刺的患者。

4. 穿刺部位皮肤感染且不能避开者。

（二）相对禁忌证

1. 长期服用抗凝血及抗血小板聚集药物或凝血功能异常。

2. 存在尚未纠正的高凝血倾向，有潜在静脉血栓及血栓脱落风险。

3. 存在不稳定型颈动脉斑块，且斑块有脱落的潜在风险。

三、操作流程

（一）操作前准备

1. 患者准备

（1）完善血常规、凝血功能、传染病项目（包含乙型肝炎、丙型肝炎、梅毒、艾滋病）、甲状腺功能和甲状腺B超等检查。

（2）长期口服抗凝药物的患者在病情允许的前提下，建议术前停药3～7天。

（3）女性患者最好能避开月经期。

（4）穿刺当日着低领、宽松上衣，取下颈部首饰，便于充分暴露穿刺部位。

2. 用物准备

（1）备有抢救车，且抢救车内急救药品及麻醉药品齐备。

（2）无菌穿刺包、消毒手套、碘伏、95%乙醇、玻片、铅笔、注射器针筒、穿刺针（22～27G）、冰袋等，如果需要做穿刺洗脱液基因检测需要相应试剂瓶。

3. 操作者准备　着手术穿刺服、洗手、戴口罩，符合操作要求。

4. 环境准备　环境宽敞、明亮，符合无菌操作要求。

（二）操作步骤

1. 信息核对　核对患者信息，仔细询问患者的既往史、手术史、家族史，详细了解患者本次诊疗目的。

2. 沟通解释　向患者解释本次操作目的、过程，可能出现的情况、并发症及防范措施，并签署“穿刺活检知情同意书”。

3. 指导并协助患者取合适体位　患者通常采用平卧、颈部过伸位，必要时使用软枕垫高肩背部，充分暴露颈部。

4. 术区消毒

（1）在穿刺操作前，对预定穿刺区域皮肤进行常规消毒，消毒范围最小直径至少应从穿刺点向外扩展不少于5cm。

（2）完成消毒后，在消毒区域覆盖无菌洞巾。

5. 探头处理　将涂有耦合剂的探头和电缆线放入无菌隔离套。

6. 超声检查定位　穿刺前行高分辨率超声检查，对靶目标结节进行详细评估和定位，充分评估靶目标结节及周边组织彩色血流情况，最大程度避免手术过程中血管损伤。

7. 选择穿刺路径

（1）合适的穿刺路径对于确保穿刺操作的成功和安全至关重要，穿刺路径选择应遵循最短穿刺路径且安全有效穿刺的原则。

（2）将穿刺针置于超声下，这样可以清晰地显示出针道和针尖的位置。

8. 穿刺获取标本

（1）选用 22 ～ 27G 的穿刺针，在超声引导下将穿刺针直接刺入目标病灶。

（2）穿刺过程中使针尖始终处于超声探头的声束平面内进行操作，当针尖到达目标结节内时进行反复有效提插，抽提过程应控制在数秒内。

（3）当针座有少量红色液体时，快速拔出活检针。

（4）立即将穿刺获取物注入液基细胞保存液内，必要时用于甲状腺球蛋白、降钙素、甲状旁腺素免疫细胞化学检测或分子检测等。

9. 穿刺点处置　术后立即用无菌敷料贴于穿刺点处，同时压迫穿刺点及周围 5cm 范围组织，时长应不少于 15min，必要时用冰袋压迫。

（三）操作后处置

1. 嘱患者在检查室休息 15 ～ 30min，观察是否有头晕、恶心等不适反应，注意穿刺点是否有出血、肿胀，是否有颈部肿胀、呼吸困难或声音嘶哑等并发症。

2. 清理操作区域，妥善处理医疗废物，记录操作过程及患者反应。

3. 将穿刺标本及时送病理科进行检查。

（四）健康教育

1. 保持穿刺点清洁干燥，24h 内避免沾水，如有出血或渗液，及时更换敷料并就医。

2. 穿刺后 24h 内避免剧烈运动或颈部过度活动。

3. 穿刺后无需特殊饮食，保持健康的生活方式，避免吸烟、饮酒等不良习惯。

4. 告知患者识别局部出血或血肿、感染等常见并发症的识别及处理。

5. 根据检查结果制定随访计划，通常每 6 ～ 12 个月复查一次甲状腺超声。

四、并发症及处理

1. 局部出血或血肿　与穿刺针损伤血管，患者凝血功能异常或服用抗凝药物有关。主要表现为穿刺点出血或局部肿胀，严重时可能出现颈部血肿，压迫气管导致呼吸困难。预防措施：①术前评估患者的凝血功能，必要时停用抗凝药物；②穿刺后立即用无菌纱布压迫穿刺点 5 ～ 10min；③术后密切观察穿刺点是否有出血或肿胀。

2. 感染　与穿刺操作未严格遵守无菌技术，患者免疫力低下或局部皮肤感染有关。主要表现为穿刺点红肿、疼痛或发热，严重时可能出现脓肿或发热、寒战等全身感染症状。预防措施：①严格遵守无菌技术，使用一次性穿刺针和消毒器械；②术后保持穿刺点清洁干燥，24h 内避免沾水；③对于糖尿病等高风险患者，可考虑预防性使用抗生素。

3. 声音嘶哑　与穿刺针损伤喉返神经，局部血肿压迫喉返神经有关。主要表现为患者声音嘶哑或发音困难，严重时可能出现呼吸困难。预防措施：①由经验丰富的医生进行操作，避免穿刺过深；②使用超声引导穿刺，避开重要结构；③术后密切观察患者是否有声音嘶哑等症状。

4. 气管损伤　与穿刺部位靠近气管，穿刺针损伤气管有关。主要表现为咳嗽、呼吸困难或咯血，严重时可能出现气胸或纵隔气肿。预防措施：①使用超声引导穿刺，避开气管；②由经验丰富的医生进行操作，控制穿刺深度，避免损伤气管。

五、注意事项

1. 嘱患者穿刺时应尽量放松，保持平稳呼吸，做到不说话、不咳嗽、不吞咽口水，保持躺好的姿势不动，需要帮助或不适时举手示意。

2. 穿刺后需注意颈部情况，如果穿刺部位肿痛明显，且进行性加重，提示穿刺部位存在内出血的可能，需立即就医。

3. 穿刺当天不喝酒、不熬夜，术后当日可正常进食，24h 内保持穿刺点干燥，第二天可自行揭下敷料。

4. 少数情况下因穿刺位置偏差可漏诊，出现假阴性结果，需结合超声及临床进行综合判断。

六、相关知识

结果解读

甲状腺细针穿刺细胞病理学诊断结果可分为 6 类。

1. Ⅰ类　标本无法诊断、标本不满意。送检样本因细胞量不足、细胞涂片质量不佳、标本固定不佳、富于血液样本等不满足诊断要求。这种情况下，应结合超声检测结果判断，必要时重复 FNA 进一步明确诊断。

2. Ⅱ类　良性病变。恶性风险很低，可临床和超声随诊。

3. Ⅲ类　意义不明确的不典型病变。适用于细胞或结构异型性较小，不足以归入任何一种恶性或可疑恶性肿瘤的滤泡上皮细胞起源和非滤泡上皮细胞起源的病变，如甲状腺滤泡旁细胞（C 细胞）、淋巴细胞、甲状旁腺细胞、间叶源性细胞等。此为一类排除性诊断，其总体比例应控制在 7% ～ 10% 以内。如超出此标准，应进行细胞学质量控制及培训。

4. Ⅳ类　滤泡性肿瘤或可疑滤泡性肿瘤，嗜酸细胞肿瘤或可疑嗜酸细胞肿瘤。

5. Ⅴ类　可疑恶性肿瘤。部分细胞形态和（或）结构特征提示恶性，但又不能明确诊断，为可疑恶性肿瘤。可根据需要增加相应分子检测和（或）免疫细胞化学检测辅助明确诊断。

6. Ⅵ类　恶性肿瘤。细胞形态和结构特征为明确的恶性肿瘤。

第十八节　预充式甲状旁腺激素注射

甲状旁腺激素类似物特立帕肽是通过基因重组技术获得的人内源性甲状旁腺激素的活性片段，是中国目前唯一应用于临床的促骨形成类药物。间断小剂量使用特立帕肽能刺激成骨细胞活性，促进新骨形成、增加骨密度、改善骨质量、降低再骨折风险，同时能起到减少术后并发症、缓解疼痛等作用。尤其适用于抗破骨细胞类药物，如双膦酸盐、降钙素等，治疗不适应或无效者。该药推荐剂量为每日皮下注射 20μg，必须使用指定的笔式注射器，注射部位应选择大腿或腹部。推荐本品治疗的最长时间为 24 个月。

一、适应证

1. 骨质疏松症的治疗　绝经后女性、男性、糖皮质激素诱导的骨质疏松症患者，通过促进骨形成，增加骨密度，降低骨折风险。

2. 骨折高风险患者的预防　既往有骨折史、骨密度极低（T 值≤ −3.0）者，通过增加骨密度，改善骨质量，降低骨折风险。

3. 骨质疏松性骨折的辅助治疗　用于骨坏死、骨质疏松性骨折的辅助治疗，通过促进骨形成，改善骨坏死区域的骨质，加速骨折愈合。

二、禁忌证

（一）绝对禁忌证

1. 畸形性骨炎、骨骼疾病放射治疗史、肿瘤骨转移及合并高钙血症。
2. 严重肾功能不全。
3. 18 岁以下的青少年和骨骺未闭合的青少年。
4. 妊娠期女性。
5. 对本品过敏。

（二）相对禁忌证

有中度肾功能不全、肝功能不全。

三、操作流程

（一）操作前准备

1. 患者评估

（1）病史询问：了解患者是否有骨肉瘤病史、骨骼未闭合或妊娠期，是否有高钙血症、甲状旁腺功能亢进症或肾结石病史。

（2）检查与评估：通过双能X线吸收法评估骨密度；检查血钙水平，确保在正常范围内；检查肾功能，确保患者适合使用特立帕肽。

2. 用物准备　预充式特立帕肽注射液、注射针头、治疗盘、弯盘、75%酒精、棉签、锐器盒等。

3. 操作者准备　洗手、戴口罩，符合操作要求。

4. 环境准备　环境宽敞、明亮，符合无菌操作要求。

（二）操作步骤

1. 提前30min从冰箱取出特立帕肽注射笔放置于室温，检查确认药液是否澄清，是否在有效期内。

2. 通常选择在腹部、大腿外侧、臀部或上臂皮下注射，避开红肿、瘢痕、硬结部位。

3. 用酒精棉签消毒注射部位并待干燥。

4. 取下笔帽，将针头垂直插在注射笔上，旋转针头拧紧，取下针头外帽，勿丢弃。

5. 向外拉出黑色注射按钮至不能拉动，确认注射按钮已出现红色条纹，取下针头内帽。

6. 捏起注射部位皮肤，将针头直刺入皮下组织，按下黑色注射按钮，停留至少5s，拔出针头。

（三）操作后处理

1. 注射完毕后，用针头外针帽取下针头，丢弃至锐器盒，避免重复使用。

2. 记录注射日期、时间、剂量及患者反应。

3. 将注射笔放回2～8℃冰箱，避免冷冻和阳光直射。

4. 安排定期随访，监测治疗效果及副作用。

（四）健康教育

1. 药物使用指导

（1）指导患者或家属掌握正确的注射方法，确保患者或家属掌握正确操作方法。

（2）建议每天固定时间注射，提高依从性。

（3）向患者解释特立帕肽的作用机制、预期效果及可能的不良反应及应对措施。

2. 生活方式建议

（1）建议患者保持均衡饮食，摄入足够的钙和维生素 D。

（2）鼓励患者进行适度的负重运动，增强骨骼健康。

3. 不良反应的识别

（1）常见的不良反应：注射部位红肿、疼痛，头晕，恶心，高钙血症。

（2）应对措施：如出现呼吸困难、胸痛等严重不良反应，立即就医。

4. 随访计划 每 3 ～ 6 个月复查骨密度及血钙水平，根据复查结果调整治疗方案。

5. 心理支持 向患者解释特立帕肽的安全性及有效性，缓解其紧张情绪，对于焦虑或恐惧的患者，提供心理支持或建议其咨询心理医生。

四、并发症及处理

1. 高钙血症 与特立帕肽促进骨吸收，导致血钙水平升高，或与患者本身存在钙代谢异常有关。主要表现为乏力、恶心、呕吐、便秘，严重时可能出现意识模糊或心律失常。预防措施：①治疗前及治疗期间定期监测血钙水平；②根据血钙水平调整特立帕肽剂量；③避免高钙饮食，适量饮水。

2. 骨痛或肌肉痛 与特立帕肽促进骨形成可能导致暂时性骨痛、药物对肌肉的刺激有关。主要表现为轻度骨痛或肌肉痛，严重时可能影响日常活动。预防措施：①鼓励患者进行适度的活动，缓解疼痛；②如疼痛明显，可酌情使用对乙酰氨基酚等非处方镇痛药。

3. 骨肉瘤风险 长期使用特立帕肽可能增加骨肉瘤风险。主要表现为骨痛、肿胀或病理性骨折，影像学检查发现骨质破坏。预防措施：①特立帕肽的使用疗程通常不超过 24 个月；②治疗期间定期进行影像学检查，监测骨质变化。

五、注意事项

1. 本品可以使用胰岛素注射笔用针头，每次注射需更换新的针头。

2. 产品应在 2 ～ 8℃的冷藏条件下避光保存，注射笔应在使用后立即放回冰箱，不得冷冻，如果溶液混浊、有色或有颗粒则不得使用。

3. 一旦开始使用，本品于 2 ～ 8℃最多可贮存 28 天，不得将注射笔在安装有针头的状态下贮藏。

4. 本品治疗最长时限为 24 个月，长期使用可能增加骨肉瘤风险。无论是否达到最大疗程，特立帕肽停用后都应进行序贯双磷酸盐或地舒单抗治疗。

5. 特立帕肽常见副作用包括恶心、头痛、眩晕和腿部抽筋，严重不良反应罕见但可能包括高钙血症和骨肉瘤。为减少或避免以上不良反应，应注意告知患者：

（1）尽量选择睡前注射，以减少白天的不适。

（2）如果出现恶心，可以尝试少食多餐、饮食清淡，避免油腻和辛辣食物，必要时可使用治疗恶心的药物。

（3）鼓励多饮水，保证充足的休息和睡眠，避免过度劳累，患者出现头痛时，可使用非处方镇痛药如对乙酰氨基酚。

（4）注射后避免立即剧烈运动，缓慢改变体位，如感觉眩晕，应立即坐下或躺下，直至症状缓解。

（5）保持水电解质平衡，适量补钙和镁，预防腿部抽筋，如出现腿部抽筋，可适当拉伸和按摩，必要时可热敷。

（6）定期监测血钙水平，通常治疗的第1个月每1～2周监测一次血钙水平，血钙稳定后，每月监测1次，避免高钙饮食，防止高钙血症。

6. 分别于治疗后半年、一年定期复查骨密度，之后每1～2年复查一次骨密度，以评估疗效。如果患者有骨折史或骨密度改善不明显时，可酌情增加监测频次。

六、相关知识

效果观察

1. 骨密度增加

（1）腰椎骨密度：显著增加腰椎骨密度，通常在治疗6～12个月后可见明显改善。

（2）髋部骨密度：虽然效果较腰椎稍弱，但也能显著提高髋部骨密度。

2. 骨折风险降低

（1）椎体骨折：显著降低椎体骨折的风险，通常在治疗18～24个月后效果显著。

（2）非椎体骨折：对髋部和其他非椎体骨折的风险也有一定的降低作用。

3. 骨形成与骨吸收

（1）骨形成：通过刺激成骨细胞活性，促进新骨形成。

（2）骨吸收：初期可能会短暂增加骨吸收，但长期使用后骨形成效应占主导。

第十九节　促性腺激素释放激素脉冲泵注射

促性腺激素释放激素（GnRH）脉冲泵是人工智能控制的可调节微型脉冲泵，通过皮下持续输注GnRH药物，模拟下丘脑GnRH生理性脉冲分泌，从而达到有效刺激垂体分泌促性腺激素，实现青春发育过程、促进性腺发育，最终获得生育能力，是最符合下丘脑-垂体-性腺轴生理调节机制的治疗方法。它的工作原理与胰岛素泵相似，包含有微电子芯片的人工智能控制系统、电池驱动的机械泵系统、储药器及皮下输注装置4个部分。输注管路前端可埋入患者皮下，通过泵控制系统发送指令至机械系统，驱动储药器活塞，按预定设置剂量将 GnRH 类似物持续输注到皮下。

一、适应证

1. 促进性腺组织发育　重建下丘脑-垂体-性腺轴，有效模拟青春期启动，男性睾丸体积明显增大，可使隐睾下降至阴囊，女性卵巢体积明显增大，卵泡发育。

2. 提升性腺功能　更高的精子生成率及质量，规律的排卵性月经周期，更高的受孕率，人工辅助生殖技术的有效补充。

3. 促进并维持第二性征发育　表现为胡须毛发生长、喉结突出、骨骼粗大、声音低沉，女性乳房发育、皮肤细腻、皮下脂肪丰富、骨盆宽大、嗓音尖细。

4. 提高生活质量　降低促排卵风险，减少不良反应，提高依从性，提升患者体能、骨密度、性生活满意度。

二、禁忌证

（一）绝对禁忌证

1. 妊娠期女性　GnRH 泵可能对胎儿造成不良影响。

2. 已知对 GnRH 或其类似物过敏　可能引发严重的过敏反应。

3. 活动性垂体肿瘤　GnRH 泵可能刺激肿瘤生长。

（二）相对禁忌证

1. 严重肝肾功能不全　可能影响 GnRH 的代谢和排泄。

2. 未控制的甲状腺功能异常　可能干扰 GnRH 的治疗效果。

3. 骨质疏松或骨折高风险　长期使用 GnRH 泵可能加重骨质流失。

4. 心理疾病　如严重抑郁症或焦虑症，可能影响治疗的依从性。

三、操作方法

（一）操作前准备

1. 患者准备　已停用 HCG、HMG、雄激素或雌孕激素替代治疗至少 1 个月；了解 GnRH 泵治疗目的，接受采用该治疗项目配合要求并知晓相关注意事项。

2. 环境准备　环境温度适宜，干净、宽敞、明亮，适合无菌操作。

3. 操作者准备　熟悉 GnRH 泵操作目的、操作流程、注意事项及报警处理要求。穿戴整洁、洗手、戴口罩。

4. 用物准备　6 支 100μg 注射用戈那瑞林注射液、10mL 注射器、生理盐水注射液 3mL、GnRH 泵（电量充足、完好备用）、配套储药器及输注管理、固定敷贴、75% 酒精、棉签、治疗盘等。

（二）操作步骤

1. 药液配置与安装　将戈那瑞林 600μg 溶于 3mL 生理盐水注射液，储药器抽取溶解好的药液，在 GnRH 脉冲泵螺杆复位后，将储药器置于 GnRH 脉冲泵，连接输注管路和皮下输注装置并排气。

2. 初始剂量及频率设定　设置脉冲泵每 90min 1 次脉冲，每次 10μg 皮下输注，自 0:00 开始，持续 24h 共 16 次脉冲。

3. 注射部位选择　宜选择肌肉、皮下脂肪组织丰富的部位，首选腹部，其次可选择上臂、大腿外侧、臀部等，需避开瘢痕、皮下硬结、腰带等位置，腹部脐周 2 ～ 3cm 以内不宜注射。

4. 消毒　注射部位应用酒精消毒 2 遍，消毒范围直径大于 5cm，消毒后酒精待干燥。

5. 注射及固定　将 GnRH 泵穿刺针头植入皮下，粘上固定敷贴。

6. 治疗　开启 GnRH 泵脉冲治疗。

（三）操作后处理

1. 设备处理

（1）仪器检查：每天检查泵体是否正常运行，确保药物输送无误，记录泵的工作状态及药物剩余量。

（2）管路更换：每 3 ～ 5 天更换输注管和针头，确保无菌操作。

（3）清洁与消毒：定期使用酒精棉片清洁泵体表面，避免污染。

2. 患者观察

（1）短期观察：患者是否有头晕、恶心、局部疼痛等不适反应，检查注射部位是否有红肿、出血或感染迹象。

（2）长期监测：定期监测患者的性腺激素水平，评估第二性征发育情况。

3. 记录与随访

（1）记录：记录每次操作的时间、剂量及患者反应。

（2）随访：定期随访，评估治疗效果及不良反应，根据随访结果调整治疗方案。

（四）患者教育

1. 操作指导　提供操作手册或视频教程，帮助患者熟悉设备，指导患者或家属掌握泵的基本操作和日常维护。

2. 不良反应的识别　告知患者可能出现的药物不良反应，如局部反应、头晕、恶心等，指导患者如何应对不良反应及何时就医。

3. 定期监测

（1）性腺激素水平：每 3 ～ 6 个月监测 1 次 LH、FSH、睾酮或雌激素水平。

（2）骨密度：长期使用 GnRH 泵可能影响骨密度，建议定期监测。

（3）第二性征发育：定期评估患者的第二性征发育情况，如乳房发育、睾丸体积等。

4. 药物作用　向患者解释 GnRH 泵的作用机制及预期效果，强调按时使用的重要性，避免漏用或过量使用。

5. 生活方式建议

（1）饮食调整：建议患者保持均衡饮食，摄入足够的营养。

（2）适度运动：鼓励患者进行适度的运动，增强体质。

6. 心理支持

（1）缓解焦虑：向患者解释 GnRH 泵的安全性及必要性，缓解其紧张情绪。

（2）提供支持：对于焦虑或恐惧的患者，提供心理支持或建议其咨询心理医生。

四、并发症及处理

1. 感染　与注射针头在皮下留置时间过长，注射操作未严格遵守无菌技术，患者免疫力低下或局部皮肤感染有关。主要表现为注射部位红肿、疼痛或发热，严重时可能出现脓肿或发热、寒战等全身感染症状。预防措施：①严格遵守无菌技术，使用一次性注射针头和消毒器械；②保持注射部位清洁干燥，避免沾水，按要求每 3 ～ 5 天更换一侧输注针头和管路；③密切观察注射部位，及时发现局部皮肤有无红、肿、热、痛等感染先兆症状。

2. 性腺激素水平异常　与药物剂量不当或泵体设置错误，患者对药物的个体反应有关。主要表现为性腺激素水平过高，性早熟或性腺功能亢进，或性腺激素水平过低，性腺功能减退或青春期延迟。预防措施：①治疗期间定期监测性腺激素水平，如 LH、FSH、睾酮或雌激素等；②根据监测结果调整药物剂量，确保性腺激素水平在正常范围内。

五、注意事项

1. 用泵期间妥善固定注射针头，每日早上、下午、睡前检查 GnRH 泵报警、电量，输注管路气泡、连接是否有松动、药液溢漏、泵管折叠、输注针头脱出、储药器内药液剩余等，发现异常应及时处理。

2. 每天检查注射部位周围皮肤有无红肿、皮下脂肪萎缩、硬结等，必要时及时更换注射部位，每 2 ～ 3 天轮换一次注射部位，以免影响药物吸收。

3. 用泵期间需避免静电、浸水、撞击和磁场，以免出现泵运转故障。

4. 定期监测并记录性特征变化，包括阴茎晨勃、勃起频率、遗精频率、性欲、性生活质量等自我性体验及阴毛分布、睾丸、外生殖器发育、乳房发育 Tanner 评分等检查。

5. 每1～3个月应随访一次，不自行调节输注剂量。根据自我性体验、体格检查、性激素检查和性腺超声结果，在医生的指导下进行动态调整GnRH泵输注剂量。治疗6个月以上的男性患者，还应参考精液常规检查结果。

6. GnRH泵报警处理

（1）当电量或药液剩余量不足时，泵会每5min报警一次，并显示“请换电池”或首页药量图标闪烁。处理方法：更换新电池或药液。

（2）当脉冲泵处于停输状态时，每5min报警一次，并显示“停输”。处理方法：检查泵停输原因，是否关机后未开机或停机未恢复、报警未解除或泵本身故障，根据原因给予相应处理。

（3）管路阻塞时，每5min报警1次，并显示“阻塞”。处理方法：将管路与人体断开，重新自动定位后再手动定位，看输注针头是否有药液滴出，如有药液滴出，请更换扎针位置；如无药液滴出，请更换新的管路植入。

7. GnRH泵脉冲治疗期间，应联合钙剂、维生素D辅助治疗，必要时给予二甲双胍等改善胰岛素敏感性的药物。

六、结果评估

1. 疗效评估　血清LH和（或）FSH治疗后≥1.0mIU/mL，提示GnRH脉冲有效。

2. 中止治疗

（1）女性患者一般建议在妊娠满2个月内中止GnRH脉冲治疗。

（2）通过GnRH脉冲治疗成功生育后，无再生育意愿者，可中止GnRH脉冲治疗，改为性激素替代治疗维持。

（3）在使用24个月后仍无性腺发育的患者应停用GnRH脉冲治疗。

第二十节　24h尿游离皮质醇测定

皮质醇是一种由肾上腺皮质分泌的激素，皮质醇进入血液循环后，90%与皮质类固醇结合球蛋白（CBG）结合，剩余的游离皮质醇通过尿液排出，成为尿游离皮质醇。当肾上腺皮质功能亢进时，分泌过量的皮质醇，导致血液中皮质醇超过CBG的结合能力，使大量游离皮质醇通过肾小球滤出，导致尿游离皮质醇明显增多；在肾上腺皮质功能减退时，血液循环中皮质醇减少，可致尿液中排出的游离皮质醇量减少。

一、适应证

1. 诊断库欣综合征　尿游离皮质醇是筛查和确诊库欣综合征的核心指标，比血皮质醇更稳定，可反映全天皮质醇分泌总量，不受昼夜节律波动影响。

2. 库欣综合征病因鉴别　区分肾上腺源性、垂体源性或异位 ACTH 分泌引起的皮质醇增多症。

3. 治疗效果监测　评估库欣综合征患者手术、药物或放疗后的治疗效果。

4. 辅助肾上腺皮质功能减退诊断　结合血皮质醇、ACTH 判断肾上腺功能，帮助判断肾上腺皮质功能。

二、禁忌证

1. 严重肾功能不全　可能影响皮质醇代谢产物的排泄，导致结果不准确。

2. 急性疾病或应激状态　如感染、手术、创伤等，可能导致皮质醇水平暂时升高。

3. 妊娠　妊娠期皮质醇水平可能升高，影响结果解读。

4. 药物干扰　某些药物，如糖皮质激素、抗癫痫药物可能影响皮质醇水平，需停药或调整后再检测。

三、操作方法

（一）操作前准备

（1）患者准备：评估患者是否了解 24h 尿标本留取目的、方法、配合要求及注意事项；女性患者避开月经期。

（2）环境准备：室温阴凉，适合标本保存。

（3）操作者准备：穿戴整洁、洗手、戴口罩。

（4）用物准备：清洁 24h 尿标本留取容器，容量约 2000 ～ 3000mL；量杯；标本留取用试管；手套；标本保存剂，硼酸 10g。

（二）操作步骤

（1）核对：核对医嘱，确认患者身份信息。

（2）向患者解释试验目的及注意事项，取得患者的理解和配合。

（3）告知患者标本留取方法：①留取当日 7:00 至次日 7:00 之间所有小便（起止时间可稍调整，如 6:00 ～次日 6:00、8:00 ～次日 8:00 等）；②标本留取当日早上 7:00，无论有无尿意都需如厕排空膀胱（此次小便弃去不要），7:00 以后直到第二天早上 7:00 的所有小便全部留到标本容器，第二天早上 7:00 无论有无尿意，均要解一次小便留到小便容器内；③ 24h 小便标本留取过程中，要避免小便污染和异物混入，女性要避开经期；④在第一次小便解到标本容器后，每 1000mL 小便加 10g 硼酸。

（4）标本送检：标本留好后，量取总量，充分混匀后取 10 ～ 20mL 及时送检。

（三）操作后处理

（1）及时追踪检查结果，告知其检查结果意义。

（2）结合患者其他检查结果，告知下一步将要进行的检验检查项目，取得患者主动配合。

（四）健康教育

1. 检测结果解释　向患者解释 24h 尿游离皮质醇检测结果及意义，皮质醇升高，可能提示库欣综合征、应激状态或药物影响，还可能提示肾上腺皮质功能减退或垂体功能减退。

2. 药物管理　告知患者某些药物，如糖皮质激素等，可能影响检测结果，需在医生指导下调整用药。

3. 定期复查　强调定期复查的重要性，监测皮质醇水平变化。

4. 心理支持　向患者解释检测的安全性及必要性，缓解其紧张情绪，必要时提供心理支持或建议其咨询心理医生。

四、注意事项

1. 标本留取容器应放于阴凉处。

2. 标本留取过程中饮水量与平时相同，不要过度限制饮水，也不过多饮水，避免精神刺激、过度劳累、饮酒和吸烟，以免影响检查结果。

3. 检查前 3 天停用糖皮质激素、避孕药、利尿剂等可能影响检查结果的药物。

4. 患者出现各种急性疾病、抑郁、妊娠和肥胖时，可使尿游离皮质醇升高，应注意鉴别。

五、相关知识

结果解读

1. 正常参考值　未提取法（直接法）75 ～ 270μg/24h 尿；提取法（间接法）20 ～ 90μg/24h 尿。

2. 尿游离皮质醇增高

（1）病理因素　双侧肾上腺增生、肾上腺瘤和癌、异位 ACTH 肿瘤。

（2）生理或干扰因素　酗酒、抑郁、肥胖、妊娠、应激、剧烈运动，使用苯妥英钠、螺内酯等药物。

3. 尿游离皮质醇减少

（1）病理因素　原发性和继发性肾上腺皮质功能减退、先天性肾上腺皮质增生。

（2）其他因素　严重肝病、肾功能衰竭，使用苯巴比妥、地塞米松等药物。

第二十一节 24h尿儿茶酚胺及代谢产物测定

24h尿儿茶酚胺（CA）测定主要用于检测体内多巴胺（DA）、去甲肾上腺素（NE）和肾上腺素（E），其代谢产物有甲氧基肾上腺素（MN）、甲氧基去甲肾上腺素（NMN）、3-甲氧基酪胺（3MT）、高香草酸（HVA）和香草扁桃酸（VMA）的分泌水平。嗜铬细胞瘤/副神经节瘤患者血、尿CA及其代谢产物会明显升高，临床上常通过同时检测血和24h尿CA及其代谢产物来辅助嗜铬细胞瘤/副神经节瘤诊断。

一、适应证

1. 嗜铬细胞瘤的诊断　诊断或排除嗜铬细胞瘤，尤其是高血压患者伴有头痛、心悸、出汗等症状时。

2. 副神经节瘤的诊断　诊断副神经节瘤，尤其是腹部或盆腔肿块伴有高血压或儿茶酚胺增多症状时。

3. 高血压的鉴别诊断　鉴别继发性高血压，尤其是怀疑由嗜铬细胞瘤或副神经节瘤引起的高血压。

4. 术后随访　嗜铬细胞瘤或副神经节瘤术后监测复发。

5. 家族性遗传病的筛查　筛查多发性内分泌腺瘤病2型等遗传性疾病。

二、禁忌证

1. 药物干扰　某些药物如三环类抗抑郁药、β受体阻滞剂、α受体阻滞剂等，可能影响结果，测试前应停药。

2. 急性疾病或应激状态　急性疾病、手术、创伤或剧烈运动可能影响结果，应避免在这些情况下进行测试。

3. 饮食干扰　测试前应避免摄入含咖啡因、酒精、香蕉、巧克力等可能影响结果的食物。

4. 严重肾功能不全　肾功能不全可能影响儿茶酚胺的排泄，导致结果不准确。

5. 妊娠期　妊娠期儿茶酚胺水平可能波动，需谨慎解读结果。

三、操作方法

方法同24h尿游离皮质醇测定。

四、注意事项

1. 标本结果影响因素多，为确保结果准确性，通常需多次送检，在患者症状发作期留取标本检测更有意义。

2. 检查前 48h 禁食咖啡、茶、巧克力、香蕉、酒精及含香草的食物。

3. 应激状态、情绪激动、剧烈运动及寒冷刺激可能导致儿茶酚胺应激性分泌增多，在标本留取期间应尽量避免。

4. 标本采集前 1 周建议停止服用三环类抗抑郁药、单胺氧化酶抑制剂、类交感神经药、钙通道阻滞剂等可能导致假阳性结果的药物。

5. 孕妇、肾功能不全患者需谨慎，结果可能受生理或病理因素影响。

五、相关知识

结果解读

1. 正常参考值　肾上腺素 3 ～ 20μg/24h，去甲肾上腺素 15 ～ 80μg/24h，多巴胺 65 ～ 400μg/24h，间甲肾上腺素＜ 1.3mg/24h，香草扁桃酸 2 ～ 7mg/24h。参考值因试验方法而异。

2. 结果升高

（1）显著升高：24h 尿内儿茶酚胺含量升高，高于参考值 2 倍以上，高度提示嗜铬细胞瘤或副神经节瘤。

（2）轻度升高：应激状态、情绪激动、剧烈运动、药物干扰、心力衰竭、心肌梗死。

3. 结果降低　可见于自主神经功能衰竭或长期使用 α 受体阻滞剂的患者。

4. 假阳性 / 假阴性结果

（1）假阴性：肿瘤分泌间歇期、尿液收集不全或尿液保存不当。

（2）假阳性：三环类抗抑郁药干扰、食用含酪氨酸食物。

第四章

常见内分泌疾病护理

内分泌疾病是由内分泌腺体或组织分泌功能/结构异常、激素受体异常或代谢异常引发的症候群，常见类型包括下丘脑垂体疾病、甲状旁腺疾病、甲状腺疾病、肾上腺疾病等。其护理需围绕疾病特点，结合患者个体情况，涵盖护理评估、护理诊断/问题及措施、健康教育等多维度。护理前全面评估患者情况，为后续干预提供依据。核心护理措施主要包括饮食与运动管理、药物治疗配合、心理支持、并发症预防与处理、健康教育与随访。内分泌疾病护理需以“个体化、全周期”为核心，结合医学干预与患者自我管理，最终目标是控制病情、减少并发症、提升生活质量。

第一节　尿崩症

案例导入

患者，男性，21岁，未婚，因“烦渴、多饮、多尿10个月余”入院。患者诉10个月前，因精神刺激后出现烦渴、多饮，每日饮水量约5000～10000mL，每日尿量约5000～6000mL，夜尿约2h 1次，无多食、易饥、视力下降、尿频、尿急、尿痛等伴随症状；5个月前外院就诊，尿比重为1.01，垂体MRI示垂体后叶短T_1高信号；10天前外院查尿比重为1.003，门诊以“多尿原因待查”收入院。患者自起病以来，精神食欲可，睡眠一般，大便正常，体重近3个月增加约1kg。既往体健，否认高血压、糖尿病病史；已戒烟3个月，戒酒半年。家庭成员中无类似病史。患者行禁水-加压素试验期间不耐受，尿渗透压未达到平台期即注射了垂体后叶素5U，之后尿渗透压明显升高，较注射前增加10%以上，考虑中枢性尿崩症可能性大，予以去氨加压素片0.1mg 1次/晚口服。用药后患者尿量及饮水量均较前有所减少，夜尿量＜750mL，每日尿量＜5000mL，治疗有效。复查尿渗透压137.0mOsm/（kg·H_2O），尿比重1.005，血渗透压302.0mOsm/（kg·H_2O），患者症状好转出院。

1. 为何考虑该患者中枢性尿崩症可能性大？

2. 在患者治疗过程中，护士应如何监测和评估去氨加压素治疗的效果？

尿崩症（diabetes insipidus，DI）是指精氨酸加压素（arginine vasopressin，AVP；又称抗利尿激素，antidiuretic hormone，ADH）完全 / 部分缺乏或肾脏对AVP不敏感，致肾远曲小管、集合管对水重吸收功能障碍，从而引起的以多尿、烦渴、多饮为特征的综合征。

一、分类与临床表现

（一）中枢性尿崩症

1. 病因　AVP合成和释放减少导致尿液浓缩障碍。

2. 临床表现　多饮，尤其喜冷饮；多尿，每天尿量4～10L；夜尿多，可能影响睡眠；注意力不集中、体力下降、食欲减退、工作 / 学习效率降低；长期饮水过量可导致消化功能紊乱或肾损害。

（二）肾性尿崩症

1. 病因　由遗传性和获得性因素导致，对外源性AVP缺乏反应。

2. 临床表现　多尿、低渗尿，但症状较中枢性尿崩症轻，尿量波动较大；常伴有原发性肾脏疾病症状，如低血钾（肌无力、心律失常）、高血钙（口渴、肾结石）；症状在原发性疾病治愈后减轻或消失。

（三）妊娠期尿崩症

1. 病因　与胎盘分泌AVP酶增多导致AVP降解有关，常在妊娠后3个月发生。

2. 临床表现　多尿、烦渴与多饮，症状多在分娩后几周消失或明显好转，部分可能于再次妊娠时复发。

（四）原发性烦渴症

1. 病因　可能与心理疾病、生活习惯（强迫性饮水）、致口干药物（如抗胆碱药）或引起肾素、血管紧张素升高的疾病有关。

2. 临床表现　多饮、低渗性多尿。无明确病理基础，症状易受情绪和环境因素影响。

二、检验检查

（一）实验室检查

1. 尿常规　尿比重＜1.005，尿渗透压降低，常低于血浆渗透压。

2. 血钠　尿崩症患者血钠在正常高值水平或轻度增高，严重脱水时可高达160mmol/L以上。原发性烦渴症患者的血钠水平多为正常低值水平。

3. 血尿酸　中枢性尿崩症患者由于轻度容量不足及AVP促进尿酸排泄作用下降，血尿酸水平增高。血尿酸＞5μg/dL可以区分中枢性尿崩症和原发性烦渴症。

4. 血浆AVP测定　正常人血浆AVP（随意饮水）为2.3～7.4pmol/L，禁水后可明显升高。中枢性尿崩症患者血浆 AVP 水平降低，禁水后也不增加或增加不多。

5. 禁水加压试验　比较禁水后与使用血管升压素后的尿渗透压的变化，是确定尿崩症及尿崩症鉴别诊断的简单可行的方法。详见第二章第六节禁水-加压素试验。

（二）影像学检查

正常人垂体磁共振（MRI）T_1 加权影像可见神经垂体部位有一个高信号区域，中枢性尿崩症患者该信号消失，而肾性尿崩症和原发性多饮患者中，该信号多存在。有时垂体 MRI 还可见垂体柄增厚或有结节，提示原发性或转移性肿瘤等。

三、治疗

对各种类型症状严重的尿崩症患者，都应该及时纠正高钠血症，积极治疗高渗性脑病，正确补充水分，恢复正常血浆渗透压。纠正高渗状态不宜过快，如果渗透压下降太快，容易引起脑水肿。液体补充的速度以血清钠每 2h 下降 1mmol/L 为宜。

（一）中枢性尿崩症

1. 去氨加压素　即 1-脱氨基-8-右旋精氨酸加压素（desmopressin，DDAVP），为人工合成的加压素类似物。其抗利尿作用强，而无加压作用，不良反应少，为目前治疗中枢性尿崩症的首选药物，包括口服、注射及喷雾制剂。

2. 垂体后叶激素　从猪或牛脑垂体后叶中提取，内含 AVP，作用能维持 3 ～ 6h，每日需多次注射，长期应用不便。主要用于脑损伤或手术时出现的尿崩症，每次 5 ～ 10U，皮下注射。

3. 氢氯噻嗪　每次 25mg，每日 2 ～ 3 次，可使尿量减少约一半。其作用机制可能是抑制远曲小管对钠的重吸收，减少机体血容量，刺激近曲小管钠水重吸收增加，从而减少输送到集合管（AVP 敏感部位）的水分，即减少尿量。长期服用可引起缺钾、高尿酸血症等，应适当补充钾盐。

4. 卡马西平　能刺激 AVP 分泌，使尿量减少。每次 0.2g，每日 2 ～ 3 次。有外周血粒细胞减少、肝损害、疲乏、眩晕等不良反应。

（二）肾性尿崩症

肾性尿崩症对外源性 AVP 无效，目前还没有特异性的治疗手段，但可采用以下方法控制症状。

1. 适当补水　儿童和成人可以口服，婴儿应及时经静脉补充，避免高渗和高渗性脑病。

2. 非甾体抗炎药　吲哚美辛可使尿量减少，但其他非甾体抗炎药疗效不明显。

3. 氢氯噻嗪　每天 50～100mg 口服，必须同时应用低盐饮食，可使尿量明显减少。该药有明显排钾作用，长期服用时，应定期检测血钾浓度，防止低钾血症。

4. 阿米洛利　用于锂盐诱导的肾性尿崩症，与氢氯噻嗪联合应用可避免低钾血症。

（三）妊娠期尿崩症

原有中枢性尿崩症的妇女妊娠时，一般应用 DDAVP 治疗。妊娠期尿崩症的治疗中应注意区分 ADH 不足引起的尿崩症和渴感异常引起的尿崩症，后者应用 DDAVP 治疗常可引起水中毒，所以最好测定血中的 AVP 含量来指导治疗。由于妊娠期尿崩症随分娩后自然缓解，分娩后应密切注意尿量变化，及时减少剂量和停药，以防止发生水中毒。

四、护理

（一）护理评估

1. 病史　询问患者的既往史、家族史；患病时间、主要症状及其特点，如有无多饮、多尿、烦渴的症状，夜尿情况；询问患者在患病后检查和治疗经过，目前用药情况和病情控制情况。

2. 身体状况

（1）全身状态：意识、食欲、体温、脉搏、呼吸、血压、体重、饮水量、尿量等；有无烦躁、失眠不安等表现或神志淡漠、嗜睡、反应迟钝；有无消瘦、体重下降等。

（2）皮肤、黏膜：是否出现唇干舌燥、皮肤弹性降低、眼窝凹陷等。

（3）骨骼肌肉：有无肌力减退、四肢肌肉麻痹、肌腱反射降低、肠麻痹、腹胀等低钾血症的表现。

（4）心理-社会状况：有无睡眠、活动量及活动耐力的改变，有无反应迟钝、焦虑、多疑等。

（二）常用护理诊断 / 问题

1. 排尿异常：与尿量增多、频率增加有关。

2. 水、电解质紊乱：与多饮、多尿有关。

3. 睡眠形态紊乱：与夜尿频繁有关。

4. 知识缺乏：缺乏对疾病的认识与自我护理。

5. 有跌倒坠床的危险。

（三）护理措施

1. 症状护理

（1）多饮：指导患者使用有刻度的水杯，登记饮水量，限制咖啡、茶类或高渗饮料的摄入量，口渴时饮用淡水。告知不可因烦渴而过度饮水，也不可过度限制水的摄入量，全天饮水量与尿量大致相当。

（2）多尿：指导患者形成良好的排尿习惯，可以采用“二次排尿”方式，即排尿后，等待 10 ～ 15min，然后再次排尿以完全排空膀胱，避免憋尿。注意个人卫生，勤洗澡，勤换衣服。

（3）睡眠障碍：病房室温湿度适宜，安静整洁，为患者提供良好休息环境，减少探视，在必要时进行药物治疗。

2. 饮食护理

（1）低钠饮食：选择新鲜的食物，而非加工食品、罐装或熟食柜台销售的肉类；减少在外就餐，尽量用新鲜食材自己烹饪；学会查看食物包装的营养成分表；可尝试使用其他调味品提高食物的口感，比如草本调料、香辛料、柠檬汁和醋。

（2）水分摄入：选择淡水，少量多次饮水，限制咖啡、茶类或高渗饮料的摄入量。

3. 药物护理

（1）氢氯噻嗪：注意有无低血钾、高尿酸血症。

（2）卡马西平：注意有无外周血粒细胞减少、肝损害、疲乏、眩晕等症状。

（3）去氨加压素：注射治疗药物（如去氨加压素注射液、垂体后叶激素注射液）需避光冷藏，使用前检查是否浑浊，注射部位应轮换，避免局部硬结发生，观察有无水中毒。

4. 病情观察

（1）24h 出入水量：建议患者使用有刻度的量杯饮水，指导患者准确记录每次进食、饮水、排泄的时间及总量，以观察患者入水量与尿量的差别、各时间段尿量差异及排尿的规律，为治疗提供临床证据。

（2）常规监测：监测生命体征、血浆渗透压、电解质及体重情况。

（3）症状观察：观察有无高钠血症症状，如乏力、嗜睡、易激惹、颤搐、痫性发作和昏迷；观察有无高渗性脱水的表现，如眼眶凹陷、乏力、皮肤干燥、头痛、恶心、呕吐、胸闷、虚脱、昏迷等；观察有无水中毒表现，如恶心、呕吐、意识模糊、抽搐等。以上情况应高度警惕，及时通知医生协助处理。

5. 心理护理

（1）健康教育：帮助患者了解疾病基本知识以及识别脱水和电解质失衡的症状，使其保持良好的心理状态。

（2）识别情绪：多与患者沟通，及时识别患者的负面情绪，并评估其焦虑程度。

（3）提供帮助：询问患者的感受，主动提供帮助，指导家属关心、体贴患者。通过播放轻音乐，安排患者与已取得良好治疗效果的病友交流等途径，指导患者自我调节，积极配合检查和治疗。

6. 预防跌倒坠床

（1）环境管理：保持患者活动区域的整洁与宽敞，移除不必要的障碍物，便于取水与饮水；保持地面干燥，使用防滑地板或铺设防滑垫；保持室内光线充足，避免刺眼或昏暗的光线影响患者视线。

（2）衣物与鞋子的选择：患者应穿着合适舒适的衣物，避免衣裤过大或过紧影响活动。鞋子应选择防滑、稳固的款式，避免穿拖鞋或高跟鞋等易滑倒的鞋子。

（3）试验护理：试验期间 24h 留陪人，护士加强巡视，可在患者床旁采集尿标本、血标本、测量体重，避免患者因体力不支而发生跌倒。

7. 教育与支持　指导患者遵医嘱服药，观察药物不良反应。保持记录出入量的习惯，定期复查。

五、案例解析

• 为何考虑该患者患中枢性尿崩症可能性大？

1. 临床表现　精神刺激后出现烦渴、多饮、多尿，无多食、易饥、心悸、出汗等典型内分泌疾病伴随症状。

2. 禁水-加压素试验　禁水后尿量未明显减少，尿渗透压上升不明显，注射垂体后叶激素 5U 后尿渗透压明显升高（较注射前增加 10% 以上）。

3. 其他检查　垂体 MRI 示垂体后叶短 T_1 高信号（虽无明确肿瘤证据，但提示垂体后叶可能存在功能或结构异常）；OGTT 试验血糖未见异常，排除糖尿病导致的多尿烦渴。

• 如何监测和评估去氨加压素治疗的效果？

1. 生命体征　密切监测生命体征，特别是血压和心率。

2. 出入水量　观察患者饮水量及尿量是否相对平衡，夜尿次数有无改善。

3. 症状观察　观察患者口渴有无改善，是否有头痛、恶心、呕吐、意识障碍、抽搐等。

第二节　垂体瘤

案例导入

患者，男性，50 岁，已婚，因“发现面容改变 2 个月”入院。患者诉 2 个月前被别人提醒发现患者面容改变后，到外院就诊，查生长激素 35.53ng/mL，ACTH 41.66pg/mL，甲功三项、皮质醇正常。为进一步诊治，到我院门诊就诊，门诊以“肢端肥大症、垂体瘤可能”收住内分泌科。患者身高 177cm，体重 85kg，生命体征正常，精神、饮食、睡眠尚可，大小便正常，体重无明显变化；视物模糊，视力下降；头部有隆起，凹凸不平，眉弓及颧骨突出，鼻翼增宽、嘴唇增厚、齿列稀疏、舌体肥厚、手足肥大；伴 OGTT 试验时生长激素未被抑制；CT 示鞍区偏左侧占位性病变、颅骨稍增厚、左侧颞顶部皮下脂肪瘤；磁共振示垂体左侧份占位性病变：垂体瘤？垂体柄结节样增粗。患者考虑接受外科手术治疗。

1. 该患者是属于哪种垂体瘤？

2. OGTT 试验时为何同时查生长激素？

3. 如何缓解患者的自我形象紊乱？

垂体瘤（pituitary tumor）是一组起源于垂体和胚胎期颅咽管上皮细胞的肿瘤，是中枢神经系统和内分泌系统的常见肿瘤，占颅内肿瘤的 10% ～ 20%，多数为良性。垂体瘤可表现为垂体激素过度分泌或分泌不足，以及肿瘤局部压迫症状，亦有部分患者缺乏临床表现。

一、垂体瘤的分类

根据肿瘤大小、功能状态、分泌激素类型及侵袭性等进行分类，临床常结合影像学（如 MRI 定位）和激素检测（如 OGTT 试验评估 GH 抑制性）进行综合分型。

（一）按肿瘤大小分类

1. 微腺瘤　直径＜ 1cm，常无症状或仅轻微内分泌异常。

2. 宏腺瘤　直径≥ 1cm，易压迫周围组织（如视神经）引发头痛、视力障碍等。

3. 巨腺瘤　直径＞ 4cm，侵袭性强，需积极干预。

（二）按功能状态分类

1. 功能性垂体瘤

（1）催乳素瘤（PRL 瘤）：女性表现为闭经、溢乳，男性性功能减退。

（2）生长激素瘤（GH 瘤）：儿童致巨人症，成人致肢端肥大症。

（3）促肾上腺皮质激素瘤（ACTH 瘤）：引发库欣病（高血压、高血糖、皮肤色素沉着）。

（4）促甲状腺激素瘤（TSH 瘤）：罕见，可导致甲状腺功能亢进或减退。

（5）混合型垂体瘤：分泌多种激素（如 GH+PRL）。

2. 非功能性垂体瘤　无激素分泌功能，多因占位效应导致头痛、视力下降或垂体功能减退。

（三）按分泌激素类型分类

1. 分泌催乳素　最常见功能性肿瘤。

2. 分泌生长激素　肢端肥大症或巨人症的核心病因。

3. 分泌促肾上腺皮质激素　与库欣病强相关。

4. 分泌促甲状腺激素　罕见，易误诊为原发性甲亢。

（四）按侵袭性分类

1. 良性垂体瘤　生长缓慢，无转移（占绝大多数）。

2. 恶性垂体瘤（垂体癌）　罕见，可侵袭周围组织或远处转移。

二、临床表现

（一）占位效应相关症状

1. 头痛　压迫硬脑膜、鞍膈或颅底脑膜 / 血管外膜，刺激痛觉神经纤维。

2. 视觉及眼部症状

（1）视力减退、视野缺损：压迫视神经或视交叉。

（2）视乳头水肿：压迫导水管致颅内压升高。

（3）海绵窦综合征：肿瘤侵入海绵窦，损伤第Ⅲ、Ⅳ、Ⅴ、Ⅵ对脑神经，表现为眼球运动障碍、突眼。

（4）三叉神经症状：侵犯麦氏囊致面部麻木或三叉神经痛。

3. 其他压迫症状

（1）下丘脑综合征：巨大肿瘤向上生长影响下丘脑功能（罕见）。

（2）脑脊液鼻漏：肿瘤向下破坏鞍底及蝶窦，可能继发颅内感染。

（二）激素分泌异常相关症状

1. 激素分泌亢进症状

（1）生长激素腺瘤：儿童期巨人症，成人期肢端肥大症（面容改变、手足肥大等）。

（2）促肾上腺皮质激素腺瘤：库欣病（向心性肥胖、高血压、高血糖）。

（3）催乳素腺瘤：女性溢乳、闭经综合征；男性阳痿、不育。

（4）促甲状腺激素腺瘤：甲状腺功能亢进（心悸、多汗等）。

（5）促性腺激素腺瘤：罕见，可致卵巢过度刺激或睾丸增大。

2. 垂体功能减退症状

（1）生长激素轴受损（最常见）：儿童生长迟缓，成人代谢异常。

（2）性腺轴受损：性欲减退、闭经、不孕。

（3）甲状腺轴受损：甲减（乏力、怕冷）。

（4）肾上腺皮质轴受损：乏力、低血压、低血糖。

（5）下丘脑调控受阻（非肿瘤分泌）：催乳素水平低或正常低值。

（三）其他特殊临床表现

1. 垂体卒中

（1）诱因：肿瘤出血或梗死（常见于大腺瘤、快速生长、放疗或溴隐亭治疗后）。

（2）症状：突发剧烈头痛、高热、眼肌麻痹、视力骤降、恶心呕吐、颈强直、意识模糊。

（3）危重表现：急性肾上腺皮质功能衰竭，昏迷、休克，甚至死亡。

2. 尿崩症　因肿瘤压迫下丘脑或垂体柄，影响抗利尿激素（ADH）分泌或运输。

三、检验检查

（一）体格检查与病史采集

1. 症状体征导向检查

（1）GH 瘤：肢端肥大症（手足肥大、面容改变）、儿童巨人症。

（2）ACTH 瘤（库欣病）：向心性肥胖、水牛背、皮肤紫纹。

（3）PRL 瘤：女性闭经、溢乳，男性性功能减退。

2. 家族史　询问家族性遗传综合征（如多发性内分泌腺瘤病 1 型、Carney 综合征）。

（二）视力和视野检查

1. 适用人群　适用于肿瘤压迫视交叉或视神经的患者（常见于鞍上生长的宏腺瘤）。

2. 检查方法　自动视野计用于评估视野缺损（如双颞侧偏盲）；检眼镜用于观察视乳头水肿或萎缩。

（三）影像学检查

1. 垂体增强 MRI

（1）意义：首选检查，可清晰地显示垂体微腺瘤（敏感性＞90%），明确肿瘤大小、位置及与周围结构（视交叉、海绵窦）的关系。

（2）典型表现：垂体局部膨隆或肿块，T_1 加权像低信号，增强后强化程度低于正常垂体组织。

2. CT 扫描（辅助检查）　用于评估鞍区骨质破坏（如蝶鞍扩大、鞍底变薄），或无法行 MRI 时。

（四）内分泌激素评估

1. 基础激素检测

血清催乳素（PRL）、生长激素（GH）、胰岛素样生长因子-1（IGF-1）；清晨血皮质醇、ACTH；游离甲状腺素（FT_4）、促甲状腺激素（TSH）；雌二醇（女性）、睾酮（男性）、促卵泡生成素（FSH）、黄体生成素（LH）等。

2. 功能试验

（1）OGTT 试验（生长激素瘤诊断）：口服 75g 葡萄糖后 GH 未被抑制

（> 1ng/mL）。

（2）地塞米松抑制试验：鉴别库欣病。

（3）促甲状腺激素释放激素（TRH）兴奋试验：诊断 TSH 瘤。

（五）基因检测

1. 适用人群　家族性垂体瘤（如多发性内分泌腺瘤病 1 型、家族性孤立性垂体瘤）；早发型（< 30 岁）或侵袭性垂体瘤。

2. 常见检测基因　*MEN1*、*AIP*、*PRKAR1A*、*CDKN1B* 等。

四、治疗

治疗的主要目标是纠正激素分泌紊乱，缓解肿瘤占位效应，尽可能保留垂体结构和功能，防治肿瘤复发，减少并发症。

（一）药物治疗

1. 催乳素瘤　首选溴隐亭、卡麦角林（多巴胺受体激动剂），抑制催乳素分泌。

2. 生长激素瘤　生长抑素类似物（奥曲肽、兰瑞肽等）为一线药，可联合溴隐亭或培维索孟。

3. 促肾上腺皮质激素瘤　帕瑞肽（生长抑素类似物）、酮康唑、米非司酮抑制皮质醇合成。

4. 促甲状腺激素瘤　生长抑素类似物（奥曲肽等）抑制 TSH 分泌。

5. 混合型垂体瘤（如 GH+PRL 瘤）　根据主要分泌的激素选择药物，GH 分泌为主，优先使用生长抑素类似物；PRL 分泌为主，优先使用多巴胺受体激动剂，必要时联合用药。

6. 促性腺激素瘤（FSH/LH 瘤）　药物疗效有限，生长抑素类似物（如奥曲肽）或可控制肿瘤或缓解症状，性腺功能减退者补充性激素（雌二醇、睾酮等）改善症状。

7. 注意事项

（1）定期监测：用药期间需定期监测激素水平（如 PRL、GH、IGF-1、血皮质醇等）、肝肾功能及肿瘤大小（MRI）。

（2）药物不良反应：多巴胺受体激动剂可能引起恶心、呕吐、头晕等不良反应，建议从小剂量开始，逐渐加量；生长抑素类似物可能导致腹泻、胆石症等，需定期随访。

（3）局限性：药物治疗不能根治垂体瘤，部分患者需长期用药，或在药物控制后结合手术、放疗等综合治疗。

（二）其他治疗

1. 手术治疗　除催乳素瘤外，其他垂体瘤的首选治疗一般为手术治疗。

2. 放射治疗　主要作为手术的辅助治疗，其指征包括术后肿瘤残余较大且药物控制不佳、患者拒绝手术、肿瘤复发等。决定疗效的因素除了照射剂量，还有放疗的操作经验。

五、护理

（一）护理评估

1. 病史　询问患者的既往史、家族史；患病时间、主要症状及其特点，询问患病后检查和治疗经过，目前用药情况和病情控制情况。

2. 意识和生命体征　密切观察患者的体温、脉搏、呼吸、血压、瞳孔、意识状态，是否有体温过高或偏低、嗜睡、多饮多尿、头痛、恶心、呕吐、视力下降等症状，及时发现并处理异常情况。

3. 水电解质　监测患者的电解质水平，特别是钠、钾、氯等离子的浓度，以及尿液的比重和出入量，及时发现并纠正水电解质失衡。

4. 心理-社会状况　了解患者及家属对垂体瘤的认知程度，评估患者的心理状态，包括焦虑、恐惧、抑郁等情绪反应，以便提供针对性的心理支持和护理。

（二）常用护理诊断 / 问题

1. 自我形象紊乱　与激素水平异常有关。

2. 水电解质紊乱　与疾病有关导致水分丢失。

3. 知识缺乏　缺乏对疾病的认识与自我护理。

（三）护理措施

1. 积极配合医生完善各项检查，包括初始激素的评估、激发试验、抑制试验等。

2. 清淡易消化的高蛋白（鱼肉、瘦肉、鸡蛋、牛奶）、高维生素（蔬菜水果）、高纤维（芹菜、韭菜）饮食，荤素搭配，营养均衡。避免进食辛辣油腻食物以及活血化瘀的药材、补品等。

3. 女性患者住院前，应告知医生月经来临时间，以便安排后续的相关检查。

4. 密切关注患者的病情变化，包括体温、脉搏、呼吸、血压、瞳孔、意识状态、视力、尿量，有体温过高或偏低、嗜睡、多饮、多尿、头痛、恶心、呕吐、视力下降等症状，及时发现并处理异常情况。

5. 用药应严格遵医嘱给药，嘱患者不得自行减药或停药，注意观察药物不良反应。服用去氨加压素时，应严防水中毒的发生（表现为意识模糊、抽搐）；服用溴隐亭时，应观察有无恶心、直立性低血压等。

6. 定期复查，有助于判断高激素状态是否恢复、垂体功能是否减退、是否需要激素替代或调整等，出现恶心或呕吐、头晕头痛、意识模糊等立即就诊。

7. 帮助患者了解疾病基本知识，学会自我症状观察，保持良好的心理状态。

六、案例解析

·该患者属于哪种垂体瘤?

该患者有典型的肢端肥大症表现，OGTT 试验中不同时间点的生长激素值均远高于正常值范围（35.90 ～ 45.83ng/mL）。磁共振显示垂体左侧份占位性病变，故该患者可能患有功能性垂体瘤，特别是生长激素瘤。

·OGTT 试验为何同时查生长激素?

1. 诊断生长激素瘤　OGTT 试验中，正常人的生长激素分泌会受到抑制，特别是在口服葡萄糖后的 30 ～ 60min 内，生长激素水平应明显下降。而生长激素瘤患者，在口服葡萄糖后，其生长激素分泌不会受到明显抑制，甚至可能持续升高或维持在高水平。

2. 评估垂体瘤的功能状态　通过 OGTT 试验观察生长激素的变化，可以评估垂体瘤是否具有分泌功能，特别是分泌生长激素的功能，从而指导后续的治疗方案选择。

·如何缓解患者的自我形象紊乱?

1. 心理支持　多与患者接触和交流，鼓励患者表达其感受，耐心倾听。

2. 建立良好的家庭互动关系　鼓励家属主动与患者沟通并参与对患者的护理，促进患者与家人之间的互动关系，以减轻患者内心的孤独或焦虑。

3. 促进患者社会交往　鼓励患者加入社区中的各种社交活动；教育周围人群勿歧视患者，避免伤害其自尊。

第三节　腺垂体功能减退症

案例导入

单女士，74 岁，因“乏力、纳差 10 年，加重伴下肢水肿半月”入院。患者 2 个月前食欲缺乏、乏力明显加重，于卫生院治疗稍有好转。近半个月感病情加重，食欲极差，精神状况差，伴咳嗽、咳痰、活动后气促，为求诊治，于本院内分泌科就诊。询问得知患者 40 年前有产后大出血病史，实验室检查回报低钠、低氯血症、低血糖，门诊以“腺垂体功能减退症、希恩综合征”收入院。患者身高 155cm，体重 36.4kg，生命体征正常；眉毛、腋毛、阴毛稀疏，乳晕色浅；第一心音强弱不等，心律绝对不齐，无杂音。皮质醇 45.6μg/dL，血清促肾上腺皮质激素 4.13pg/mL，白细胞计数 5.35×10^9/L，中性粒细胞百分比 73.6%↑，淋巴细胞百分比 18.4%↓，血凝四项纤维蛋白原 150.00mg/dL↓，乳酸脱氢酶 295.00U/L↑，高敏 C 反应蛋白 9.60mg/L↑。心脏彩超提示双心房增大，三尖瓣关闭不全。给予醋酸泼尼松片、哌拉西林他唑巴坦、利伐沙班片、美托洛尔缓释片等对症治疗。

1. 该患者可以诊断为希恩综合征吗？

2. 该患者的主要护理诊断、问题有哪些，相应的护理措施是什么？

3. 患者使用激素的注意事项是什么？

腺垂体功能减退症（hypopituitarism）是指由于腺垂体功能受损，导致一种或多种垂体激素分泌不足所引起的一组临床综合征。这种功能受损可以由多种原因引起，包括但不限于垂体瘤、产后大出血导致的垂体缺血性坏死（如希恩综合征）、下丘脑病变、颅脑外伤、手术或放疗对垂体的损伤、感染和炎症等。

一、临床表现

患者的临床表现多样且非特异性，这些表现深受原发疾病类型、腺垂体受损比例、垂体激素减退速率、缺乏程度及种类，以及相应靶腺萎缩状况的影响。当腺垂体组织受损超过 50% 时，患者可能开始显现临床症状；当受损比例达到 75% 以上，症状变得显著；若受损程度 95% 达到以上，临床症状则尤为严重。

（一）促性腺激素（GnRH）缺乏

1. 女性　月经不规律，经量减少，严重时可能发展为闭经；乳房、阴道及子宫等生殖器官萎缩，阴道干燥、性交困难、阴毛和腋毛脱落、性欲下降等。

2. 男性　阴毛稀少、肌肉不发达等第二性征退化；睾丸体积缩小，质地变软；阴茎萎缩，勃起功能障碍，严重影响性生活质量；精子数量和质量下降，严重时可能导致不育。

（二）ACTH 缺乏

ACTH 缺乏的主要表现为肾上腺皮质功能不全的一系列症状，包括逐渐加重的全身不适、乏力、倦怠、食欲减退、恶心、呕吐、体重减轻、肤色苍白等。此外，还可能伴有其他腺体功能低下，如甲状腺功能低下或性腺功能低下，并出现相应症状。在严重情况下，ACTH 缺乏可能导致低血糖、低钾血症、低血压乃至休克等危及生命的状况。

（三）促甲状腺激素（TSH）缺乏

1. 乏力　患者会感到明显的疲劳和虚弱，日常活动可能变得困难。

2. 体重　由于代谢率降低，体重可能会无故增加，同时皮下组织也会增厚。

3. 消化系统　可能出现厌食、便秘、腹胀等不适感。

4. 神经系统　记忆力减退，注意力难以集中，反应变得迟钝，还可能出现精神状态改变，如淡漠或抑郁。此外，患者还会感到畏寒，体温调节能力下降。

5. 形象　面色苍白、毛发稀疏、皮肤干燥和粗糙等。

6. 其他　心动过缓、贫血等。

（四）生长激素（GH）缺乏

1. 儿童　可能出现生长迟缓，身高增长明显落后于同龄儿童，严重时可能导致侏儒症，但身体各部分比例保持正常。

2. 成人　可能出现中心性肥胖，腹部脂肪积累明显；肌肉量减少，导致身体力量和耐力下降；感到持续性疲劳，日常活动易感到累；注意力难以集中，记忆力可能有所下降；情绪上可能出现抑郁、焦虑等心理问题；骨质疏松风险增加，骨骼变得脆弱，易骨折；免疫力下降，对疾病的抵抗力降低，容易感染等。

（五）泌乳素（PRL）缺乏

1. 产后女性 PRL 缺乏症状　是最早且最明显的症状之一，具体表现为乳房不胀满、乳汁分泌减少或完全无乳汁分泌。这通常发生在产后大出血或垂体受损的情况下，对母乳喂养造成直接影响。

2. 非产后女性及男性患者 PRL 缺乏的症状　可能相对隐蔽，但仍可能出现一些性腺功能减退的表现，如女性可能出现月经紊乱、性欲减退、不孕、阴道干燥、性交疼痛以及阴毛、腋毛脱落等症状；男性患者则可能出现性欲减退、勃起功能障碍、精液减少，以及睾丸变软、缩小等症状。

3. 非特异性症状　疲劳、虚弱、食欲减退、体重下降以及精神淡漠等。

（六）垂体危象

1. 诱发因素　在全垂体功能减退症基础上，各种应激状况（如感染、腹泻、呕吐、脱水、饥饿、受寒、中暑、手术、外伤、酗酒等）、麻醉及各种镇静催眠药、降糖药等均可诱发垂体危象。

2. 临床表现　高热（体温＞40℃）或低温（体温＜30℃）、低血糖、循环衰竭、水中毒等，可伴有精神异常、谵妄、恶心、呕吐、昏迷等症状。

二、检验检查

（一）实验室检查

1. 下丘脑-垂体-肾上腺轴功能评估

（1）血清游离皮质醇：血液中未被结合的皮质醇部分，直接反映肾上腺皮质的分泌功能。由于垂体对肾上腺皮质的调控作用减弱，血清游离皮质醇水平通常会降低。

（2）尿游离皮质醇：游离皮质醇经肾小球过滤后分离出的物质，一般通过收集 24h 尿液样本进行化验，若测定结果低于正常范围，提示肾上腺皮质功能减退。

2. 下丘脑-垂体-甲状腺轴功能测定

（1）TSH：腺垂体功能减退时，TSH 水平通常会降低。下丘脑分泌的促甲状腺激素释放激素（TRH）可以刺激腺垂体分泌 TSH，当怀疑下丘脑病变导致腺垂体功能减退时，可以进行 TRH 兴奋试验。静脉注射 TRH 后，如果 TSH 水平升高但反应较弱或延迟，提示病变可能在下丘脑；如果TSH水平无反应，则提示病变可能在腺垂体。

（2）FT_3、FT_4：由于TSH分泌减少，FT_3、FT_4水平也可能降低。

3. 下丘脑-垂体-性腺轴功能测定

（1）促性腺激素和性腺激素：黄体生成素（LH）、促卵泡生成素（FSH）、雌二醇（E2）、睾酮（T）等。用于初步判断性腺的功能状态以及是否存在腺垂体功能减退。

（2）黄体生成激素释放激素（LHRH）兴奋试验：静脉注射LHRH后，观察FSH和LH水平的升高情况，用于判断病变部位。若FSH和LH水平升高但反应较弱或延迟，提示病变可能在下丘脑；若无反应，则提示病变可能在腺垂体。注意，在进行这些检查前，应确保患者没有服用可能影响激素水平的药物。

4. GH轴功能测定

（1）GH：呈脉冲样分泌，单次低GH水平可能不能准确反映腺垂体的分泌能力。因此，可多次测定并计算平均值以提高准确性。

（2）血清胰岛素样生长因子-1（IGF-1）：GH的主要靶器官产物之一，其半衰期长，血清浓度稳定，因此可能较直接测定GH更加准确。

（3）激发试验：对于疑似生长激素缺乏的患者，还可以进行胰岛素低血糖激发试验、生长激素释放激素（GHRH）和精氨酸激发试验等进一步评估腺垂体的分泌能力。注射胰岛素或GHRH加精氨酸，如果激发后GH水平仍无明显升高，则表示腺垂体分泌GH的功能受损。

5. PRL　产后大出血、垂体肿瘤、垂体炎症等原因导致的腺垂体功能减退症患者，PRL水平降低。由于PRL水平的变化还受到药物、应激、妊娠等多种因素的影响，如雌激素、孕激素、避孕药、部分抗精神病药物、剧烈运动、情绪波动等，所以如果是此项单一的结果异常，则还需结合其症状和其他相应检查（如甲状腺功能、垂体MRI）综合判断，避免误诊。

6. 血常规及生化　大多数患者呈正常细胞正色素性贫血，少数患者表现为巨幼细胞贫血，白细胞总数比正常偏低，分类计数中淋巴细胞及嗜酸粒细胞可偏高，合并低血糖、低氯血症、低钠血症等。

（二）影像学检查

首选磁共振成像（MRI），对于不能选择MRI的患者也可使用CT作为替代检查手段。在无高分辨率CT或MRI的情况下，可采用蝶鞍多分层摄片进行初步筛查。怀疑鞍旁血管异常或血管瘤的患者，可考虑进行脑血管造影。

三、诊断

1. 诊断要点　综合考虑病史、症状、体征、实验室检查和影像学检查。如产后大出血病史、泌乳减少、闭经等提示希恩综合征；头部外伤、颅内感染、手术史等提示可能腺垂体受损。

2. 鉴别诊断　与其他具有相似临床表现的疾病进行鉴别，如神经性厌食症、多靶腺功能减退、慢性肝病、强直性肌营养不良、多内分泌腺体自身免疫性疾病，以及可能的原发性甲状腺功能减退症等。

四、治疗

（一）病因治疗

1. 垂体肿瘤　是腺垂体功能减退症最常见的原因，应根据肿瘤的性质和大小选择手术、放疗或化疗等方法进行治疗。

2. 产后出血　产后出血导致垂体缺血坏死，应加强围生期监护，及时纠正产科病理状态，并给予相应的激素替代治疗。

3. 炎症或感染　予抗炎、抗感染治疗。

（二）激素替代治疗

1. 糖皮质激素　首选氢化可的松，每日 10 ～ 20mg（清晨 10mg，傍晚 5mg），在应激情况下（如感染、外伤、手术等）剂量可增加到基础量的 2 ～ 3 倍，应激消退后遵医嘱缓慢减量，并定期监测患者的体重指数、腰围、血压、血糖、血电解质及血脂水平等。

2. 甲状腺激素　首选左甲状腺素钠片（优甲乐），起始剂量通常为 25 ～ 50μg/d，之后根据血清 TSH 和 FT_4 水平逐渐递增至维持量。维持剂量因人而异，需定期监测血清 TSH 和 FT_4 水平以确保剂量合适。甲状腺激素的补充应与糖皮质激素同步或略推后数日，以防止诱发肾上腺危象。

3. 性激素

（1）女性患者：可采用人工模拟周期治疗。常用的性激素补充药物包括己烯雌酚和炔雌醇。同时，为了维持患者体内孕激素的水平，可以肌注甲羟孕酮或黄体酮。病情较轻的育龄期妇女，人工周期可维持第二性征和性功能，必要时可用人绝经期促性腺素（HMG）或绒毛膜促性腺素（HCG）以促进生育。

（2）男性患者：可使用雄激素替代治疗，如肌内注射丙酸睾酮。雄激素替代治疗可改善性欲、促进第二性征发育、增强体力。对于有生育需求的男性患者，亦可联合应用 HMG 和 HCG 以促进生育。

4. 生长激素　可考虑使用重组人生长激素进行治疗，根据患者的年龄、体重、生长情况等因素个体化调整剂量。注意生长激素替代治疗可能增加肿瘤发生和肿瘤复发的风险，因此治疗前需要充分评估治疗获益及风险。

（三）垂体危象的处理

1. 补充葡萄糖　静脉注射 50% 葡萄糖注射液 40 ～ 60mL 后继续静脉滴注

5% ～ 10% 葡萄糖注射液，维持血糖＞ 4.0mmol/L。

2. 补充糖皮质激素　首次静脉注射氢化可的松 100 ～ 250mg，之后以 100mg/8h 的速度静脉滴注以维持肾上腺皮质功能，水中毒患者可以口服泼尼松或可的松或氢化可的松。

3. 纠正电解质紊乱　根据实验室检查结果，补充相应电解质，注意水中毒的患者应限水。

4. 纠正周围循环衰竭及抗感染　有循环衰竭者按休克原则治疗，感染致败血症者应积极抗感染治疗。

5. 维持体温　低温与甲状腺功能减退有关，可使用电热毯等使患者体温逐渐回升至 35℃以上，并在使用肾上腺皮质激素后开始用小剂量甲状腺激素治疗。高热者应予物理和化学降温。

6. 其他　禁用或慎用镇静药、催眠药、麻醉剂、中枢神经抑制剂及降糖药物。

五、护理

（一）护理评估

1. 病史　详细询问患者的既往史、家族史、主要症状及特点，身体毛发情况，有无头部外伤、垂体手术或放疗史，有无长期服用糖皮质激素或甲状腺激素等。询问女性患者分娩时的出血量、是否输血、有无休克症状，如低血压、昏迷等；产后的恢复情况，有无母乳、闭经、乏力、畏寒、水肿、低血压等。

2. 身体状况

（1）全身状态：评估生命体征，观察有无低血压休克、高热 / 低体温、心动过缓、心律失常、低血糖、低通气、咳嗽、腱反射延迟、恶心、乏力、嗜睡等。

（2）营养与代谢：评估 BMI，近期有无食欲减退、体重下降或水肿、中心型肥胖、骨痛、皮肤黏膜干燥、苍白、色素减退等，观察有无怕冷、便秘，观察产后女性乳汁分泌情况、腋毛 / 阴毛有无稀疏脱落等。

（3）激素缺乏相关症状：激素缺乏的类型不同，临床表现不一，所观察和评估的内容也各不相同。

3. 检验检查　查看血清 ACTH、TSH、FT_4、FSH、LH、性激素、GH、IGF、PRL、电解质、血糖、血常规、MRI 检查、骨密度检测、视野检查等有无异常。

4. 心理-社会状况　评估患者患病后的生活质量，如日常活动受限程度、睡眠质量的改变，性生活满意度和家庭关系的影响。评估患者的心理状态，有无情绪低落、兴趣减退、焦虑，以及对外貌形象改变的接受度等。评估社会因素，家庭对疾病的认知、照护疲劳程度、经济压力、社交退缩或人机关系冲突、社会活动的参与度等。

（二）常用护理诊断 / 问题及措施

1. 活动无耐力　与 ACTH 缺乏导致乏力、低血压有关。

（1）全面评估：评估患者身体状况心肺、功能、肌肉耐力等。

（2）渐进式活动：制定低强度运动计划，如先从床边坐立、翻身，逐步增加活动量及范围，如床旁站立、短距离行走、散步等，避免劳累，乏力严重者可借助助行器。

（3）环境安全：患者穿合适的衣袜和鞋，房间照明充足，厕所放置防滑垫，去除因环境因素导致跌倒发生的高危因素。

2. 体温调节无效　与 TSH 缺乏导致基础代谢率降低有关。

（1）保暖：为患者提供温暖、舒适的环境，保持室温在 24 ～ 26℃。建议患者穿保暖衣物，盖柔软暖和的被子等。鼓励患者喝温热饮品，避免食用生冷食物。

（2）体温监测：每日监测体温，观察皮肤温度、面色、有无寒战的表现，及时处理。

3. 性功能障碍　与促性腺激素分泌不足导致的性腺功能减退有关。

（1）开放沟通：提供私密环境，进行个体化评估及指导。

（2）激素替代指导：解释性激素替代治疗（如雌激素 / 睾丸素）对性功能的改善作用，指导规律用药并观察药物的疗效和不良反应。

（3）伴侣教育：鼓励患者与配偶沟通，共同面对性功能障碍问题。邀请伴侣参与健康宣教，减少误解，促进情感支持。

4. 营养失调　低于机体需要量。

（1）饮食调整：肾上腺功能不全患者予以高热量、高蛋白、高钠饮食，少量多餐，预防低血糖；甲减患者予以低热量、限脂肪、高纤维饮食（如燕麦、蔬菜），限制动物内脏、油炸食品等高胆固醇食物；GH 缺乏患者予以优质蛋白饮食，如牛奶、鸡蛋、瘦肉、鱼禽、乳清蛋白粉等，遵医嘱补充钙剂及维生素 D。

（2）体重监测：每周固定时间测体重，记录变化趋势。

（3）多学科协作：严重营养不良者申请营养师会诊，制定个性化膳食计划，必要时补充肠内营养剂。

5. 潜在并发症　垂体危象与糖皮质激素替代不足或应激事件（感染、外伤）有关。

（1）避免诱发因素：注意个人卫生，预防呼吸道、消化道等感染，定期接种流感、肺炎疫苗，避免去人多密集场所，避免过度劳累、情绪波动。

（2）健康管理：合理搭配饮食保证营养均衡，预防低血糖的发生。遵医嘱严格用药，不可自行减量或停药。随身携带“应急卡”（注明诊断、用药、紧急联系人等）。

（3）自我监测：患者居家定期监测血压、体温、体重、心率等。教会患者及家属识别垂体危象征兆（呕吐、心慌、意识模糊、低血压等），如有异常及时就医。

（4）定期随访：垂体危象发生后1个月内每周复诊，1个月后一般情况为3～6个月复诊一次，让医生准确和连续的了解病情变化，及时调整治疗方案。

（三）其他护理诊断/问题

1. 自我形象紊乱 与疾病导致身体外貌发生改变有关。

2. 有跌倒的风险 与低血压、肌肉无力、骨质疏松有关。

3. 知识缺乏 缺乏疾病相关知识及自我护理知识。

（四）健康指导

1. 日常生活管理 保持情绪稳定，避免过度劳累和精神紧张。生活作息规律，多休息，少熬夜，睡眠充足。注意保暖，防止受凉。保持皮肤清洁，预防外伤和感染。改变体位时，动作应缓慢，避免突然站立或坐下，以防发生低血压。

2. 饮食调整 选择高热量、高蛋白、高维生素且易消化的食物，同时遵循少量多餐的原则，避免给肠胃带来过大负担。多食用富含纤维的食物，如蔬菜、水果等，以促进肠道蠕动，预防便秘。肾上腺皮质功能减退者应摄入适量的钠盐，以维持体内电解质平衡。

3. 药物治疗与监测 按时按量服用药物，切勿随意增减剂量或停药。识别药物的不良反应，如糖皮质激素过量可能导致的欣快感、失眠等症状。自我监测心率、体温、体重指数、腰围、血压、血糖等，定期监测激素水平、血电解质及血脂等。

4. 垂体危象预防与应对 正确识别垂体危象的征兆，如感染、发热、外伤、腹泻、呕吐、头痛等。一旦出现这些症状，应立即就医，以便及时得到诊断和治疗。同时，患者应随身携带含有个人病情信息的识别卡及应急药物，以备不时之需。

六、案例解析

（一）案例特点

1. 诊断 该患者40年前有产后大出血病史，实验室检查回报示低钠血症、低氯血症、低血糖，体型消瘦，眉毛、腋毛、阴毛稀疏，乳晕色浅，符合腺垂体功能减退症的诊断标准。

2. 治疗 该患者治疗上给予醋酸泼尼松片，服用后明显好转，符合腺垂体功能减退症的适应证。

3. 护理问题 该患者主要的护理问题为活动耐力下降、潜在并发症（垂体危象、猝死）、知识缺乏（缺乏腺垂体功能减退症的相关知识）。

（二）护理措施及效果

1. 预防跌倒坠床发生 患者活动耐力下降，住院期间嘱患者多卧床休息，保证充分的休息与睡眠，做好心理护理，保持情绪稳定，并鼓励患者进行氧疗。心律失常发作导致胸闷、心悸、头晕等不适时采取高枕卧位、半卧位或其他舒适体位。

2. 密切观察生命体征 严密监测心率、心律、生命体征、血氧饱和度、体温的变化。

3. 有效宣教 住院期间，根据患者病情变化，进行个体化健康教育，挂放宣教目标卡，做到对患者每日一评估、一交接、一强化。积极开展陪护教育，邀请家属共同学习。出院时发放病历资料袋，内放置出院小结及宣教手册等。

第四节 甲状腺功能亢进症

案例导入

患者，男性，36岁，已婚，因“眼球突出、怕热、多汗2个月余”入院。2个月前，患者因眼球突出前往当地医院就诊，诊断为“甲状腺功能亢进症”，予甲巯咪唑治疗，1个月后因白细胞下降自行停用。患者起病以来，精神、食欲、睡眠一般，小便可，水样便，近3个月体重下降5kg。身高175cm，体重61kg，体重指数19.92kg/m^2；生命体征正常；双眼突出，左眼为甚；甲状腺Ⅰ～Ⅱ度肿大，质稍硬。FT_3、FT_4、血沉、降钙素原、C反应蛋白等指标均高于参考范围，TSH低，TRAb阳性，白细胞计数0.5×10^9/L，中性粒细胞计数为0×10^9/L。甲状腺SPECT示甲状腺增大，摄取功能良好，未见自主功能性结节征象；甲状腺彩超示甲状腺实质弥漫性病变；甲状腺^{131}I摄碘率增加，高峰前移。入院后予以碳酸锂抑制甲状腺素的释放，普萘洛尔减慢心率，利可君、地榆升白片及粒细胞巨噬细胞集落刺激因子等升白细胞，予亚胺培南西司他丁、莫西沙星抗感染等对症治疗，并于核医学科行^{131}I治疗（5mCi/185MBq）。出院后继续口服普萘洛尔、碳酸锂控制甲亢症状，利可君、地榆升白片升白细胞，左氧氟沙星抗感染（1周），泼尼松调节免疫，泮托拉唑肠溶片保护胃黏膜。

1. 该患者可以诊断为Graves病吗？为什么？

2. 该患者主要的护理诊断/问题及依据有哪些，相应的护理措施是什么？

3. 该患者行^{131}I治疗后，为什么没有住院隔离？他出院后需要注意哪些方面？

甲状腺毒症是指血液循环中甲状腺激素过多，引起神经、循环、消化等系统的兴奋性增高和代谢亢进为主要表现的一组临床综合征，分为甲状腺功能亢进和非甲状腺功能亢进两种类型。甲状腺功能亢进症（简称甲亢）是指甲状腺腺体本身产生甲状腺激素过多而引起的甲状腺毒症，最常见的病因是弥漫性毒性甲状腺肿，即Graves病，其他病因包括多结节性毒性甲状腺肿、甲状腺自主高功能腺瘤、碘致甲状腺功能亢进症（碘甲亢）、桥本甲状腺毒症、新生儿甲状腺功能亢进症、垂体TSH腺瘤等。Graves病是在遗传易感性的基础上，在感染、应激、药物等因素作用下导致的自身免疫性甲状腺疾病。

甲亢是内分泌系统的常见病，其患病率受到年龄、性别、种族、甲状腺功能检测指标、检测方法、诊断标准、碘营养状态等因素的影响。根据临床表现和甲状腺激素水平，甲亢分为临床甲亢和亚临床甲亢。临床甲亢的特点是游离三碘甲腺原氨酸（FT_3）和游离甲状腺素（FT_4）水平升高，促甲状腺激素（TSH）降低；亚临床甲亢指不具有特异的临床症状和体征，且 FT_3、FT_4 水平正常，仅 TSH 降低。临床甲亢和 Graves 病多见于 30 ～ 60 岁女性。

一、临床表现

（一）甲状腺毒症的临床表现

1. 高代谢症群　怕热、多汗、皮肤湿热、乏力、进食增加而体重减轻等。部分患者可出现发热。

2. 心血管系统　持续性心悸、听诊心动过速、第一心音亢进，心电图检查可发现早搏、心房颤动等心律失常，收缩压升高而舒张压下降、脉压增大，严重时出现心力衰竭。

3. 消化系统　胃肠活动增强，食欲亢进，多食易饥，排便增多；部分患者肝功能异常，转氨酶升高，偶伴黄疸；极少数患者出现厌食，甚至恶病质。

4. 神经精神系统　多言好动、情绪易激动、紧张焦虑、失眠、记忆力减退。可有手和舌细颤，腱反射亢进。

5. 生殖系统　女性月经减少或闭经。男性阳痿、偶有乳腺增生。

6. 肌肉骨骼系统　可伴发甲亢性周期性瘫痪、急性和慢性甲亢性肌病、骨质疏松等。

7. 血液系统　可有白细胞和粒细胞的减少，淋巴细胞数量增加，可以伴发与自身免疫相关的血小板减少性紫癜和恶性贫血。

（二）Graves 病的特征性临床表现

1. 弥漫性甲状腺肿　质地软，可闻及血管杂音，局部可扪及震颤。

2. Grave 眼病　可出现眼内异物感、胀痛、畏光、流泪、复视、斜视、视力下降等。查体可见眼球突出，眼睑退缩、肿胀，结膜充血、水肿，眼球活动受限，眼睑闭合不全，甚至因角膜外露而形成角膜溃疡、全眼炎，还可出现甲状腺相关眼病视神经病变，严重者导致失明。

3. 皮肤黏液性病变　多发生于胫骨前下 1/3 部位，称为胫前黏液性水肿，也见于足背、踝关节、肩部、手背或手术瘢痕处，偶见于面部。皮肤病变大多对称，早期皮肤增厚、变粗，有广泛的大小不等、红褐色、暗紫色片状或结节状突起，边界清楚，表面及周围可有毳毛增生、毛囊角化，后期皮肤粗厚，如橘皮或树皮样。

4. 甲亢肢端肥大　罕见病变，长期严重的突眼和胫前黏液性水肿患者可能出现手指或足趾末端软组织肿胀，表面皮肤变色增厚，外形似杵状指，但无血液循环增加。

（三）其他表现

1. 淡漠型甲亢　少数老年患者高代谢的症状不典型，表现为乏力、心悸、厌食、抑郁、嗜睡、体重明显减少，称之为淡漠型甲亢。眼征和甲状腺肿也不明显。

2. 亚临床甲亢　其特点是血清 FT_3、FT_4 正常，TSH 降低，不伴或伴有轻微的甲亢症状。

3. T_3 型甲亢　多见于碘缺乏地区和老年人，实验室检查血清总甲状腺素（TT_4）、游离甲状腺素（FT_4）正常，总三碘甲腺原氨酸（TT_3）、游离三碘甲腺原氨酸（FT_3）增高，TSH 水平降低，甲状腺 ^{131}I 摄取率增加。

4. 甲状腺危象　也称为甲亢危象，是一种罕见但危及生命的内分泌急症，可能与短时间内大量甲状腺激素释放入血有关，多发生于甲亢较重而未予治疗或治疗不充分的患者。

（1）临床表现：表现为甲亢症状的急骤加重和恶化，伴多器官、系统功能的失代偿改变，如高热（39℃以上）、大汗、心动过速（140 次 /min 以上）、房颤、腹痛、腹泻、恶心、呕吐、烦躁不安、谵妄，严重者出现心力衰竭、休克及昏迷，可危及生命。

（2）常见诱因：应激状态，如感染、手术、放射性碘治疗、精神刺激、过度劳累、急性创伤等；严重疾病，如心力衰竭、低血糖症、败血症、脑卒中、急腹症等；口服过量甲状腺激素制剂；甲状腺手术准备不充分或术中过度挤压甲状腺等。

二、检验检查

（一）甲状腺功能检测

1. TT_3、TT_4　由结合型和游离型两种组成。结合型 T_3、T_4 主要与甲状腺素结合球蛋白、甲状腺素转运蛋白以及白蛋白结合。大多数甲亢时血清 TT_3、TT_4 同时升高，TT_3 增高可以先于 TT_4 增高。T_3 型甲亢时仅有 TT_3 增高，甲状腺功能正常的高甲状腺激素血症是指由于甲状腺素结合球蛋白、甲状腺素转运蛋白和白蛋白异常所致 TT_4 和（或）TT_3 升高，而机体本身并无甲亢状态。

2. FT_3、FT_4　含量甚微，但它们与甲状腺激素的生物效应密切相关，是诊断甲亢的主要指标。需注意某些因素对检测结果的潜在影响，如年龄、妊娠和季节等生理因素，急性间歇性卟啉病、肝肾疾病、急性精神障碍、皮质醇增多症和肢端肥大症等严重全身性疾病病理状态，多巴胺、生长抑素类似物、糖皮质激素、性激素、呋塞米、肝素、胺碘酮等药物等。当怀疑甲状腺激素的检测受到干扰时，应更换检测方法或试剂盒进行鉴别。

3. TSH　血清 TSH 浓度的变化是反映甲状腺功能最敏感的指标，可作为诊断甲亢最敏感的初筛指标。目前广泛使用的是第 3 代 TSH 化学发光分析，检测限约为 0.01mU/L。甲亢时 TSH 通常＜ 0.1mU/L。但需要注意，TSH 检测可受多种因素影响，如嗜异性抗体、高剂量生物素和糖皮质激素、多巴胺、贝沙罗汀、溴隐亭、生长抑素类似物治疗等。

（二）抗甲状腺抗体检测

1. TSH 受体抗体（TRAb）　TRAb 是诊断 Graves 病首选的血清学检测指标，还可用于判断抗甲状腺药物治疗是否可以停药和预测是否复发。TRAb 主要有 3 种抗体亚型，与甲状腺功能相关的抗体包括 TSH 受体刺激性抗体（TSAb）和阻断性抗体（TBAb），两者作用相反，占优势的抗体决定甲状腺功能。TSAb 可促进甲状腺激素合成、甲状腺滤泡细胞增殖；激活眼眶成纤维细胞和前脂肪细胞表面 TSH 受体，导致透明质酸合成和脂肪生成增多，造成 Graves 眼病。TBAb 可阻断 TSH 对甲状腺滤泡细胞的刺激作用，导致甲状腺功能减退症（甲减）。TRAb 阳性提示患者体内存在 TSH 受体抗体，但是无法区分 TSAb 和 TBAb。

2. 甲状腺球蛋白抗体（TgAb）　仅有微弱的固定补体作用，是反映甲状腺自身免疫异常的指标，桥本甲状腺炎或 Graves 病患者可检测到 TgAb。

3. 甲状腺过氧化物酶抗体（TPOAb）　反映甲状腺自身免疫异常的指标，桥本甲状腺炎或 Graves 病患者 TPOAb 阳性率高，但不能据此诊断 Graves 病。

（三）甲状腺 ^{131}I 摄取率（RAIU）

RAIU 可辅助甲状腺毒症的病因鉴别，甲亢型甲状腺毒症表现为 ^{131}I 摄取率增加或正常，摄取高峰前移；而非甲亢型甲状腺毒症由于炎症破坏了甲状腺细胞，导致 ^{131}I 摄取率减低。但如果根据临床表现或 TRAb 能够直接诊断 Graves 病，则无需做 RAIU。妊娠期和哺乳期禁止做 RAIU。

（四）甲状腺静态显像（ECT）

甲状腺静态显像（ECT）可评价甲状腺功能状态及位置、大小和形态，计算其重量。甲亢时甲状腺影像明显增浓。ECT 是甲状腺毒症病因鉴别诊断中的一个重要手段，还有助于鉴别结节的功能和发现异位甲状腺。如果临床表现和 TRAb 检测结果不能明确甲状腺毒症的病因，则可通过 RAIU 和（或）ECT 辅助诊断，但妊娠期及哺乳期禁用。

（五）甲状腺超声检查

甲状腺超声有助于确定甲状腺毒症的病因和甲状腺结节的性质。对于 TRAb 阴性者，如果患者不能进行 RAIU 和（或）ECT，则应用甲状腺超声检测甲状腺血流对于病因诊断具有重要辅助价值。未经治疗的 Graves 病患者甲状腺上、下动脉均扩张，收缩期峰血流速度（PSV）加快，可达 50 ～ 120cm/s。

（六）眼部 CT 和 MRI 检查

可排除其他原因所致的突眼，评估眼外肌受累情况。

（七）其他检查

测定基础代谢率（BMR）了解机体代谢状态，心电图检查有无心动过速、心房颤动等。

三、诊断标准

（一）甲亢的诊断

具备高代谢综合征临床表现，同时有甲状腺肿大，血清甲状腺激素水平增高、TSH 减低时诊断即可成立。应当注意的是，淡漠型甲亢的高代谢症状不明显，仅表现为明显消瘦或心房颤动，尤其老年患者；少数患者无甲状腺肿大；T_3 型甲亢仅有血清 FT_3、TT_3 增高。T_4 型甲亢仅有血清 FT_4、TT_4 增高。

（二）Graves 病的诊断

必备条件为甲亢诊断确、甲状腺弥漫性肿大，辅助条件为眼球突出、眼睑退缩和其他眼征，或皮肤黏液性病变（如胫前黏液性水肿或指端粗厚），或 TRAb 阳性。

四、治疗

（一）药物治疗

1. β 受体阻滞剂　可缓解 β 肾上腺素能受体活性亢进导致的甲亢症状，包括心悸、心动过速、震颤、焦虑和热耐受不良。只要没有禁忌证，有症状的甲亢患者，尤其老年患者、静息心率超过 90 次 /min 或合并心血管疾病的甲亢患者，均可使用 β 受体阻滞剂。

（1）非选择性 β 受体阻滞剂：首选普萘洛尔，多数情况下，小至中剂量的普萘洛尔足以缓解甲亢症状。β 受体阻滞剂的相对禁忌证包括哮喘或慢性阻塞性肺疾病、重度外周血管疾病、雷诺现象、心动过缓、二度或三度心脏传导阻滞，以及易发生低血糖且低血糖早期警示症状可能遭到掩盖的糖尿病，若病情严重，这些情况也可成为绝对禁忌证。

（2）选择性 β1 受体阻滞剂：美托洛尔、阿替洛尔、比索洛尔、艾司洛尔等，具有更好的心脏保护和心房颤动预防效果，对支气管痉挛性哮喘患者、有轻度气道阻塞疾病或存在雷诺现象的患者，可小心应用选择性 β1 受体阻滞剂，并密切观察肺部情况。超短效选择性 β1 受体阻滞剂艾司洛尔因其半衰期短，容易逆转，可谨慎用于严重甲亢或甲状腺危象患者。

2. 抗甲状腺药物（ATDs）　包括咪唑类和硫脲类，咪唑类有甲巯咪唑（MMI）和卡比马唑（CMZ），硫脲类有甲硫氧嘧啶（MTU）及丙硫氧嘧啶（PTU），临床普遍使用 MMI 和 PTU。

（1）作用机制和代谢方式：MMI 和 PTU 均是通过抑制 TPO 而抑制甲状腺激素的合成，口服后从胃肠道吸收，在甲状腺浓聚。MMI 半衰期长，为 4 ～ 6h，故可每天 1 次服药。PTU 半衰期短，仅为 1 ～ 2h，需 6 ～ 8h 服药 1 次。

（2）药物选择：ATDs 可用于初发的 Graves 病患者、甲亢手术前、^{131}I 治疗前和治疗后阶段。采用 ATDs 治疗时一般首选 MMI，但妊娠早期、甲状腺危象、MMI 治疗效果差又不愿意接受 ^{131}I 和手术治疗者可考虑优先使用 PTU。

（3）治疗剂量：基本原则为初始大剂量，之后减量和维持，需个体化调整 ATDs 剂量。

（4）治疗疗程：ATDs 治疗疗程一般为 18 ～ 24 个月，TRAb 高滴度者建议适当延长疗程。停药指征包括疗程足够、TRAb 阴性、小剂量 ATDs 维持 TSH 正常。

（5）缓解与复发：Graves 病患者在经过系统的 ATDs 治疗，停药后血清 FT_3、FT_4、TSH 维持在正常水平 1 年以上，称为缓解，而在病情缓解后甲亢又有反复，称为复发。

（6）不良反应与监测：ATDs 轻度不良反应包括自限性皮疹和荨麻疹、一过性粒细胞减少、轻度肝损害、关节痛、胃部不适及恶心等，服用 MMI 的患者还可能出现味觉或嗅觉异常（罕见），严重不良反应包括粒细胞缺乏症、多发性关节炎、严重肝损害、胰腺炎（仅见于 MMI）等。开始 ATDs 治疗之前及治疗期间，均应进行白细胞总数、中性粒细胞计数和肝功能的检测。白细胞总数＜ 3.0×10^9/L、中性粒细胞计数＜ 1.5×10^9/L 或肝脏转氨酶水平超过参考值上限 3 倍时慎用，超过 5 倍或者治疗后进一步显著升高时尽量避免应用 ATDs。治疗期间一旦出现发热、咽痛、口腔溃疡、黄疸、关节痛、腹痛或腹胀、厌食、恶心或乏力、瘙痒性皮疹、大便颜色变浅或深色尿等症状，需立即停药并检测血常规和肝功能。

3. 碘剂　主要通过高浓度碘抑制甲状腺球蛋白的水解从而抑制甲状腺激素的释放，也可一过性抑制甲状腺激素的合成，但此效应存在适应现象，一般用于甲亢术前准备和甲状腺危象。

4. 碳酸锂　可以抑制甲状腺激素的合成和释放，虽然有研究报道 ^{131}I 治疗前应用锂剂可减少 ^{131}I 的用量、提高 ^{131}I 的治愈率和安全性，但仍缺乏足够的循证医学研究。

（二）^{131}I 治疗

1. 治疗原理　碘是合成甲状腺激素的原料，甲状腺滤泡细胞通过钠 / 碘转运体主动摄取 ^{131}I。^{131}I 释放 β 射线，使甲状腺滤泡细胞变性和坏死，甲状腺体积缩小，从而减少甲状腺激素的分泌，是成人 Graves 病的主要治疗方法之一。

2. 治疗目标　使患者恢复正常甲状腺功能，或者发生甲减后通过补充甲状腺激素以达到或维持正常的甲状腺功能。

3. 适应证与禁忌证

（1）适应证：ATDs 疗效差或多次复发，ATDs 过敏或出现其他治疗不良反应，有手术禁忌证或手术风险高，有颈部手术或外照射史，病程较长，老年患者（特别是伴发心血管疾病者），合并肝功能损伤，合并白细胞或血小板减少，合并骨骼肌周期性瘫痪，合并心房颤动，计划半年后妊娠的患者等。

（2）禁忌证：妊娠期和哺乳期患者，确诊或可疑有甲状腺癌患者。

4. 治疗前准备　前 1 ～ 2 周内禁食富碘食物和药物，包括海带、海藻类保健品、含碘复合维生素、含碘中草药、胺碘酮、静脉用含碘增强造影剂、皮肤消毒用碘（聚维酮碘）等。因 ^{131}I 治疗后可出现短暂的甲亢症状加重。无禁忌证者，治疗前可应用 β 受体阻滞剂。根据患者年龄、FT_4 水平及是否合并严重并发症，决定是否预先使用 ATDs 或复方碘溶液辅助控制甲状腺功能，停用适当时间后再行 ^{131}I 治疗。

5. 治疗剂量　多采用单次剂量法，可根据甲状腺质量和 RAIU，或者甲状腺的体积计算初步剂量，并根据患者年龄、病程、是否长期接受 ATDs 治疗、甲状腺质地、^{131}I 的有效半衰期、首次 ^{131}I 治疗疗效、是否伴有心脏、肝脏等合并症等因素进行调整。在治疗 Graves 病时一般采用 10 ～ 15mCi（370 ～ 555MBq）。

6. 给药方式　口服 ^{131}I 溶液或胶囊。为保证充分吸收，口服 ^{131}I 前至少禁食 2h，服用后应适量饮水，2h 后可以进食，不要揉压甲状腺，注意休息，避免感染、劳累和精神刺激，以免病情加重。

7. 不良反应与安全

（1）不良反应：^{131}I 治疗后短期内可出现乏力、心悸、食欲差、皮肤瘙痒、甲状腺肿胀、颈部疼痛等症状，需对症处理。少数患者出现暂时性白细胞降低或肝损伤，给予升白细胞或保肝药物对症治疗后可恢复正常。治疗后 1 年内发生的甲减与 ^{131}I 治疗剂量相关，剂量越大，一次性缓解率越高，早期甲减发生率也随之增高。

（2）生殖遗传安全：^{131}I 不会影响患者的生殖功能，接受治疗的儿童或青少年患者的后代中，先天性畸形的比例也未增加。考虑到甲状腺功能异常对妊娠的影响，^{131}I 治疗的男性和女性患者应采取避育、避孕措施至少 6 个月；^{131}I 治疗后的女性患者，建议待甲状腺激素水平正常后再考虑妊娠。

（3）辐射安全：^{131}I 治疗 Graves 病常用的剂量对患者形成的有效辐射剂量较低，不会对患者造成远期辐射危害。^{131}I 治疗剂量如大于 400MBq，患者应住院隔离治疗。当体内 ^{131}I 滞留量低于 400MBq（患者 1m 处的周围剂量当量率低于 23.3uSv/h）时，方可出院。服 ^{131}I 后宜多饮水、多排便，排便时应避免尿液和粪便污染卫生间，排便后增加冲水次数。参照国际原子能机构出版物相关推荐，根据服用 ^{131}I 的剂量，Graves 病患者服用 ^{131}I 后应在一段时间内避免接触单位同事、家人及儿童（表 4.4.1）。

表 4.4.1 Graves 病患者服用 ^{131}I 后与同事和亲属接触的时间限制

^{131}I/MBq	不上班时间 /d	与伴侣不同床时间 /d	限制接触儿童时间 /d		
			＜2 岁	2～5 岁	＞5 岁
200	0	15	15	11	5
400	3	20	21	16	11
600	6	24	24	20	14
800	8	26	27	22	16

8. 随访 ^{131}I 治疗 1～3 个月后复查，如病情较重时，应根据需要密切随诊。之后每隔 1～2 个月监测甲状腺功能，并持续至半年或直至患者发生甲减，行甲状腺激素替代治疗后达到稳定状态。存在 Graves 眼病者可适当增加随访频率，如确定已完全缓解，至少每年随诊 1 次。

（三）手术治疗

手术并非 Graves 病首先的治疗方式，需严格把握适应证和禁忌证。完善的术前准备如控制心率、补钙和维生素 D_3 等是保证手术顺利进行和预防术后并发症的重要措施。Graves 病患者应在术前服用 ATDs（ATDs 过敏或不能耐受者除外），使甲状腺功能正常后再行手术治疗。不能耐受 ATDs 的患者或需短时间内接受手术时，可联合碘剂、β 受体阻滞剂、地塞米松进行术前准备。

Graves 病的手术方式首选全甲状腺或近全甲状腺切除术，手术操作轻柔，妥善止血，预防甲状腺危象和损伤喉返神经。术后常规口服补充钙剂和维生素 D_3 并根据术后患者临床症状和血清钙、PTH 结果制定具体治疗方案。

（四）甲状腺危象的治疗

甲状腺危象的治疗目标是降低甲状腺激素分泌和合成、减少甲状腺激素的外周效应、改善全身失代偿症状、去除诱因及治疗并发疾病。

1. ATDs 首选 PTU，抑制新激素合成，阻断外周 T_4 向 T_3 转换，也可使用 MMI，PTU 或 MMI 的推荐剂量为 600mg/d 或 60mg/d，最大剂量分别为 1600mg/d 或 120mg/d，根据个体情况调整剂量，并注意监测皮疹、粒细胞缺乏、肝功能损害等不良反应。

2. 碘剂 抑制甲状腺激素释放，服用 PTU 1h 后给予无机碘化物，如卢戈碘液，4～6 滴，每 6～8h 口服 1 次，症状控制后逐渐减量至停药，但已知对无机碘化物过敏的患者禁用。

3. β 受体阻滞剂 心动过速时用 β 受体阻滞剂如普萘洛尔控制心率，必要时静脉注射艾司洛尔。心力衰竭时可以使用选择性 β1 受体阻滞剂，如美托洛尔或阿替洛尔，重度心力衰竭者禁用。

4. 糖皮质激素 氢化可的松或地塞米松可阻断外周 T_4 向 T_3 转换，预防相对肾上腺功能不全。需注意监测有无高血糖、消化性溃疡、感染等不良反应。

5. 其他治疗　降温、镇静、纠正水电解质紊乱、营养支持、抗感染等对症治疗，常规治疗效果不满意时，应考虑血浆置换治疗。

（五）Graves眼病（GO）的治疗

1. 轻度活动性GO　大多数患者的眼部表现可自然消退，可随访观察和（或）局部治疗。包括戒烟、高枕卧位、局部使用人工泪液、角膜暴露的患者注意保护角膜、限制钠盐及使用利尿剂、视情况给予6个月的补硒治疗等。

2. 中重度活动性GO　静脉、口服或局部注射糖皮质激素，口服麦考酚钠/吗替麦考酚酯、靶向免疫抑制剂及眼眶放射治疗等。糖皮质激素的不良反应与剂量和疗程均有关，包括食欲和体重增加、感染风险增加、高血糖、骨质疏松、类库欣特征（中心性肥胖、水牛背、满月脸、皮肤变薄、皮纹和瘀斑）、胃炎、消化性溃疡或消化道出血、失眠和心境改变，还可导致心动过缓甚至其他严重心血管毒性。

3. 威胁视力的GO　大剂量静脉注射甲泼尼龙，总剂量不超过8g；用抗生素、手术和移植保护角膜；眼球半脱位采用眼眶减压术治疗。

五、护理

（一）护理评估

1. 病史　详细询问患者的既往史、家族史；患病时间、主要症状及其特点，如有无疲乏无力、怕热多汗、低热、多食、消瘦、急躁易怒、排便次数增多，有无心悸、胸闷、气短等；询问患病后检查和治疗经过，目前用药情况和病情控制情况；评估有无甲状腺危象的诱发因素及征兆等。

2. 身体状况

（1）全身状态：评估生命体征，观察有无体温升高、脉搏加快、脉压增大；评估意识和精神状态，观察有无兴奋易怒、失眠不安等表现或神志淡漠、嗜睡、反应迟钝；评估营养状态，观察有无消瘦、体重下降、贫血等。

（2）皮肤、黏膜：评估皮肤是否湿润、多汗，有无皮肤紫癜，胫骨前皮肤有无增厚、变粗及大小不等的红色斑块和结节。

（3）眼部：观察和测量突眼度。评估有无眼球突出、眼裂增宽，有无视力疲劳、畏光、复视、视力减退、角膜溃疡等。

（4）甲状腺：了解甲状腺肿大程度，是否呈弥漫性、对称性，有无震颤和血管杂音。

（5）心脏、血管：有无心悸、心尖部收缩期杂音、心律失常及周围血管征。

（6）骨骼肌肉：有无肌无力、肌萎缩等。

3. 检验检查　查看TT_3、TT_4、FT_3、FT_4、TSH、TRAb、TGAb、TPOAb、RAIU、

血常规、肝功能、甲状腺B超、心电图、眼部CT等有无异常。

4. 心理-社会状况 评估患者患病后对日常生活的影响，是否有睡眠、活动量及活动耐力的改变。评估患者的精神心理状态，如有无神志淡漠、嗜睡、反应迟钝、焦虑、多疑等。注意患者及家属对疾病知识的了解程度。

（二）常用护理诊断/问题及措施

1. 营养失调（低于机体需要量） 与基础代谢率增高导致代谢需求大于摄入有关。

（1）营养支持：高热量、高蛋白、高维生素、矿物质丰富的饮食。主食应足量，可以增加奶类、蛋类、瘦肉类等优质蛋白以纠正体内的负氮平衡。每天饮水2000～3000mL，以补充出汗、腹泻及呼吸加快所丢失的水分，但并发心脏病的患者应避免大量饮水，以防因血容量增加而加重水肿和心力衰竭。禁止摄入刺激性食物，包括饮料，如浓茶、咖啡等，以免引起精神兴奋。减少食物中粗纤维的摄入，以减少排便次数。避免进食含碘丰富的食物，选择无碘盐，忌食海带、海鱼、紫菜等，慎食卷心菜、甘蓝等易致甲状腺肿的食物。指导患者及家属改进烹饪技巧，增加食物的色、香、味，刺激患者食欲。必要时进行肠内或肠外营养支持。

（2）营养评估：观察并记录患者每天进餐次数、量、品种，以了解其摄入的营养素能否满足机体需要；定期测量体重，监测有关营养指标的变化。

2. 活动耐力下降 与蛋白质分解增加、甲状腺毒症性心脏病、肌无力等有关。

（1）活动与休息：在病情允许的情况下适当活动，以不感到疲劳为度，维持充足睡眠。病情重、心力衰竭者应严格卧床休息。

（2）生活护理：指导和协助患者完成日常的生活自理，如洗漱、进餐、如厕等。用物定位放置，放在患者方便取用的位置。保持床单位干燥、平整、无屑，及时清洁皮肤，更换衣物。

（3）预防跌倒：评估患者跌倒风险，宣教跌倒风险因素及危害，提高患者及家属的预防意识。病室光线充足、地面干燥，卫生间有防滑设施，走道及卫生间有扶手。指导患者穿合适的衣服和鞋子，遵守起床三步曲（清醒状态下平躺30s，床边坐30s，床边站30s后无异常方可活动），活动时有人陪伴等。

3. 舒适受损 与突眼有关。

（1）眼部护理：保护角膜和促进舒适。使用人工泪液湿润眼睛，避免干燥；用眼用凝胶/软膏遮盖眼睑；外出时戴深色眼镜，减少光线、灰尘和异物的侵害。指导患者当眼睛有异物感、刺痛或流泪时，勿用手直接揉眼睛，可用1%甲基纤维素或5%氢化可的松溶液滴眼，以减轻症状。

（2）饮食：限制钠盐摄入，吃清淡、易消化、无刺激性的食物。

（3）用药护理：遵医嘱适量使用利尿剂。

（4）卧位：睡眠或休息时抬高头部，以减轻球后水肿和眼睛胀痛。

（5）病情观察：定期至眼科行角膜检查以防角膜溃疡造成失明，如有畏光、流泪、疼痛、视力改变等角膜炎、角膜溃疡先兆，应立即复诊。

4. 有感染的危险　与白细胞下降或糖皮质激素治疗有关。

（1）环境：按时通风，保持病室内空气清新，物品清洁，定期使用消毒液擦拭室内家具、地面，固定陪护，限制探视人数及时间。

（2）无菌操作：医务人员操作时严格遵守无菌原则和执行手卫生，防止交叉感染。

（3）病情监测：密切观察患者生命体征和血常规，询问患者有无咽痛等不适。发热时可采用温水擦浴及冰敷等物理降温方法，咽痛时遵医嘱使用漱口液漱口。当粒细胞绝对值≤ 0.5×10^9/L 者，应给予保护性隔离，并向患者及家属解释其必要性。

（4）加强营养支持：鼓励患者进食高蛋白、高热量、富含维生素的清淡食物，必要时遵医嘱静脉补充营养素，以满足机体需要。对已有感染或发热的患者，若病情允许，应鼓励其多饮水，补充机体丢失的水分，有助于增加细菌毒素的排出。

（5）生活护理　嘱患者注意个人卫生，勤漱口、沐浴和更衣，保持头发、口腔、皮肤、指甲及会阴部清洁、干燥。秋冬季节要注意保暖，防止受凉、感染。

5. 潜在并发症——甲状腺危象

（1）避免诱因：避免感染、严重精神刺激、创伤等诱发因素。衣服要宽松，不要挤压甲状腺。按时服药，不要自行减量或停药。

（2）病情监测：观察生命体征和病情变化。若原有甲亢症状加重，并出现发热、严重乏力、烦躁、多汗、心悸、食欲减退、恶心、呕吐、腹泻、脱水等，应警惕甲状腺危象发生，立即报告医生并协助处理。

（3）紧急处理配合

① 休息吸氧：绝对卧床休息，呼吸困难时取半卧位，立即给予吸氧。

② 及时准确给药：迅速建立静脉通路。遵医嘱使用 PTU、复方碘溶液、β受体阻滞剂、氢化可的松等药物。严格掌握碘剂的剂量，并观察中毒或过敏反应。准备好抢救药物，如镇静药、血管活性药物、强心药等。

③ 对症护理：体温过高者给予冰敷或酒精擦浴降温。躁动不安者使用床挡保护患者安全。昏迷者应加强皮肤、口腔护理，定时翻身，防止压力性损伤、肺炎的发生。腹泻严重者应注意肛周护理，预防肛周感染。

④ 病情观察：监测生命体征，准确记录 24h 出入量。观察腹痛、恶心、腹泻等症状变化。

（三）其他护理诊断 / 问题

1. 体象紊乱　与甲状腺肿大及突眼有关。

2. 腹泻　与甲亢导致肠蠕动增加有关。

3. 有跌倒的危险 与排便次数增加、视力下降及肌无力有关。

4. 知识缺乏 缺乏药物治疗及自我护理相关知识。

（四）健康指导

1. 疾病知识指导 告知患者有关甲亢的知识和保护眼睛的方法，教会其自我护理。指导患者穿宽松高领衫适当修饰颈部和避免甲状腺受压，如有吞咽困难、局部疼痛时应及时告诉医护人员。严禁用手挤压甲状腺以免甲状腺激素分泌过多加重病情。

2. 用药指导 指导患者遵医嘱、按剂量、按疗程服药，不可随意减量和停药，观察药物的不良反应。抗甲状腺药物治疗前 3 个月，每周查血常规，每 1 ～ 2 个月查甲状腺功能，每天清晨起床前自测脉搏，定期测量体重和肝功能。脉搏减慢、体重增加是治疗有效的标志。若出现高热、恶心、呕吐、不明原因腹泻、突眼加重等，警惕甲状腺危象的可能，应及时就诊。^{131}I 治疗后多饮水、多排便，排便时应避免尿液和粪便污染卫生间，排便后增加冲水次数，并根据治疗量指导患者自我隔离及限制接触儿童的时间。

3. 生育指导 告知患者行 ^{131}I 治疗后需避孕 6 个月，女性患者待甲状腺激素水平正常后再考虑妊娠。指导患者避免各种可能对母亲及胎儿造成影响的因素，禁行 RAIU 检查，慎用普萘洛尔，加强胎儿监测。产后如需继续服药，应在哺乳后服用，服药后 3h 再行哺乳。

4. 心理-社会支持 向患者和家属解释情绪、行为改变的原因，共同探讨控制情绪和减轻压力的方法，理解关心患者，鼓励患者保持身心愉快，避免精神刺激或过度劳累，建立和谐的人际关系和良好的社会支持系统。指导患者出院后到所属社区卫生服务中心建档，充分利用社区卫生资源，接受社区延续性护理服务。

六、案例解析

（一）案例特点

1. 诊断 该患者具备怕热、多汗、体重减轻等高代谢症状，甲状腺弥漫性肿大、突眼，甲状腺激素水平增高、TSH 减低、TRAb 阳性，符合 Graves 病的诊断标准。

2. 治疗 该患者服用甲巯咪唑后出现了粒细胞减少的不良反应，不适合再次服用抗甲状腺药，甲状腺 ^{131}I 摄碘率增加，高峰前移，且没有妊娠及甲状腺癌等禁忌证，符合 ^{131}I 治疗适应证。

3. 护理问题 该患者主要护理问题为体温过高、营养失调（低于机体需要量）、知识缺乏（缺乏 ^{131}I 治疗相关知识等）。

（二）护理措施及效果

1. 保护性隔离 患者白细胞计数及中性粒细胞计数均低，感染风险增加，需进行保护性隔离。安排患者住单间，固定家属陪伴，限制探视人数。嘱患者注意个人卫生，勤漱口、沐浴和更衣，保持头发、口腔、皮肤、指甲及会阴部清洁、干燥。医务人员严格遵守无菌原则，相对集中治疗和护理，减少进出。每天2次用消毒液擦拭室内家具、地面，开窗通风。

2. 饮食护理　予高热量、高蛋白、高维生素、低碘饮食，增加奶类、蛋类、瘦肉类等优质蛋白，多吃新鲜蔬菜和水果，每天饮水2000～3000mL，减少食物中粗纤维的摄入，减少排便次数。患者住院期间大便为成形软便，每天1～2次。

3. 药物护理　遵医嘱正确使用药物，观察药物不良反应。粒细胞巨噬细胞集落刺激因子最常见的不良反应为发热、寒战、恶心、呼吸困难、腹泻，其次有皮疹、胸痛、骨痛和腹泻等。碳酸锂常见的不良反应表现为厌食、恶心、呕吐、腹泻等消化系统症状，严重者可出现四肢震颤、肌无力、共济失调、意识障碍或昏迷。患者住院期间未发生严重不良反应，白细胞计数从0.5×10^9/L上升至4.7×10^9/L，中性粒细胞计数从0×10^9/L增加至3.1×10^9/L。10月5日停用粒细胞巨噬细胞集落刺激因子。

4. 高热护理　正确给予抗生素和升白细胞药物；密切监测生命体征，体温超过38.5℃时遵医嘱予以布洛芬口服，及时更换汗湿的衣服和床单位，加强皮肤护理。患者住院前4天仍有发热，体温最高达39℃，随后体温恢复正常。

5. ^{131}I治疗护理　询问患者近2～3周进食含碘食物和药物情况，协助患者做好治疗前准备。向患者解释^{131}I治疗的原理及方法、优缺点、潜在风险和对策，取得患者配合。治疗当天，患者空腹服用^{131}I，服用后少量饮水，2h后再进食；随后多饮水、多排便、多冲水，避免尿液和粪便污染卫生间。

6. 出院指导　该患者服用的^{131}I剂量为5mCi（185MBq），不需要住院隔离。嘱患者15天内不与伴侣同床，可正常上班，但限制接触儿童（<2岁的儿童，15天；2～5岁儿童，11天；>5岁儿童，5天），半年内避孕。按时服用碳酸锂、普萘洛尔、泼尼松等药物，观察不良反应，如乏力、食欲差、恶心、皮肤瘙痒、甲状腺肿胀或颈部疼痛等；不要挤压甲状腺，注意休息，避免感染、劳累和精神刺激。出院后4～8周随诊并初步评价疗效，之后每隔4～8周检测甲状腺功能，持续至半年，或直至患者发生甲减、行甲状腺激素替代治疗后达到稳定状态。如确定已完全缓解，至少每年随诊1次。

第五节　甲状腺功能减退症

案例导入

患者，女性，55岁，已婚，因“乏力、嗜睡、怕冷3个月余”入院。患者诉近3个月来感乏力、嗜睡，怕冷，即使在室内温度适宜时也比其他人穿得多。同时，近 3 个月来体重增加了 5kg，皮肤变得异常干燥，记忆力也有所下降，工作时容易不能集中注意力，症状呈逐渐加重。入院后患者精神、食欲、睡眠一般，大便 2 ～ 3 次 /d，小便正常。面色苍白，眼睑水肿，声音嘶哑，生命体征正常；红细胞计数 3.72×10^{12}/L，胆固醇 6.84mmol/L，甘油三酯 3.37mmol/L，低密度脂蛋白 4.9mmol/L，FT_3 2.18pmol/L，FT_4 5.15pmol/L，TSH ＞ 100.00mIU/mL，抗甲状腺球蛋白 33.88IU/mL，甲状腺过氧化物酶抗体＞ 1000.00IU/mL；甲状腺彩超示甲状腺弥漫性肿大。入院后予以左甲状腺素钠片替代治疗，1 周后病情好转出院。

1. 患者为什么会出现乏力、嗜睡和怕冷的症状？

2. 体重增加与甲状腺功能减退有什么关系？

3. 该患者主要的护理问题及相应的护理措施有哪些？

甲状腺功能减退症（简称甲减）是由甲状腺激素合成和分泌减少或组织作用减弱导致的全身代谢降低综合征。根据甲状腺功能减低的程度可分为临床甲减和亚临床甲减；根据甲减发生的年龄分为成年型甲减、幼年型甲减和新生儿甲减；根据病变发生的部位分为原发性甲减、中枢性甲减、甲状腺激素抵抗综合征；根据病变的原因分为自身免疫性甲减、药物性甲减、^{131}I 治疗后甲减、甲状腺手术后甲减、垂体或下丘脑肿瘤手术后甲减、先天性甲减等。原发性甲减最多见，最主要原因为自身免疫、甲状腺手术和甲亢 ^{131}I 治疗。

本病患病率差异较大，与 TSH 诊断切点值、年龄、种族、性别等因素有关。TSH 诊断切点值越低，患病率越高。成年女性甲减患病率高于男性。国外报告临床甲减患病率为 0.8% ～ 1.0%，发病率为 3.5/1000；我国学者报告的临床甲减患病率为 1.0%，发病率为 2.9/1000。

一、临床表现

成年人甲减常隐匿发病，进展较慢，早期症状缺乏特异性，典型症状在几个月甚至几年后才表现出来，主要症状为代谢率减低和交感神经兴奋性下降。

（一）低代谢症候群

畏寒、乏力、少汗、体重增加、言语缓慢、行动迟缓、声音低哑。因血液循环差和产热减少，体温可低于正常。

（二）精神神经系统

轻者有记忆力、注意力、理解力和计算力减退，嗜睡，反应迟钝。重者可表现为痴呆、幻想、木僵，可出现黏液性水肿昏迷。

（三）心血管系统

表现为心肌收缩力下降，心脏收缩时间间隔延长；窦性心动过缓；心排血量减少；舒张压上升，脉压差减小；高胆固醇血症、高三酰甘油血症和高β脂蛋白血症等。

（四）呼吸系统

甲减患者安静时肺功能多为正常，少数患者通气功能受损，可有胸腔积液，只在极少情况下才引起呼吸困难。阻塞性睡眠呼吸暂停比较常见，在甲状腺功能恢复正常后可逆转。

（五）消化系统

食管、胃、胆囊、小肠和结肠的平滑肌张力减弱，胃肠蠕动慢，胃酸分泌减少，可出现食欲减退、腹胀、恶心、排便困难，重症患者表现为胃扩张、胃滞留、假性肠梗阻及巨结肠症，有的患者可出现腹水。

（六）肌肉关节

肌肉无力、肌萎缩，部分患者伴关节疼痛和关节腔积液。

（七）血液系统

1. 贫血　约25%甲减患者表现贫血，多数为轻度或中度正色素或低色素小细胞贫血，少数为大细胞贫血。红细胞生成减少的原因包括需氧量减少、促红细胞生成素生成不足、吸收不良、摄入不足、月经量多而致失血及胃酸缺乏导致铁吸收减少等。

2. 出血　甲减患者可能伴有凝血因子合成障碍，患者容易出现损伤、牙龈出血或皮下瘀斑，甚至血尿、鼻出血、黑便、呕血和脑出血，实验室检查为凝血因子Ⅷ活性和血小板黏附性降低，出血时间及凝血酶原时间延长，血小板及纤维蛋白正常。

（八）生长发育

甲状腺激素缺乏会影响生长激素的促生长作用，儿童甲减可致生长迟缓、骨龄延迟，青少年甲减可能出现性发育延迟，少数出现真性性早熟，病因不明。

（九）内分泌系统

长期甲减可引起腺垂体增大、高催乳素血症、女性溢乳、男性乳房发育。

（十）黏液性水肿昏迷

黏液性水肿昏迷是甲减最严重的并发症。临床表现为嗜睡、低体温（$<35℃$）、呼吸减慢、心动过缓、血压下降、四肢肌肉松弛、反射减弱或消失，甚至昏迷、休克，危及生命。多见于老年人或长期未获治疗者，多在寒冷时发病。诱发因素为严重全身性疾病、中断甲状腺激素治疗、感染、手术和使用麻醉、镇静药物等。

二、检查

（一）实验室检查

1. 甲状腺功能 血清 TSH 及 FT_4 是诊断原发性甲减的首选指标。由于 TT_3、TT_4 受甲状腺素结合球蛋白、白蛋白、糖皮质激素、性激素等的影响，故测定 FT_3、FT_4 比 TT_3、TT_4 更敏感、准确。

2. 甲状腺自身抗体 TPOAb、TgAb 阳性，提示甲减是由自身免疫性甲状腺炎所致。

3. 血常规 轻、中度贫血，多为正细胞正色素性贫血，大细胞性贫血也可发生。

4. 血脂 血总胆固醇、甘油三酯、低密度脂蛋白胆固醇、脂蛋白（a）升高，高密度脂蛋白胆固醇降低。

5. 生化检查 血清磷酸肌酸激酶、乳酸脱氢酶、天冬氨酸氨基转移酶水平升高。

6. 催乳素 严重的原发性甲减患者可伴血催乳素水平升高。

（二）辅助检查

X 线检查骨龄或胸片，心电图或心脏多普勒检查，甲状腺核素扫描及甲状腺细针穿刺细胞学检查等。

三、诊断要点

（一）甲减的症状和体征

1. 甲减面容 称为“面具脸”，颜面虚肿、表情呆板、淡漠。面色苍白、眼睑水肿、唇厚舌大、舌体边缘可见齿痕。眉毛外 1/3 稀疏脱落，男性胡须稀疏。

2. 皮肤 干燥粗糙，皮温降低，由于高胡萝卜素血症，手脚掌皮肤可呈姜黄色。毛发干燥稀疏，双下肢胫骨前方黏液性水肿，压之无凹陷。

3. 神经系统 跟腱反射时间延长，膝反射多正常。

4. 心血管系统 心动过缓、心音减弱、心界扩大。心包积液表现为心界向双侧增大，随体位而变化，坐位心浊音界呈烧瓶样，卧位心底部浊音界增大。

5. 消化系统 肠鸣音减弱，部分患者可出现麻痹性肠梗阻。

（二）甲状腺功能

1. 原发性甲减 TSH 增高，TT_4、FT_4 降低。

2. 亚临床甲减 血清 TSH 增高，TT_4、FT_4 和 TT_3、FT_3 正常。

3. 中枢性甲减 血清 TSH 减低或正常，TT_4、FT_4 降低，需进一步寻找垂体和下丘脑的病变。

四、治疗

原发性临床甲减的治疗目标是甲减的症状和体征消失，血清 TSH、FT_4、TT_4

维持在正常范围。继发于下丘脑和（或）垂体的甲减，其治疗目标非血清 TSH，而是 FT_4、TT_4 达到正常范围。

（一）对症治疗

注意保暖，避免感染等各种应激状态。有贫血者可补充铁剂、维生素 B_{12} 和叶酸，缺碘者应补碘。

（二）替代治疗

主要采用左甲状腺素（L-T_4）单药替代治疗，一般需要终身用药。L-T_4 的治疗剂量取决于甲减的程度、病因、年龄、特殊情况、体重和个体差异。起始剂量和达到完全替代剂量所需要的时间，应根据患者的年龄、体重、心脏状态和特定状况决定。TSH ≥ 10mIU/L 的亚临床甲减患者，建议予以 L-T_4 治疗。

（三）黏液性水肿昏迷的治疗

1. L-T_4　首次静脉注射 300 ～ 500μg，以后每日 50 ～ 100μg，直至患者清醒后改为口服。如无注射剂可给予片剂鼻饲。

2. T_3　如果患者在 24h 无改善，可以给予 T_3 10μg，每 4h 一次，或者 25μg，每 8h 一次。

3. 氢化可的松　200 ～ 300mg/d 持续静滴，患者清醒及血压稳定后逐渐减量。

4. 补液　根据需要补液，不宜过多，监测心肺功能，水、电解质、酸碱平衡及尿量等。

5. 其他　控制感染，治疗原发病；保暖，吸氧，保持呼吸道通畅，必要时行气管切开、机械通气等。

五、护理

（一）护理评估

1. 病史　询问既往甲状腺疾病史和治疗史，如自身免疫性疾病史、甲状腺手术史、颈部放射治疗史、垂体疾病史，女性需询问有无产后大出血史。有无碳酸锂、硫脲类、磺胺类、过氯酸钾、酪氨酸激酶抑制剂等药物应用史。是否食用加碘盐，是否长期大量食用卷心菜、芜菁、甘蓝、木薯等。直系亲属是否有自身免疫性甲状腺疾病史等。

2. 身体状况

（1）全身状况：评估生命体征，关注体温；评估意识和精神状态，有无失眠不安或反应迟钝等表现；评估毛发有无稀疏；评估营养状态，观察有无体重增加、贫血及脂质代谢异常等。

（2）皮肤：皮肤是否干燥、粗糙，皮温降低。毛发是否干燥稀疏，双下肢胫骨前方有无黏液性水肿，压之有无凹陷等。

（3）神经系统：跟腱反射时间是否延长。

（4）心血管系统：心动有无过缓、心音是否减弱、心界有无扩大、有无心包积液等。

（5）消化系统：肠鸣音是否减弱，是否有麻痹性肠梗阻等。

3. 检验检查 查看 TSH，TT_4、FT_4、TT_3、FT_3、TPOAb、TgAb、血常规、心电图等有无异常。

4. 心理-社会状况 评估疾病对生活质量的影响，是否有睡眠、活动耐力的改变。评估患者的精神心理状态，如有无神志淡漠、反应迟钝、焦虑等。评估患者及家属对疾病知识的了解程度。

（二）常用护理诊断 / 问题及措施

1. 便秘 与代谢率降低及体力活动减少引起的肠蠕动减慢有关。

（1）饮食护理：给予高蛋白、高维生素、低钠、低脂肪饮食，细嚼慢咽，少量多餐。进食富含纤维素的食物，如蔬菜、水果，促进胃肠蠕动。桥本甲状腺炎所致甲状腺功能减退症患者应避免摄取含碘食物和药物，以免诱发严重黏液性水肿。

（2）活动：鼓励患者每天进行适度的运动，包括散步、快走等。

（3）建立正常的排便形态：指导患者每天定时排便，养成规律排便的习惯。

（4）用药护理：L-T_4 每天服药 1 次，早餐前 30 ～ 60min 服用，不应与干扰 L-T_4 吸收的食物或药物同时服用。必要时根据医嘱给予轻泻药，并观察大便的次数、性质和量，观察有无腹胀、腹痛等麻痹性肠梗阻的表现。

2. 体温过低 与机体基础代谢率降低有关。

（1）加强保暖：室内温度适宜，必要时使用加温设备；穿保暖性好的衣服和鞋子。

（2）病情观察：监测生命体征，观察患者有无寒战、皮肤苍白等体温过低表现及心动过缓等现象。

3. 潜在并发症——黏液性水肿昏迷

（1）避免诱因：避免寒冷、感染、手术、使用麻醉镇静药等诱发因素。

（2）病情监测：观察生命体征、意识的变化及全身黏液性水肿情况，每天记录体重。患者若出现体温低 35℃、呼吸浅慢、心动过缓、血压降低、嗜睡等表现，或出现口唇发绀、呼吸深长等症状，应立即通知医生并配合抢救处理。

（3）黏液性水肿昏迷的护理：①建立静脉通道，遵医嘱给予药物治疗；②保持呼吸道通畅，吸氧，必要时配合医生行气管插管或气管切开；③监测生命体征和动脉血气分析的变化，记录 24h 出入量；④注意保暖。

（三）其他护理诊断 / 问题

1. 超重 / 肥胖 与代谢率降低致摄入大于需求有关。

2. 活动耐力下降　与甲状腺激素不足所致肌肉乏力、贫血、心功能减退有关。

3. 性功能障碍　与甲状腺激素不足所致内分泌和生殖系统功能低下有关。

（四）健康指导

1. 疾病知识指导　告知患者疾病病因及注意事项，如碘过量或者药物引起甲减者应调整剂量或停药。冬季注意保暖。慎用具有催眠、镇静、镇痛、麻醉作用的药物。注意个人卫生，预防感染和创伤。

2. 用药指导　对需终身替代治疗者，向其解释终身坚持服药的必要性，不可随意停药或变更剂量。指导患者早餐前 30 ～ 60min 一次性服用 L-T_4，避免与食物或药物同时服用；指导患者自我监测甲状腺激素服用过量的症状，如出现多食消瘦、脉搏＞ 100 次 /min、体重减轻、发热、大汗、情绪激动等情况时应及时就诊。血 TSH 和甲状腺激素恒定在正常范围内，表示替代治疗效果好，替代治疗初期每 4 ～ 6 周测定激素指标；治疗达标后，长期替代者宜每 6 ～ 12 个月复查 1 次。服用利尿剂时，指导患者正确记录 24h 出入量。

3. 病情监测指导　给患者讲解黏液性水肿昏迷发生的原因及表现，指导患者学会自我观察。若出现嗜睡、体温＜ 35℃、呼吸减慢、低血压、心动过缓等，应及时就医。指导患者定期复查心、肝、肾功能，甲状腺功能和血常规等。

六、案例解析

（一）案例特点

1. 诊断依据　该患者具有甲减的症状，如皮肤乏力、怕冷、便秘、皮肤干燥等，TSH 升高、FT_3 及 FT_4 均降低，可以诊断为甲减。TPOAb、TgAb 阳性，提示甲减是由自身免疫性甲状腺炎所致。

2. 乏力、嗜睡和怕冷的原因　甲状腺激素对维持身体的正常代谢和神经系统兴奋性至关重要。甲状腺功能减退时，甲状腺激素分泌减少，身体代谢率下降，能量产生不足，导致患者出现乏力、嗜睡等症状。同时，由于产热减少，机体对低温的耐受性降低，所以患者会感觉怕冷。

3. 体重增加的因素　甲状腺激素可促进机体新陈代谢，加速脂肪、蛋白质等物质的分解。当甲状腺功能减退时，代谢速度变慢，摄入的能量不能及时被消耗，就容易以脂肪的形式堆积，从而导致体重增加。

4. 主要护理问题　该患者主要的护理问题为活动无耐力、便秘、知识缺乏等。

（二）护理措施

1. 休息与活动　嘱患者卧床休息，在床上做踝泵运动，预防血栓；穿柔软的衣服，涂抹身体乳；在家属的陪伴下适当活动，预防跌倒。

2. 环境护理　病室清洁，温湿度适宜，注意保暖。

3. 饮食护理　给予高蛋白、高维生素、低脂、低盐饮食，嘱患者多吃新鲜蔬果及富含膳食纤维的食物，如芹菜、燕麦等。

4. 排便护理　定时排便，指导患者服用乳果糖。

5. 用药护理　指导患者晨起空腹服用 L-T_4，至少 30min 后再进食早餐，观察有无心悸、多汗、失眠等药物过量症状。

6. 病情观察　密切观察体温、脉搏、呼吸、血压等变化，尤其是体温和心率。

7. 健康教育　向患者及家属讲解疾病知识、治疗方法及预后，让患者了解坚持治疗的重要性。提高患者治疗依从性。

第六节　甲状腺炎

案例导入

患者，女性，56 岁，因“右侧颈部疼痛 20 余天，加重 1 周”入院。患者 1 个月前有“感冒”史，就诊社区诊所，考虑“咽喉炎”，予以口服“消炎药”，具体不详。入院时体查神清，颈软，气管居中，甲状腺Ⅱ°肿大，质中，右侧甲状腺压痛，未触及震颤，无血管杂音。双侧听诊呼吸音清，未闻及干湿性啰音，心尖搏动点位于第五肋间左锁骨中线内 1.0cm，触诊无震颤，心界向左下扩大，心率 104 次 /min，心律齐，未闻及杂音。心肌酶、甲状腺功能、大便常规基本正常。甲状腺彩超提示右侧叶增大，其内低回声区，未见明显脓性改变。治疗上予以口服泼尼松、塞来昔布等对症支持治疗。

1. 该患者的诊断是什么？为什么？

2. 该患者主要的护理诊断 / 问题及依据有哪些，相应的治疗及护理措施是什么？

甲状腺炎是一类累及甲状腺的异质性疾病。泛指由自身免疫、病毒感染、细菌或真菌感染、慢性硬化、放射损伤、药物、创伤等多种原因所致甲状腺滤泡结构破坏，伴或不伴有甲状腺功能异常。

一、临床表现

（一）急性甲状腺炎

又称急性化脓性甲状腺炎，一般急性起病，但患者发病前 1～2 周多有咽痛、鼻塞、头痛、全身酸痛等上呼吸道感染史。

1. 感染症状　高热、出汗、咽痛、吞咽困难及全身不适等，早期颈前区皮肤红肿不明显，触痛显著，后期可表现为局部肿胀，出现波动感，少数病例可出现搏动性肿物。

2. 压迫症状　压迫气管导致呼吸困难，压迫食管则可能引发吞咽困难，而压迫喉返神经则可能导致声音嘶哑。

3. 并发症　少数急性甲状腺炎可能会引发一系列并发症，如纵隔脓肿、气管食管瘘等，这些并发症严重时会危及患者的生命。

（二）亚急性甲状腺炎

简称亚甲炎，有明显的季节性，夏、春季节高发，30～50岁的中青年女性发病率高，是男性的3～6倍。

1. 上呼吸道感染前驱症状　发病前1～3周，患者常有上呼吸道感染史，大多数还有轻、中度发热，少数高热，并伴有乏力、肌肉疼痛、纳差和咽痛等，颈部淋巴结可出现肿大。

2. 甲状腺区域的疼痛　特征性的甲状腺区域疼痛、触痛及肿大逐渐或突然发生，可先从一侧开始，后扩展或转移到另一侧或局限于一侧，常放射至耳、咽喉、下颌角、颈部和枕胸背部等，疼痛程度多较剧烈。

3. 与甲状腺功能变化相关的表现

（1）早期（甲状腺毒症阶段）：发热并伴全身不适，甲状腺疼痛明显，影响吞咽动作，甲状腺肿大，压痛显著。

（2）中期（甲状腺功能减退阶段）：由于甲状腺激素的耗竭，患者可能出现水肿、怕冷、疲乏、便秘、体重增加等症状，历时数月。

（3）后期（甲状腺功能恢复阶段）：症状缓解，甲状腺肿和结节逐渐消失，部分患者可能遗留小结节，缓慢吸收，恢复期的时间一般为数周至数月。

（三）慢性淋巴细胞性甲状腺炎（chronic lymphocytic thyroiditis，CLT）

1. 桥本甲状腺炎　早期表现因人而异，一般不典型或没有任何临床症状，仅有TPOAb或TgAb阳性，甲状腺功能正常。多数患者甲状腺彩超显示会出现无痛性甲状腺双侧弥漫性肿大。然后是甲状腺功能异常期，早期会出现一过性甲亢症状，随着病情发展，多数患者会出现甲减的症状。

2. 萎缩性甲状腺炎　通常表现为甲状腺功能减退的症状，甲状腺彩超显示甲状腺体积缩小，触诊一般无颈部疼痛或压痛，疾病后期只能触及较小的甲状腺或因完全萎缩而难以触及。

（四）慢性纤维性甲状腺炎

慢性纤维性甲状腺炎（chronic fibrous thyroiditis，CFF）是较为罕见的甲状腺炎症，又称侵袭性甲状腺炎、慢性木样甲状腺炎，Riedel甲状腺肿、慢性硬化性甲状腺炎等，女性较男性多见。CFF进展缓慢，病程数月到数年，可自行停止发展，表现为无痛性肿块，也可表现为突然增大的肿块。临床表现常与局部的压迫有关，也可出现甲减。

二、检验检查

1. 检验 甲状腺功能评估指标（TSH、FT_3、TT_3、FT_4、TT_4）、甲状腺自身抗体（TRAB、TPOAb、TgAb 等）、血常规、血沉等。

2. 检查 甲状腺B超、甲状腺摄碘-131率、同位素扫描、甲状腺穿刺活检等。

三、诊断要点

根据局部症状（甲状腺肿大、疼痛、质地变化）、甲状腺功能异常症状（甲状腺功能亢进或减退）以及全身症状（发热等），结合实验室检验检查结果，可以诊断。

四、治疗

（一）急性甲状腺炎

1. 药物治疗 依据药敏试验结果，合理选择抗生素、抗真菌药物进行抗感染治疗。重症患者，如造成了腺体组织的坏死或长期性甲减，需及时进行甲状腺激素替代治疗。

2. 局部处理 早期宜用冷敷，晚期宜用热敷。有脓肿形成，广泛坏死组织或持续感染不愈时，必要时行外科探查、切开引流、清除坏死组织。

3. 一般处理 卧床休息、退热、补液等对症支持治疗。

（二）亚急性甲状腺炎

1. 解热镇痛药 布洛芬、双氯芬酸钠、非甾体抗炎药、吲哚美辛、乙酰水杨酸、依托考昔等，适合轻症患者。

2. 糖皮质激素 全身症状较重、非甾体抗炎药无效、甲状腺肿大疼痛剧烈的患者需采用糖皮质激素进行治疗，如口服泼尼松，注意剂量合适、逐步减量及小剂量维持或加用非甾体抗炎药，避免病情反复。

（三）慢性淋巴细胞性及慢性纤维性甲状腺炎

1. 对症治疗 甲亢症状明显者可应用β受体阻滞剂以改善症状，甲减期采用甲状腺激素替代治疗。

2. 手术治疗 必要时考虑手术治疗，术后需继续接受甲状腺激素替代治疗。

五、护理

（一）护理评估

1. 病史 询问患者的主诉、现病史、既往史、用药史、家族史。有无甲状腺疼痛、发热、体重变化、吞咽困难。症状的持续时间、诱发因素、治疗经过。了解有无自身免疫性疾病，如系统性红斑狼疮、类风湿关节炎等。询问当前服用药物的情况、碘剂接触史、甲状腺疾病的家属史等。

2. 身体状况

（1）全身状态：观察生命体征，有无怕冷 / 怕热、多汗 / 水肿、体重增加 / 下降、皮肤潮湿 / 干燥、心动过速 / 过缓、食欲亢进 / 减退、易激动 / 反应迟钝、失眠 / 嗜睡、体重增加 / 降低、大便次数和性状等。

（2）功能状态和生活质量：评估疼痛对生活的影响程度，采用 Barthel 指数评估表观察日常生活能力，如进食、穿衣、洗澡等。情况允许者，可使用 6min 步行试验，评估运动耐力。

（3）甲状腺：触诊颈部淋巴结是否肿大，触诊甲状腺大小、质地（韧 / 硬）、疼痛程度、有无结节、活动度、听诊有无血管杂音等。

3. 检验检查　查看 ESR、CPR、血常规、TSH、FT_3、FT_4、TPOAB、TgAb、TRAb、血培养、电解质、甲状腺彩超、甲状腺摄碘率、CT/MRI、细针穿刺活检等有无异常。

4. 心理-社会状况　评估患者对此疾病的认知程度，是否因疾病带来的焦虑、抑郁情绪，对医疗费用的负担以及家属对此病的了解和支持程度。评估日常活动和社会交往能力，如因情绪不稳定、睡眠形态改变等影响人际关系，育龄期女性需评估不孕、妊娠风险及哺乳期用药的焦虑情绪等。

（二）常用的护理诊断 / 问题及措施

1. 疼痛　与甲状腺炎症有关。

（1）疼痛评估：评估疼痛程度、性质、部位、发作规律。可采用数字评分法、语言评分法，或视觉模拟法评估疼痛的程度。

（2）局部护理：松开颈部衣扣，不戴项链，避免压迫甲状腺。在疼痛明显时，可冷湿敷甲状腺区，避免冻伤。避免快速转动头颈部、大幅度仰头和低头。

（3）生活护理：急性发作期增加卧床休息的时间，提供安静舒适的病房环境，保证充足的睡眠，疾病缓解期逐步增加轻体力活动，循序渐进，避免劳累。

（4）药物干预：遵医嘱给予布洛芬、双氯芬酸钠或泼尼松等，注意观察药物不良反应。

2. 体温过高　与炎症反应或细菌性感染有关。

（1）穿着舒适，室内温度控制在 22 ～ 25℃，湿度 50% ～ 60%，定期开窗通风。

（2）监测患者体温，在 38.5℃以上时采取物理降温方法，如冰敷、温水擦浴，同时增加水分摄入，2000 ～ 2500mL/d，预防脱水。

（3）遵医嘱使用退热药物，并观察用药后反应。

3. 营养失调（高于或低于机体需要量）　与甲状腺功能异常导致的代谢率改变有关。

（1）指导患者摄入高热量、高蛋白质、高维生素食物，少量多餐，避免摄入辛辣、过热的食物。

（2）多摄入含钙丰富的食物，以防止治疗期间因药物不良反应引起的骨质疏松。

（3）每周测量体重及做好饮食日记。

4. 潜在并发症——甲状腺危象、黏液性水肿昏迷等

（1）密切观察患者体温、脉搏、血压、心率、血糖、神志、瞳孔的变化，观察有无甲状腺压迫症状，保持呼吸道通畅，并记录24h出入水量。

（2）正确采集标本，观察患者FT_3、FT_4、TSH水平的变化。建立两条静脉通道，遵医嘱补液，告知患者药物的用法、用量和主要的不良反应。

（三）其他护理诊断/问题

1. 知识缺乏　与患者未充分接受相关疾病健康教育有关。

2. 焦虑　与疾病所致的不确定性有关。

（四）健康指导

1. 休息与活动　注意劳逸结合，避免寒冷、劳累，防止感染，保持良好的作息和心情愉快，选择合适的运动方式，如散步、打太极等，锻炼身体增强体质。

2. 饮食　根据病情调整饮食结构，保证摄入足够的热量、蛋白质和维生素。碘摄入需遵医嘱或营养师建议，根据患者甲状腺类型和功能状况进行动态调整。

3. 疾病　帮助患者了解该病的病因、分期及临床表现，更好地配合治疗和饮食管理。

4. 病情监测　学会自我观察，遵医嘱按时服药，了解药物不良反应，并定期复查。如出现声音嘶哑、手足震颤、抽搐等异常反应，需要立即就医。

六、案例解析

（一）案例特点

1. 诊断　该患者右侧颈部疼痛二十余天，且加重一周，甲状腺彩超未见明显脓性改变，符合亚急性甲状腺炎的诊断标准。

2. 治疗　予以抗甲状腺药物改善微循环，塞来昔布镇痛，口服泼尼松等对症支持治疗，符合亚急性甲状腺炎的治疗适应证。

3. 护理问题　该患者主要护理问题为疼痛：与甲状腺炎症有关；营养失调：低于机体需要量；知识缺乏：与患者未接受或不充分接受相关疾病的健康教育有关。

（二）护理措施

1. 疼痛护理　每天评估患者疼痛的程度、性质，按时发放泼尼松和塞来昔布；衣领宽松，避免压迫甲状腺；避免快速转动头颈部、大幅度仰头和低头；指导患者听音乐缓解疼痛。

2. 饮食护理　予以清淡、易消化食物，如面条、牛奶、蒸蛋、瘦肉粥等，待疼痛缓解后再过渡到普食，避免进食含碘量高的食物。

3. 注意休息　嘱患者卧床休息，减少活动，提供舒适的环境，减少探视。

4. 心理护理　多与患者接触、沟通，了解患者心理状况，鼓励患者说出不良情绪，给予开导，缓解患者焦虑情绪。

5. 出院指导　告知患者出院后保持心情愉悦，合理休息，注意保暖和通风，防止呼吸道感染，按时服药，不可随意停药，2 周后复诊。

第七节　甲状旁腺功能亢进症

案例导入

患者，女性，52 岁，因“反复骨痛、乏力 2 年，加重伴骨折 1 个月”入院。患者 10 年前曾患“肾结石”，未规律随访，2 年前无明显诱因出现腰背部及双下肢骨痛，活动后加重，伴全身乏力、多尿、口渴，未重视。近半年症状加重，出现身高缩短（约 3cm）、驼背。1 个月前轻微跌倒后发生左侧股骨颈骨折。两周前出现嗜睡、记忆力减退，无意识障碍或抽搐。门诊查血钙升高（3.0mmol/L）。患者起病以来，精神、睡眠一般，食欲减退、偶有恶心呕吐，便秘、小便可，近 3 个月体重下降 5kg。身高 155cm，体重 52kg，体重指数 21.64kg/m^2；生命体征正常；血钙升高，血磷降低，甲状旁腺激素（PTH）明显升高，尿钙排泄增加，碱性磷酸酶（ALP）升高；骨密度（DXA）提示腰椎 T 值 –3.5，颈部超声示右侧甲状旁腺下极见一低回声结节（1.5cm×1.2cm），边界清晰，甲状旁腺核素扫描示右下方甲状旁腺摄取增强，考虑腺瘤。最终确诊为原发性甲状旁腺功能亢进症（右侧甲状旁腺腺瘤）。随后转入普外科行“右侧甲状旁腺腺瘤切除术”，术后病理证实为甲状旁腺良性腺瘤，术后第 1 天血钙降至 2.3mmol/L，PTH25pg/mL。术后予钙剂及骨化三醇预防低钙血症，术后 3 个月随访骨痛缓解，复查骨密度较前改善（腰椎 T 值 –2.8），血钙、PTH 维持正常范围，未再发肾结石或骨折。

1. 该患者诊断为“原发性甲状旁腺功能亢进症”的关键依据是什么？如何与继发性甲旁亢或恶性肿瘤骨转移鉴别？

2. 该患者行“甲状旁腺腺瘤切除术”的手术指征是什么？

甲状旁腺功能亢进症简称甲旁亢，分为原发性、继发性和三发性 3 类。原发性甲旁亢（PHPT）是甲状旁腺组织原发病变造成甲状旁腺激素分泌过多，导致的一组临床症候群，包括高钙血症、肾钙重吸收和尿磷排泄增加、肾结石、肾钙质沉着症和以皮质骨为主骨吸收增加等。病理以单个甲状旁腺腺瘤最常见，少数为甲状旁腺增生或甲状旁腺癌。继发性甲旁亢常为各种原因导致的低钙血症刺激甲状旁腺增生肥大，分泌过多 PTH 所致，见于慢性肾病、骨软化症、肠吸收不良综合征、维生素D缺乏与羟化障碍等疾病。三发性甲旁亢是在继发性甲旁亢基础上，由于腺体受到持久刺激，发展为功能自主的增生或肿瘤，自主分泌过多PTH所致，常见于慢性肾病和肾脏移植后。本节主要介绍原发性甲旁亢。

一、临床表现

1. 非特异性症状　乏力、易疲劳、体重减轻和食欲减退等。

2. 骨骼　常表现为全身性弥漫性、逐渐加重的骨骼关节疼痛，承重部位骨骼的骨痛较为突出，如下肢、腰椎。病程较长的患者可出现骨骼畸形，包括胸廓塌陷、脊柱侧弯、骨盆变形、四肢弯曲等。患者可有身高变矮。轻微外力即可引发病理性骨折，或出现自发骨折。纤维囊性骨炎好发于颌骨、肋骨、锁骨及四肢长骨，病变部位容易发生骨折，四肢较大的纤维囊性骨炎病变可能被触及和有压痛。患者的活动能力明显降低，甚至活动受限。牙齿松动或脱落。

3. 泌尿系统　患者常出现烦渴、多饮、多尿；反复、多发泌尿系结石可引起肾绞痛、输尿管痉挛、肉眼血尿，甚至尿中排沙砾样结石等。患者还易反复罹患泌尿系统感染，少数病程长或病情重者可以引发肾功能不全。

4. 消化系统　纳差、恶心、呕吐、消化不良及便秘等症状。部分患者可出现反复消化道溃疡，表现为上腹疼痛、黑便等症状。部分高钙血症患者可伴发急、慢性胰腺炎，出现上腹痛、恶心、呕吐、食欲差、腹泻等临床表现，甚至以急性胰腺炎发作起病。

5. 心血管系统　高钙血症可以促进血管平滑肌收缩，血管钙化，引起血压升高，少数患者可以出现心动过速或过缓、ST段缩短或消失、Q-T间期缩短，严重高钙血症者可出现明显心律失常。

6. 神经肌肉系统　高钙血症患者可出现淡漠、消沉、烦躁、反应迟钝、记忆力减退，严重者甚至出现幻觉、躁狂、昏迷等中枢神经系统症状。患者易出现四肢疲劳、肌无力，主要表现为四肢近端为主的肌力下降。部分患者还表现为肌肉疼痛、肌肉萎缩、腱反射减弱。

7. 精神心理异常　患者可出现倦怠、嗜睡、情绪抑郁、神经质、社会交往能力下降，甚至认知障碍等心理异常的表现。

8. 血液系统　部分患者可以合并贫血，尤其是病程较长的患者。

9. 其他代谢异常　部分患者可以伴有糖代谢异常，表现为糖耐量异常、糖尿病或高胰岛素血症，出现相应临床症状。

二、检验检查

（一）实验室检查

1. 血钙　血钙水平可呈现持续性增高或波动性增高，少数患者血钙值持续正常，必要时检验血游离钙，因为血游离钙不受白蛋白水平的影响。

2. 血氯血磷　高氯血症、低磷血症，血氯 / 磷比值升高，通常＞33。高磷血症常提示肾功能不全或高磷摄入。

3. 血甲状旁腺素（PTH）　PTH 测定对甲旁亢的诊断至关重要，当患者存在高钙血症且血 PTH 水平高于正常或在正常范围偏高的水平，则需考虑原发性甲旁亢的诊断。因肿瘤所致的非甲旁亢引起的高钙血症，血 PTH 水平低于正常或测不到。

4. 血肌酐和尿素氮　有助于原发性、继发性和三发性甲旁亢的鉴别。

5. 血维生素 D　合并佝偻病 / 骨软化症时可能伴有严重的维生素 D 缺乏，血 25-羟维生素 D 水平低下。而由于过多 PTH 的作用，血液中的 $1,25(OH)_2\text{-}D_3$ 的水平则可能高于正常。

6. 碱性磷酸酶　血碱性磷酸酶增高往往提示存在骨骼病损，骨碱性磷酸酶升高更为特异，其水平愈高，提示骨病变愈严重或并存佝偻病 / 骨软化症。

7. 其他　骨钙素、Ⅰ型原胶原 N 末端前肽或Ⅰ型胶原 C 末端肽交联等水平升高，亦具参考价值。多数患者尿钙排泄增加（家族性低尿钙性高钙血症除外），甲旁亢合并骨软化症和严重维生素 D 缺乏时尿钙排泄可能不增加。

（二）辅助检查

1. 骨骼检查　X 线检查及骨显像。

2. 泌尿系统检查　腹部平片、排泄性尿路造影、逆行肾盂造影、经皮肾穿刺造影等 X 线摄片，泌尿系超声或 CT 或磁共振尿路成像等检查。

3. 定位检查　甲状旁腺超声、超声引导甲状旁腺细针穿刺、甲状旁腺 CT、MRI 或动态显像等。

三、诊断标准

根据病史、骨骼病变、泌尿系统结石和高血钙的临床表现，以及高钙血症和高 PTH 血症并存可做出定性诊断（血钙正常的原发性甲旁亢例外）。此外，血碱性磷酸酶水平升高、低磷血症、尿钙和尿磷排出增多、X 线影像的特异性改变等均支持原发性甲旁亢的诊断。定性诊断明确后，可通过超声、放射性核素扫描等有关定位检查了解甲状旁腺病变的部位，完成定位诊断。注意与继发性甲状旁腺功能亢进症相鉴别，其血钙水平为低或正常，常见的原因有慢性肾功能不全、维生素 D 缺乏、肠吸收不良综合征、妊娠和哺乳等。

四、治疗

（一）手术治疗

手术为 PHPT 首选的治疗方法，但仍需依据患者年龄、预期寿命、手术风险、手术意愿和靶器官损害风险等因素综合考虑。病变甲状旁腺成功切除后，血钙及 PTH 在术后短期内降至正常，甚至出现低钙血症。术后定期复查的时间为 3 ～ 6 个月 1 次，病情稳定者可逐渐延长至每年 1 次。随访观察的内容包括症状、体征、血钙、血磷、骨转换指标、PTH、肌酐、尿钙和骨密度等。

（二）药物治疗

1. 扩容、促尿钙排泄　高钙血症时由于多尿、恶心、呕吐引起的脱水非常多见，因此需首先使用生理盐水补充细胞外液容量。但老年患者及心、肾功能不全的患者使用时需慎重。细胞外液容量补足后可使用呋塞米（速尿）或依他尼酸钠，促进尿钙排泄，同时防止细胞外液容量补充过多。大剂量速尿治疗时需警惕水、电解质紊乱。禁用噻嗪类利尿剂。

2. 抑制骨吸收　包括双膦酸盐、降钙素、雌激素、地舒单抗、雷洛昔芬、西那卡塞等，早期使用此类药物可显著降低血钙水平，并可避免长期大量使用生理盐水和速尿造成的水及电解质紊乱。

3. 促进骨形成　甲状旁腺激素类似物（特立帕肽），常见不良反应有恶心、肢体疼痛、头痛和眩晕等。

4. 补钙　严重低钙血症者需要补充钙剂及骨化三醇，但需定期监测血钙水平。

五、护理

（一）护理评估

1. 病史　详细询问患者的年龄、性别、职业等，是否有既往史、家族史；患病时间、主要症状及其特点，如有无乏力、易疲劳、恶心、呕吐、消化不良、体重减轻、食欲减退、骨关节疼痛、烦渴、多饮多尿、肉眼血尿、尿中排沙砾样结石、反复泌尿系统感染、血压升高、嗜睡、淡漠、消沉、贫血等；询问患病后检查和治疗经过，目前用药情况和病情控制情况。

2. 身体状况

（1）骨骼系统：询问有无骨痛，观察疼痛部位、性质、程度，是否影响活动，有无骨骼畸形、病理性骨折等。

（2）泌尿系统：了解有无多尿、夜尿增多、血尿、尿路结石等症状，评估肾功能，查看血肌酐、尿素氮等指标。

（3）消化系统：询问有无食欲减退、恶心、呕吐、便秘等症状，观察有无消化性溃疡、胰腺炎等并发症表现。

（4）神经肌肉系统：评估有无肌无力、肌萎缩，观察患者肢体活动、肌肉力量，检查腱反射是否正常，有无精神症状、性格改变等。

（5）术前评估：评估患者手术耐受性，检查心肺功能、凝血功能等，了解有无手术禁忌证。

（6）术后评估：观察手术切口有无渗血、渗液，有无感染迹象。监测血钙、血磷等指标，注意有无低钙血症等并发症，观察患者有无手足抽搐、口唇麻木等症状。

3. 检验检查　查看血钙、血磷、甲状旁腺激素（PTH）等指标，血钙升高、血磷降低、PTH升高是甲旁亢的典型表现。观察尿钙、尿磷排泄情况，多数患者尿钙、尿磷排出量增加。分析甲状旁腺超声、CT、MRI等检查结果，明确甲状旁腺有无增生、腺瘤或腺癌等病变。还可通过骨密度检查评估骨质疏松程度。

4. 心理-社会状况　观察患者有无焦虑、抑郁、烦躁、失眠等情绪问题，甲旁亢可能导致患者身体不适及外貌改变，影响心理状态。了解患者对疾病的认知水平，包括对病因、治疗、预后等方面的了解程度，以便进行针对性的健康教育。

（二）常用护理诊断/问题及措施

1. 疼痛

（1）病情观察：密切观察疼痛变化，包括疼痛是否放射、有无伴随症状（如麻木、抽搐等），若疼痛加重或出现新症状，及时报告医生。关注患者生命体征，如血压、心率等，因为疼痛可能导致生命体征波动，若有异常需及时处理。

（2）物理护理：局部冷敷或热敷，根据疼痛性质和患者感受选择。如肌肉痉挛性疼痛可用热敷，以促进血液循环，缓解肌肉紧张；若为炎症性疼痛早期，可适当冷敷以减轻局部充血和炎症反应。按摩疼痛部位，力度适中，可促进肌肉放松，缓解疼痛，但要注意避免过度用力加重疼痛或造成骨折等损伤，若患者有骨质疏松，按摩需谨慎。

（3）用药护理：遵医嘱准确给药，如非甾体抗炎药等。注意观察药物不良反应，如胃肠道不适、过敏反应等，若患者出现不适及时处理。对于使用降钙素等特殊药物缓解骨痛的患者，要注意观察有无恶心、呕吐、面部潮红等不良反应，告知患者可能出现的症状，减轻其紧张情绪。

（4）心理护理：与患者建立良好沟通，耐心倾听其对疼痛的描述和感受，为患者取舒适体位，可通过听音乐分散注意力，给予心理支持和安慰，让患者感受到关心和重视。为患者创造安静、舒适的病房环境，减少不良刺激，有助于缓解其紧张焦虑情绪，从而在一定程度上减轻患者的疼痛感受。

2. 有受伤的危险

（1）环境安全管理：病房地面应选用防滑材料，卫生间、走廊等地方安装扶手，方便患者行走时抓扶，降低滑倒风险。合理摆放病房内的家具和物品，保持通道宽敞、无障碍物，夜间可开启地灯，便于患者夜间活动，避免碰撞。

（2）活动指导：根据患者的身体状况和骨密度情况，制定个性化的活动计划。对于骨密度严重降低的患者，可先从床上的简单活动开始，如四肢的屈伸运动，逐渐过渡到床边坐立、站立，在确保安全的情况下再进行短距离行走。活动过程中要有专人陪同，使用辅助器具如拐杖、助行器等，为患者提供稳定的支撑。

（3）病情监测：定期评估患者的肌肉力量、平衡能力和骨骼状况，及时调整护理方案。

（4）预防跌倒：向患者及家属详细讲解跌倒的危害和预防方法，如起床时在床上坐 30s、床边坐 30s、床边站 30s；改变体位时动作要缓慢。告知患者穿着合适的鞋子，选择鞋底有防滑功能、大小合适、轻便舒适的鞋子，避免穿拖鞋或鞋底过软、过硬的鞋子。

（5）预防坠床：对于意识不清或躁动的患者，应加床档保护，并将床调至最低位置。必要时使用约束带，但要注意约束带的松紧度，避免过紧影响血液循环或造成皮肤损伤，同时要定期观察约束部位的皮肤情况。

3. 体液不足

（1）饮食护理：低钙高磷饮食，鼓励患者多饮水，每日摄入量 2000 ～ 3000mL，以增加尿量，促进钙排出，降低血钙浓度，可分多次饮用，不要一次大量饮水。血钾低可时适当增加香蕉、橘子等含钾丰富食物摄入，血钠低时可适当增加食盐摄入。

（2）补液护理：根据患者脱水程度和心肾功能调整输液速度，一般轻度脱水每小时补液 100 ～ 150mL，中度脱水每小时补液 150 ～ 200mL，重度脱水需更快补液，但心、肾功能不全者补液速度要慢，防止出现心力衰竭和肺水肿。

（3）症状护理：患者恶心、呕吐时，让其头偏向一侧，防止呕吐物误吸，及时清理呕吐物，遵医嘱给予止吐等对症治疗。保持口腔清洁，用温水漱口，缓解口渴症状。做好皮肤护理，涂抹润肤霜。

（4）病情监测：密切监测患者生命体征、电解质水平，记录 24h 出入量。

（三）其他护理诊断 / 问题

1. 自我形象紊乱　与骨骼畸形等有关。
2. 知识缺乏　缺乏药物治疗及自我护理相关知识。
3. 睡眠形态紊乱　与疼痛造成的不适等有关。
4. 有感染的危险　与机体抵抗力下降有关。
5. 营养失调　低于机体需要量。

（四）健康指导

1. 疾病知识指导　向患者及家属讲解疾病的病因及治疗方法。

2. 饮食指导　告知患者减少牛奶、虾皮等高钙食物摄入，适当增加瘦肉、坚果等高磷食物，维持钙磷平衡。鼓励每日饮水 2000 ～ 3000mL，促进钙排出，预防高钙血症导致的脱水和泌尿系统结石。

3. 活动指导　根据病情和身体状况，选择散步、太极拳等温和运动，增强肌肉力量，提高骨密度，但要避免剧烈运动和过度劳累，防止骨折。

4. 用药指导　强调按医嘱按时、按量服药的重要性，告知药物可能的不良反应，如双膦酸盐类最常见不良反应为一过性的“类流感样”症状，包括骨痛、发热、疲乏、寒战、关节痛和肌痛，症状明显者可予非甾体抗炎药对症治疗

5. 自我监测指导　提醒患者及家属关注骨痛、乏力、多尿等症状变化，若症状加重或出现新症状，如呼吸困难、肢体麻木等，及时就医。嘱咐患者定期复查血钙、血磷、甲状旁腺激素、骨密度等指标。

6. 心理指导　嘱患者保持良好心态，鼓励患者积极面对疾病，通过听音乐、与家人朋友交流等方式缓解焦虑、恐惧等不良情绪，增强治疗信心。

六、案例解析

（一）诊断依据及鉴别诊断

1. 诊断依据

（1）实验室检查：血钙显著升高，血磷降低，符合原发性甲旁亢的诊断标准。PTH 明显升高，与高钙血症并存，提示甲状旁腺自主分泌亢进（继发性甲旁亢通常 PTH 代偿性升高但血钙正常或偏低）。

（2）影像学定位：颈部超声及核素扫描发现右侧甲状旁腺腺瘤（1.5cm×1.2cm），直接支持原发性病因。

2. 鉴别诊断

（1）继发性甲旁亢：通常继发于慢性肾病或维生素 D 缺乏，表现为血钙正常或降低、血磷升高（慢性肾病）或降低（维生素 D 缺乏）。本例患者肾功能正常，无维生素 D 缺乏证据，可排除。

（2）恶性肿瘤骨转移：高钙血症可能由肿瘤分泌 PTH 相关肽（PTHrP）导致，但 PTH 水平通常被抑制（本例 PTH 升高），且影像学未发现原发肿瘤病灶，肿瘤标志物正常，可排除。

（二）手术指征

1. 血钙显著升高　血钙＞正常上限 1.0mmol/L。

2. 靶器官损害　骨质疏松（腰椎 T 值 –3.5）及病理性骨折（股骨颈骨折）；既往肾结石病史（10 年前）；神经精神症状（嗜睡、记忆力减退）。

第八节　甲状旁腺功能减退症

案例导入

患者，男性，45 岁，因“反复手足抽搐 1 年，加重伴口周麻木、全身乏力 2 周”入院。患者 1 年前无明显诱因出现手足抽搐，持续数分钟自行缓解，未就诊。近 2 周抽搐发作频繁（1～2 次 / 日），伴口周麻木、全身乏力，偶有头痛。患者起病

以来精神、食欲一般，大小便正常。身高175cm，体重72kg，体重指数23.51kg/m^2；生命体征正常；皮肤干燥，毛发稀疏，指甲脆裂。血钙1.22mmol/L，尿钙降低，血磷2.13mmol/L，血镁0.60mmol/L，血钾3.5mmol/L，碱性磷酸酶77U/L，PTH 0.7pmol/L；面神经叩击征和束臂加压试验阳性；头颅CT示双侧基底节区钙化。入院后予以葡萄糖酸钙静脉补钙、硫酸镁静脉补镁；并予以碳酸钙口服补钙和骨化三醇口服补充维生素D。出院后继续予以碳酸钙及骨化三醇口服，每2周复查血钙、血磷、尿钙，每6个月复查头颅CT。出院1个月后血钙升至2.0mmol/L，抽搐未再发作，乏力改善。6个月后血钙稳定在2.1～2.3mmol/L，头颅CT钙化灶无扩大。1年后患者规律服药，偶有轻度口周麻木（血钙2.1mmol/L），未出现肾结石或肾功能异常。

1. 该患者最可能的诊断是什么？
2. 为何选择骨化三醇而非普通维生素D？
3. 导致该疾病可能的病因有哪些？

甲状旁腺功能减退症（hypoparathyroidism，HP）简称甲旁减，是指甲状旁腺激素（PTH）分泌过少和（或）效应不足而引起的一组临床综合征。其临床特征有低钙血症、高磷血症和由此引起的神经肌肉兴奋性增高及软组织异位钙化等，同时PTH水平低于正常或处于与血钙水平不相应的“正常”范围。

HP最常见病因是手术，其次是自身免疫性疾病和罕见的遗传性疾病，更罕见的病因包括甲状旁腺浸润性疾病、外照射治疗和放射性碘治疗甲状腺疾病。

一、临床表现

（一）急性低钙血症

术后迅速发生的低钙血症可以出现急性低钙血症相关症状，典型表现为手足搐搦，有时可伴喉痉挛和喘鸣，甚至惊厥或癫痫样发作。

（二）长期表现

1. 肌肉、神经和精神表现　患者可表现疲乏，四肢及口周麻木。神经肌肉兴奋性增高出现肌肉痉挛（有时疼痛），表现为手足搐搦、喉痉挛和有哮鸣音，支气管痉挛和哮喘。体检发现束臂加压试验阳性和面神经叩击征阳性。部分基底节钙化患者会发生帕金森综合征、痴呆及其他运动障碍，如肌张力障碍、偏侧投掷症、手足徐动症、动眼神经危象等。部分患者可表现抑郁、焦虑和人格障碍等精神异常。

2. 外胚层营养不良　可出现皮肤干燥、水肿且粗糙。其他皮肤表现包括毛发粗糙、脆弱和稀疏伴斑秃，以及具有特征性横沟的脆甲症。这些异常表现与低钙血症的严重程度及病程长短有关，待血钙恢复正常后可逆转。

3. 眼部表现　可引起白内障及角膜结膜炎，也可出现视乳头水肿和角膜钙化。

4. 胃肠道症状　可有长期便秘，发作性腹部绞痛或伴有脂肪泻。

5. 心血管系统　长期严重的HP可导致充血性心力衰竭、胸痛、心律失常，心电图出现心脏传导阻滞、长Q-T间期和ST-T改变。

6. 骨骼　HP患者存在不同程度的骨骼异常。

7. 牙齿异常　当低钙血症出现在发育早期时，可引起牙齿异常，包括牙齿发育不良、牙萌出障碍、牙釉质及牙根形成缺陷、龋齿磨损等。早期治疗低钙血症可逆转这些变化。

8. 高钙尿症及肾脏并发症　患者处于低钙血症时尿钙水平也偏低，但由于PTH促进肾小管钙重吸收的作用缺失，使得HP患者的尿钙排泄相对较高，在钙和维生素D补充治疗过程中，随着血清钙水平恢复正常，容易发生高钙尿症，导致肾结石、肾钙沉着症，甚至引起慢性肾功能不全。

9. 术后骨饥饿综合征　一旦切除功能亢进的甲状旁腺病灶后，原本高水平PTH对破骨细胞的刺激作用突然解除，外周血中的钙、磷在成骨细胞作用下大量转移回骨骼，出现“骨饥饿综合征”。患者除表现为低血钙外，还有低血磷、低血镁和高钾血症。

（三）伴发疾病的临床表现

由于其他的一些疾病或者综合征可以导致HP，因此可出现伴发疾病的相关症状和体征，包括听觉丧失、肾功能异常、先天性畸形、身材矮小、免疫缺陷、心脏畸形、骨骼畸形等。1型自身免疫性多发性内分泌腺病患者还可有念珠菌病、艾迪生病等表现。念珠菌病可先于其他免疫性疾病发生，通常累及指（趾）甲、皮肤及胃肠道，且对抗真菌治疗有抵抗性。

二、检验检查

（一）实验室检验

1. 血钙和磷　低钙血症，如果存在低白蛋白血症，血游离钙的测定对诊断有重要意义。多数患者血磷增高，部分患者正常。

2. 尿钙和磷　一般情况下，尿钙减少，尿磷排量也减少。但常染色体显性遗传性低钙血症患者尿钙排出增加，表现为高尿钙性低钙血症。接受钙和维生素D制剂治疗的患者，随着血钙水平的纠正，易出现高钙尿症。

3. 血PTH　PTH水平一般情况下低于正常值，也可以在正常范围。因低钙血症对甲状旁腺是一种强烈刺激，当血清总钙值≤1.88mmol/L（7.5mg/dL）时，血PTH值应有5～10倍的增加，所以低钙血症时，如血PTH在正常范围，仍属HP，测血PTH时，应同时取血测血钙，两者综合分析。

4. 骨转换指标　血碱性磷酸酶水平正常，血β-Ⅰ型胶原羧基末端肽水平可正常或偏低。

（二）影像学检查

头颅CT平扫评估有无颅内钙化及范围，裂隙灯检查是否并发低钙性白内障，腹部超声或泌尿系统CT评估肾脏钙化/泌尿系统结石，双能X线吸收法检测骨密度等。

三、诊断要点

HP的典型生化特征是低钙血症、高磷血症、PTH水平降低，结合临床表现，可作出诊断。

四、治疗

（一）急性低钙血症

1. 补充钙剂　对有手足抽搐等低钙血症症状及体征的患者，均需积极采取静脉补钙治疗。一般缓慢静脉注射10%葡萄糖酸钙10～20mL，必要时可重复。对于症状反复多次出现难以缓解者，可持续静脉滴注钙剂，钙剂溶液的最高浓度最好控制在100mL注射液内元素钙小于200mg，即100mL注射液稀释不超过20mL的10%葡萄糖酸钙，以免刺激血管。输液过程中避免输液外渗，刺激周围软组织；定期复查血钙，避免血钙水平过高。维持血清钙2.0mmol/L左右即可。

2. 补充活性维生素D　由于HP患者缺乏PTH，活性维生素D的生成受阻，需要补充活性维生素D（如骨化三醇）才能迅速纠正肠对钙的吸收障碍。

3. 纠正低镁血症　低镁血症常与低钙血症并存，低镁血症时PTH分泌和生理效应均减低，使低钙血症不易纠正。缓慢静脉注射10%硫酸镁10～20mL，如血镁仍低，1h后还可重复注射。肌内注射容易产生局部疼痛和硬结，一般较少使用。除静脉注射外，还可口服氯化镁3g/d或静脉滴注10～14mmol/L。对于肾排泄镁功能正常的患者，尿镁可作为体内镁补充适量的指标。

（二）长期治疗

1. 钙剂　以碳酸钙最为常用，由于需胃酸才能解离为可吸收的钙离子，餐时服用较好。而枸橼酸钙虽含元素钙较碳酸钙低，但其解离不需要胃酸，任何时间都可服用，尤其适用于胃酸较少者，包括长期服用质子泵抑制剂的患者。在不良反应方面，碳酸钙容易引起便秘，而枸橼酸钙不易引起便秘。

2. 活性维生素D　维生素D的活性代谢产物为$1,25(OH)_2D$，具有促进肠钙吸收和骨转换的生理作用，由于PTH刺激25OHD-1α-羟化酶的合成，PTH的缺乏或作用障碍将导致维生素D活化障碍，因此活性维生素D与钙剂合用是治疗HP的重要手段。

3. 活性维生素D类似物　阿法骨化醇和双氢速甾醇均可作为骨化三醇的替

代品，骨化三醇作用时间短，如治疗期间血钙过高，停药后血钙很快回降，而双氢速甾醇作用时间长，一旦发生高钙血症，停药后血钙回降较慢，阿法骨化醇介于两者之间。

4. 普通维生素D　包括维生素D_2和维生素D_3，两者活性相似。在用活性维生素D的同时，需补充普通维生素D，能使血钙更趋稳定。

5. 噻嗪类利尿剂　包括氢氯噻嗪（双氢克尿塞）、氯噻酮，能增加肾远曲小管对钙的重吸收，从而减少尿钙排泄。需注意的是，用噻嗪类利尿剂提升血钙时所需剂量较大，而大剂量又容易引起低钾、低镁和低钠血症，因此，常需联合补钾，或与保钾保镁利尿剂如阿米洛利联用，以防止低钾和低镁血症的发生。

6. 镁剂　对于钙受体失活性突变所致的低钙血症患者，由于尿镁丢失过多，常需补充镁剂。

7. 抗癫痫药物　癫痫发作时予以常规的抗癫痫治疗，在血钙水平达标后逐渐减少抗癫痫药物，部分患者可以停用抗癫痫药物。

8. PTH替代治疗　皮下注射特立帕肽，可显著减少患者钙剂及活性维生素D用药剂量，但高钙血症风险增加。

五、护理

（一）护理评估

1. 病史　详细询问患者的既往是否有颈部手术史、颈部放疗史、自身免疫性疾病史等，了解患者家族中是否有类似疾病。

2. 身体状况

（1）神经肌肉症状：观察患者有无手足抽搐、感觉异常，如麻木、刺痛等，严重者可出现惊厥、癫痫发作。

（2）精神症状：评估患者有无焦虑、抑郁、记忆力减退、幻觉等精神神经症状。

（3）心血管系统：检查患者有无心律失常，严重低钙血症可导致心肌收缩力下降、心力衰竭等。

（4）外胚层组织营养变性：查看患者有无皮肤干燥、脱屑，毛发稀疏、易脱落，指甲变脆、有横纹等表现。

（5）眼部表现：注意患者是否有白内障，长期低钙可引起晶状体混浊。

3. 检验检查　重点关注血钙、血磷、甲状旁腺激素（PTH）等指标；骨密度检查了解患者有无骨质疏松等情况；头颅CT可能发现基底节区钙化等。

4. 心理-社会状况　评估患者是否因疾病带来的不适症状、外貌改变等产生焦虑、自卑等不良情绪；了解患者的家庭支持情况，以及患者在工作、社交等方面是否因疾病受到影响。

（二）常用护理诊断/问题及措施

1. 护理诊断/问题

（1）有受伤的危险：与低钙导致的手足抽搐、惊厥等有关，患者可能在发作时出现摔倒、咬伤舌头等情况。

（2）知识缺乏：患者及家属对甲状旁腺功能减退症的病因、治疗、饮食注意事项等相关知识了解不足，可能影响治疗效果和生活质量。

（3）营养失调（低于机体需要量）：由于钙吸收不良及饮食限制，可能存在营养不均衡，影响身体恢复和正常功能。

（4）潜在并发症：长期低钙可导致白内障、颅内钙化等并发症，还可能因补钙不当出现高钙血症等。

2. 护理措施

（1）安全护理：抽搐发作时，立即让患者平卧，头偏向一侧，清除口腔异物和分泌物，防止窒息和误吸，在上下齿间放置牙垫，防止咬伤舌头，同时适当约束患者，避免坠床或碰伤。

（2）知识教育：向患者及家属讲解疾病的相关知识，包括病因、症状、治疗方法及预后等，指导患者正确服用钙剂和维生素 D，告知药物的不良反应及注意事项，强调定期复查的重要性。

（3）营养护理：根据患者的具体情况制定个性化饮食计划，必要时可咨询营养师。除了增加高钙食物摄入外，还应保证摄入足够的蛋白质、维生素和其他矿物质，以维持营养均衡。

（4）病情观察：密切观察患者的生命体征、意识状态、有无抽搐发作等，定期监测血钙、血磷、甲状旁腺激素等指标，观察有无白内障、颅内钙化等并发症的表现，发现异常及时报告医生。

（三）其他护理诊断/问题

1. 睡眠形态紊乱　低钙引起的不适症状，如肌肉痉挛、麻木等，可能干扰患者睡眠，影响睡眠质量。

2. 皮肤完整性受损的危险　长期低钙可能导致皮肤干燥、脱屑，甚至出现皲裂，增加皮肤破损和感染的风险。

3. 口腔黏膜改变的危险　低钙可能引起口腔黏膜感觉异常、干燥，增加口腔感染和溃疡的发生风险。

4. 社交障碍　由于疾病带来的身体不适及对疾病的担忧，患者可能会减少社交活动，产生社交隔离感。

5. 焦虑　因疾病需长期治疗、可能出现的并发症及对疾病的担忧等，患者易产生焦虑情绪，影响康复和生活。

（四）健康指导

1. 疾病知识指导　向患者及家属解释甲旁减的病因及治疗方法，让患者及家人了解定期检查随访的重要性，告知患者需要定期复查血钙、血磷、甲状旁腺激素等指标，以便及时调整治疗方案，一般建议每 1 ～ 3 个月复查一次。

2. 饮食指导　鼓励患者多吃富含钙的食物，如牛奶、酸奶、豆制品、鱼虾等。减少含磷高的食物摄入，如可乐、坚果、动物内脏等，以维持钙磷平衡。适当增加富含维生素 D 的食物，如深海鱼、蛋黄等，有助于促进钙的吸收。

3. 用药指导

（1）钙剂：静脉注射时注意预防外渗；碳酸钙在餐时服用较好，枸橼酸钙在任何时间都可以服用。在不良反应方面，碳酸钙容易引起便秘，而枸橼酸钙不易引起便秘。

（2）活性维生素 D 或其类似物：骨化三醇、阿法骨化醇均建议分次口服。

（3）普通维生素 D：定期复查血 25-羟维生素 D 水平来调整剂量，建议将血 25-羟维生素 D 水平维持在 50 ～ 75nmol/L，但不宜超过 125nmol/L。

（4）噻嗪类利尿剂：分次服用，低盐饮食，监测血电解质，警惕低钾血症、低镁血症、低钠血症、碱中毒等电解质酸碱平衡紊乱及低血压、高尿酸血症和高血糖。

（5）特立帕肽：冰箱冷藏，大腿或腹部注射。治疗最长时间为 24 个月，患者终身仅可接受一次为期 24 个月的治疗。最常报告的不良反应有恶心、肢体疼痛、头痛和头晕。

4. 生活方式指导　建议患者进行适度的运动，如散步、太极拳等，有助于增强体质，促进钙在骨骼中的沉积，但要避免剧烈运动和过度劳累，防止诱发手足抽搐。保证每天有足够的睡眠时间，一般 7 ～ 8h，有利于身体恢复和维持正常的生理功能。

5. 心理指导　鼓励患者保持积极乐观的心态，避免因疾病带来的不适和生活影响而产生焦虑、抑郁等不良情绪，建议患者多与家人、朋友沟通交流，必要时寻求心理医生的帮助，也可参加病友交流活动，分享经验，增强战胜疾病的信心。

六、案例解析

（一）案例特点

该患者最可能的诊断是特发性甲状旁腺功能减退症。依据为患者青年起病，慢性病程，有典型的手足抽搐症状，血钙低、血磷高，PTH 处于正常低限，无手术、外伤等继发因素，无类似家族病史。

（二）选择骨化三醇而非普通维生素 D

1. 代谢需求　患者 PTH 水平低下，肾脏无法将普通维生素 D 转化为活性形式（1,25-二羟维生素 D_3）。

2. 直接作用　骨化三醇为活性维生素 D，无需羟化即可促进肠道钙吸收，快速纠正低钙血症。

（三）病因

该疾病可能的病因主要考虑甲状旁腺先天发育异常和自身免疫破坏，导致甲状旁腺激素分泌减少。

第九节　肾上腺皮质功能减退症

案例导入

患者，女性，42 岁，“乏力、食欲缺乏、皮肤色素沉着加重 3 个月，晕厥 1 次”入院。入院体格检查：身高 160cm，体重 50.0kg，体重指数 19.5kg/m^2；T 36.5℃，P 90 次 /min，R 20 次 /min，BP 90/60mmHg。患者神志清楚，精神萎靡，全身皮肤黏膜可见明显色素沉着，以乳晕、唇黏膜、指关节等部位为甚。辅助检查：血钠 125mmol/L，血钾 5.8mmol/L，血清皮质醇＜ 10.0μg/dL，促肾上腺皮质激素（ACTH）＞ 100.0pg/mL；ACTH 兴奋试验服药后皮质醇水平无明显升高，提示肾上腺皮质储备功能差；腹部 CT 双侧肾上腺萎缩。入院后，予氢化可的松替代治疗，补充生理盐水纠正低钠血症，同时给予呋塞米降低血钾。治疗后，患者乏力、食欲缺乏等症状逐渐改善，血压回升，血钾、血钠恢复正常。

1. 该患者可以诊断为肾上腺皮质功能减退症吗？为什么？
2. 该患者主要的护理诊断 / 问题及依据有哪些，相应的护理措施是什么？
3. 该患者出院后需要注意哪些方面？

肾上腺皮质功能减退症（AI）是指肾上腺皮质分泌的皮质醇、醛固酮等激素减少，导致以低血糖、低血压、电解质紊乱和色素沉着为主要特征的临床综合征。根据病因可分为原发性和继发性两种。原发性 AI 即艾迪生病（Addison’s disease），由肾上腺皮质破坏引起；继发性 AI 则由下丘脑-垂体-肾上腺轴功能障碍导致。

根据流行病学调查显示，原发性 AI 常见于 30 ～ 50 岁，女性略多于男性，发病率约为每年 0.8 ～ 1.4 例 / 百万人口，患病率约为 40 ～ 60 例 / 百万人口，主要病因包括自身免疫性肾上腺炎（70% ～ 90%）、感染、肿瘤、遗传性疾病等。继发性 AI 无显著性别差异，多见于中老年人，发病率约为每年 1.5 ～ 2.8 例 / 百万人口，患病率约为 150 ～ 280 例 / 百万人口，常见病因有长期使用外源性糖皮质激素、垂体或下丘脑病变等。

一、临床表现

AI的临床表现因病因、病程和激素缺乏程度而异，分为慢性和急性表现。

（一）慢性肾上腺皮质功能减退症

1. 全身症状

（1）乏力：最常见且早期症状，体力活动后加重。

（2）体重减轻：因食欲减退和代谢异常。

（3）低血压：尤其是直立性低血压。

（4）低血糖：空腹时易发生，表现为心悸、出汗、头晕。

2. 皮肤表现

（1）色素沉着：因ACTH水平升高刺激皮肤黑色素沉积，为原发性AI典型表现，常见于皮肤皱褶处、口腔黏膜、瘢痕等部位。

（2）苍白：继发性AI因ACTH不足，通常无色素沉着。

3. 消化系统症状　食欲减退为最常见的表现，还可伴随恶心、呕吐、腹痛、腹泻或便秘等。

4. 神经精神症状　可出现情绪低落、记忆力减退、注意力不集中、嗜睡或失眠等表现。

5. 电解质紊乱　主要为原发性AI的临床表现，因醛固酮缺乏，导致患者钠丢失、钾潴留及代谢性酸中毒。

6. 其他

（1）性功能减退：性欲下降、月经紊乱。

（2）肌肉关节疼痛。

（二）急性肾上腺皮质功能减退症

即肾上腺危象，是内科急症，通常因慢性AI患者遭遇应激，如感染、手术、创伤或突然停用糖皮质激素诱发，常可出现以下临床表现。

1. 循环系统　严重低血压，甚至休克，代偿性心动过速。

2. 消化系统　剧烈恶心、呕吐、剧烈腹痛。

3. 全身症状　可出现高热或低体温、极度乏力，甚至昏迷等症状。

4. 电解质紊乱　可出现严重低钠血症、高钾血症、低血糖等表现。

（三）原发性与继发性AI临床表现差异

原发性与继发性AI临床表现差异，见表4.9.1。

表4.9.1　原发性与继发性AI的临床表现差异

特征	原发性AI（艾迪生病）	继发性AI
色素沉着	有（因ACTH升高）	无（因ACTH不足）

续表

特征	原发性 AI（艾迪生病）	继发性 AI
电解质紊乱	低钠、高钾	通常无（醛固酮分泌正常）
低血压	明显	较轻
性功能减退	少见	常见（因垂体功能减退）

二、检验检查

（一）实验室检查

1. 血液学检查　血常规可提示贫血，部分患者嗜酸性粒细胞增多。这是因为肾上腺皮质激素对骨髓造血及白细胞分布有调节作用，功能减退时相关调节失衡。

2. 血生化指标　因醛固酮分泌不足及皮质醇缺乏，常出现低钠血症、高钾血症，血钠与血钾比值常小于 30，同时升糖作用减弱，还可能伴有低血糖。

3. 激素水平测定

（1）皮质醇测定：8:00 血浆皮质醇水平明显降低，一般低于正常参考范围下限。但需注意，单次测定结果可能受多种因素干扰，如应激状态、采血时间不规范等，必要时需多次测定。

（2）ACTH 测定：原发性 AI 患者，由于皮质醇分泌减少对垂体负反馈抑制减弱，ACTH 水平显著升高，常高于正常参考范围上限数倍甚至数十倍；而继发性 AI 患者，ACTH 水平降低或处于正常低限。

（3）24h 尿游离皮质醇测定：能更准确反映皮质醇的分泌总量，患者此指标明显低于正常，可辅助诊断。

（4）血浆肾素活性和醛固酮测定：原发性 AI 患者，醛固酮分泌减少，同时肾素活性因醛固酮对肾素-血管紧张素-醛固酮系统负反馈调节失衡而升高；继发性 AI 患者，醛固酮水平可正常或轻度降低，肾素活性变化不明显。

（5）ACTH 兴奋试验：是疾病诊断的重要功能试验。静脉滴注 ACTH 后，测定血皮质醇及尿游离皮质醇等指标。正常情况下，给予 ACTH 刺激后皮质醇分泌会显著增加；而 AI 患者，无论是原发性还是继发性，皮质醇分泌均无明显升高或升高幅度低于正常反应。

（二）影像学检查

1. 肾上腺 CT 或 MRI　通过影像学检查可直观了解肾上腺形态、结构及有无病变，辅助判断病因。原发性 AI 患者，若因自身免疫性肾上腺炎所致，肾上腺多表现为双侧增大；若是结核感染引起，肾上腺可出现钙化灶，形态不规则；对于其他病因如肿瘤转移等，可发现肾上腺占位性病变。

2. 垂体 MRI　对于继发性 AI 患者，垂体 MRI 检查有助于发现垂体病变，如垂体肿瘤、垂体梗死等，明确病因。

三、诊断标准

AI 诊断主要依据临床表现、实验室检查、影像学检查等综合判断。

（一）临床表现

1. 慢性 AI　有乏力、食欲减退、体重减轻、恶心、呕吐、腹泻等症状，皮肤和黏膜色素沉着，尤其是暴露部位、摩擦部位等，还可能出现低血压、低血糖、精神症状等。

2. 急性 AI　表现为发热、恶心、呕吐、腹痛、腹泻、严重脱水、低血压、休克、意识障碍等。

（二）实验室检查

1. 基础激素水平　清晨血浆皮质醇水平明显降低，常低于正常参考范围下限，同时 ACTH 水平升高提示原发性 AI；ACTH 水平降低或正常低限提示继发性 AI。24h 尿游离皮质醇低于正常。

2. 血生化　呈现低钠血症、高钾血症，血钠与血钾比值常小于 30，部分患者有低血糖。

3. 功能试验　ACTH 兴奋试验显示皮质醇分泌无明显升高或升高幅度低于正常。

（三）影像学检查

1. 肾上腺影像学　原发性 AI 若由自身免疫性肾上腺炎引起，肾上腺 CT 或 MRI 可见双侧增大；结核所致可见钙化灶、形态不规则；肿瘤转移等可见肾上腺占位。

2. 垂体影像学　继发性 AI 进行垂体 MRI 检查，可能发现垂体肿瘤、梗死等病变。

四、治疗

（一）基础治疗

1. 糖皮质激素替代治疗　主要选择氢化可的松、泼尼松或地塞米松等药物治疗，是治疗的关键。根据患者具体情况调整剂量，使患者症状缓解、血皮质醇等指标维持在正常范围。

（1）氢化可的松：首选，最符合生理分泌模式。治疗剂量每日 15 ～ 25mg，分 2 ～ 3 次服用。通常 8:00 服 2/3，16:00 服 1/3。

（2）泼尼松或地塞米松：可用于特殊情况，但作用时间较长，不易调整剂量。泼尼松通常治疗剂量为每日 2.5 ～ 7.5mg，分 1 ～ 2 次服用。

2. 甲状腺激素替代治疗　慢性 AI 患者伴多种激素缺乏时，先补充糖皮质激素 1 周后，再补充甲状腺激素。

3. 盐皮质激素替代治疗 原发性AI患者常需加用盐皮质激素，如氟氢可的松，用于替代醛固酮。通常治疗剂量为每日0.05～0.2mg，早晨服用。根据患者血压、血钠、血钾等水平调整剂量，避免过量导致高血压或低钾血症，以维持水盐平衡。

4. 性激素替代 合并性腺功能减退者，需补充性激素，如睾酮或雌激素。

5. 患者教育 定期随访，监测激素水平、电解质和临床症状的变化。在感染、手术、创伤等应激情况下，需遵医嘱增加糖皮质激素剂量，通常为平时的2～3倍。外出应携带急救卡，注明疾病名称、用药情况和医生联系方式。

（二）病因治疗

1. 自身免疫性肾上腺炎 可考虑使用免疫抑制剂等治疗，但需权衡利弊，注意药物不良反应。

2. 感染性病因 如由结核引起，应进行规范的抗结核治疗。

3. 肿瘤相关病因 若是肾上腺肿瘤或垂体肿瘤等引起，可根据病情采取手术切除、放疗、化疗等治疗手段。

（三）对症治疗

1. 饮食调整 建议高盐、高碳水化合物、高蛋白饮食，以补充因激素缺乏导致的代谢异常，维持机体正常能量需求和水盐平衡。

2. 其他支持治疗 患者应避免应激，如感染、创伤等，若出现应激情况，需增加糖皮质激素剂量。同时，注意休息，避免劳累，保持良好的生活习惯，提高机体抵抗力。

（四）肾上腺危象治疗

1. 补充糖皮质激素 立即静脉注射氢化可的松，首剂100mg，随后持续静脉滴注50～100mg，以迅速补充皮质醇，纠正激素缺乏状态。病情稳定后逐渐减量，呕吐停止后改口服维持剂量。

2. 补充液体和电解质 快速静脉输注5%葡萄糖盐水2000～3000mL/d，纠正脱水和电解质紊乱，根据血钾等情况调整补液成分和速度。

3. 治疗诱因 积极寻找并治疗诱发肾上腺危象的原因，如控制感染、处理创伤等。

4. 其他支持治疗 包括吸氧、监测生命体征、纠正休克等，必要时使用血管活性药物维持血压。

五、护理

（一）护理评估

1. 病史 详细询问患者的既往史、家族史；询问患者的患病时间、主要症状及特点，有无乏力、低血压、体重减轻、色素沉着等症状，了解有无感染、手术、创伤等应激事件，询问患病后检查和治疗经过，目前用药情况和病情控制情况；评估有无肾上腺危象的诱发因素及征兆等。

2. 体格检查

（1）全身状态：评估生命体征和血糖情况，观察是否有低血压、低血糖等情况。评估意识和精神状态，是否有嗜睡、意识障碍等表现。测量患者的体重和身高，计算身体质量指数（BMI），从而评估患者的营养状况，有无消瘦、体重下降等脱水迹象。

（2）皮肤和黏膜：观察皮肤颜色，是否存在色素沉着等异常。检查皮肤湿度和弹性，评估是否存在皮肤干燥或水肿等情况。观察有无紫纹、皮疹、痤疮等皮肤病变。

（3）腹部：触诊腹部，检查有无腹部包块、压痛、反跳痛等异常体征，评估肾上腺区域是否存在病变。

（4）骨骼肌肉：观察有无肌肉萎缩、肌无力或肌肉痉挛等现象。

3. 检验检查　查看血电解质、血糖、皮质醇、ACTH 有无异常。必要时进行肾上腺 CT、垂体 MRI 等影像学检查。

4. 心理社会状况　评估患者对疾病的认知、心理状态，有无焦虑、抑郁等症状，了解患者的家庭支持系统和社会资源。

（二）常用护理诊断 / 问题及措施

1. 体液不足　与醛固酮缺乏导致钠丢失、脱水有关。

（1）病情观察：监测患者的生命体征情况，准确记录 24h 出入水量，监测电解质和尿量的变化。观察患者皮肤颜色、湿度及弹性，是否有恶心、呕吐、腹泻等情况，注意有无脱水表现。

（2）饮食护理：合理安排饮食以维持钠钾平衡，进食高碳水化合物、高蛋白、高钠饮食，注意避免进食含钾高的食物，以免加重高钾血症，诱发心律失常。鼓励患者适量饮水，必要时静脉补液。

（3）用药护理：遵医嘱补充氟氢可的松，密切观察患者生命体征、临床症状及电解质等的变化。

2. 潜在并发症——肾上腺危象　与机体皮质激素严重不足及处于严重应激状态有关。

（1）避免诱因：积极控制感染，避免创伤、过度劳累和突然中断治疗。手术和分娩时应做好充分的准备。当患者出现恶心、呕吐、腹泻、大量出汗时应及时处理。

（2）病情监测：积极监测患者的生命体征、意识、瞳孔和症状变化，定时监测血电解质及酸碱平衡情况，尤其是血钾、血钠及血糖情况，必要时记录 24h 出入量。指导患者及家属识别肾上腺危象的早期表现，如严重乏力、低血压、恶心呕吐等。

（3）抢救配合与护理：若出现肾上腺危象的表现，迅速建立两条静脉通道并保持静脉输液通畅，遵医嘱补充生理盐水、葡萄糖注射液和糖皮质激素，注意观察用药疗效。保持呼吸道通畅并吸氧。危象缓解后，遵医嘱给予糖皮质激素和盐皮质激素口服。

（三）其他护理诊断 / 问题

1. 活动耐力下降　与皮质醇缺乏导致代谢异常、低血压、低血糖有关。

2. 焦虑 / 恐惧　患者对疾病进展和并发症的担忧。

3. 自我形象紊乱　与垂体 ACTH、MsH 分泌增多导致皮肤色素沉着有关。

4. 营养失调（低于机体需要量）　与糖皮质激素缺乏导致畏食、消化功能不良有关。

5. 知识缺乏　缺乏疾病、药物和应激管理相关知识。

（四）健康指导

1. 病情监测及用药指导　强调按时服药的重要性，不可随意停药或调整剂量。指导患者观察药物疗效明显的表现，如食欲改善、体重增加、乏力缓解、色素沉着变浅等。了解药物的不良反应，指导患者将药物与食物或抑酸药一起服用，避免单独或空腹服用，以免损伤胃黏膜。定期到医院复查，调整药物剂量。如有情绪变化、消化不良、感染、失眠、高血压等症状出现时，应及时复诊。

2. 饮食指导　建议均衡饮食，定时定量，适量增加食盐摄入，避免空腹时间过长，预防低血糖。

3. 生活方式指导　适当运动，避免过度劳累。保证充足睡眠，减轻压力。

4. 应激管理　指导患者识别并避免应激事件，如感染、过度劳累、手术、创伤等，随身携带急救卡和应急药物。

5. 定期随访　加强随访支持，以了解患者的疾病进程、用药情况、心理状态等，给予针对性的健康指导。强调定期复查的重要性，密切监测激素水平和电解质情况，帮助患者制定日常活动计划，避免过度疲劳，指导患者正确服用激素药物，避免漏服、过量服用或自行停药。

6. 心理支持　加强医患之间的联系和沟通，倾听患者主诉，提供情感支持。鼓励患者及家属参与疾病管理，增强战胜疾病的信心。

六、案例解析

（一）案例特点

1. 诊断　该患者有乏力、食欲缺乏等典型症状，乳晕、唇黏膜等处皮肤和黏膜色素沉着明显，实验室检查显示低钠、高钾，血清皮质醇水平低，ACTH 水平显著升高，ACTH 兴奋试验提示肾上腺皮质储备功能差，腹部 CT 提示双侧肾上腺萎缩，符合肾上腺皮质功能减退症的诊断标准。

2. 护理诊断 / 问题　该患者主要护理问题为活动无耐力、体液不足、营养失调（低于机体需要量）、潜在并发症（肾上腺危象）、知识缺乏、自我形象紊乱。

（二）护理措施及效果

1. 饮食护理　提供高蛋白、高热量、易消化的食物。进食定时定量，少量多餐，避免空腹时间过长，预防低血糖。

2. 用药护理　遵医嘱补充生理盐水和氢化可的松，向患者及家属讲解疾病知识、用药方法和注意事项。密切监测患者血钠、血钾等电解质变化。

3. 并发症预防　密切监测患者神志、生命体征和症状变化。指导患者识别肾上腺危象的早期表现，如严重乏力、低血压、恶心呕吐等。确保患者随身携带急救卡和应急药物，如氢化可的松注射液等。

4. 随访支持　强调定期复查的重要性，密切监测激素水平和电解质情况，帮助患者制定日常活动计划，避免过度疲劳，指导患者正确服用激素药物，避免漏服、过量服用或自行停药。

患者乏力、低血压、低钠血症等症状明显改善，电解质水平恢复正常，住院期间未发生肾上腺危象。患者对疾病和用药有了更深入的了解，能够正确应对应激情况。

第十节　原发性醛固酮增多症

案例导入

患者，女性，41 岁，“血压高 10 个月，肾上腺占位 1 个月余”入院。入院体格检查：身高 151cm、体重 51kg、BMI 22.4kg/m^2，右上肢血压 145/99mmHg，左上肢血压 135/81mmHg，右下肢血压 170/90mmHg，左下肢血压 188/93mmHg，神志清楚，无向心性肥胖、满月脸、颈部脂肪垫、腹部紫纹等，夜尿 1 ～ 2 次 / 晚。检验检查：小剂量地塞米松抑制试验皮质醇能被抑制、儿茶酚胺检测结果正常，排除库欣综合征和嗜铬细胞瘤；立位 RASS 筛查试验及卡托普利确诊试验均提示患者醛固酮异常升高，考虑 PA；肾上腺 CT 平扫加增强示左侧肾上腺体部结节增粗，考虑腺瘤；C-X-C 趋化因子受体 4（CXCR4）左侧肾上腺结合部结节灶，CXCR4 表达异常增高，明显高于右侧肾上腺。请示泌尿外科会诊后，予转科手术治疗。术后监测患者血压正常，在未使用抗高血压药情况下，维持在 110 ～ 120/65 ～ 75mmHg。

1. 该患者可以排除高血压病吗？为什么？

2. 该患者为何要进行四肢血压测量？有哪些四肢血压测量方法？

3. 该患者院外 CT 提示肾上腺占位，可直接行手术治疗吗？为什么？

醛固酮是肾上腺皮质球状带分泌的盐皮质激素，主要调节体内水盐代谢，维持电解质平衡。醛固酮增多症是指由肾上腺皮质分泌过多醛固酮引起的一组临床综合征。根据其病因可分为原发性醛固酮增多症（原醛症，PA）和继发性醛固酮增多症。PA 指肾上腺皮质自主分泌醛固酮，导致体内醛固酮水平升高，血容量增多，肾素-血管紧张素系统活性受抑制的一种临床综合征，临床主要表现为高血压和低钾血症。PA 患者占高血压患者 10% 以上，它是继发性高血压的重要病因之一，常见于 30 ～ 50 岁的中年人群，女性略多于男性，男女比例约为 1∶1.5。

相对原发性高血压，PA 危害更大，发生心脑肾等重要靶器官的损害更早、更严重，但 PA 有特异的治疗方法，早期筛查、早期诊断和治疗可有效控制血压、纠正低钾血症，降低心血管事件风险，对改善患者预后意义重大。根据病因，PA 主要包括六大类型，即醛固酮瘤（35%）和特发性醛固酮增多症（60%），少数病例由原发性肾上腺皮质增生（2%）、家族性醛固酮增多症（＜ 10%）、分泌醛固酮的肾上腺皮质癌（＜ 1%）及异位醛固酮分泌瘤（＜ 0.1%）组成，不同类型 PA 治疗方法不同。

一、临床表现

1. 高血压　醛固酮增多症患者常表现为持续性高血压，部分患者可伴有头痛、头晕等症状。高血压是由于醛固酮引起的水钠潴留导致血容量增加所致。

2. 低血钾　醛固酮促进肾小管对钠的重吸收和钾的排泄，导致血钾降低。患者可出现乏力、肌无力、心律失常等低血钾症状。

3. 夜尿增多　长期低血钾可导致肾小管损伤，出现肾功能异常。部分患者可出现多尿、夜尿增多、口渴等症状。

4. 心脏表现　长期高血压、低钾血症及醛固酮升高，可导致心肌细胞损害影响心功能。

二、检验检查

（一）实验室检查

1. 肾素活性（PRA）　肾素一种由肾小球旁细胞产生的水解蛋白酶，能作用于血管紧张素原转变为血管紧张素Ⅰ，再通过转化酶形成血管紧张素Ⅱ。它在机体血压、水和电解质平衡的调节中起重要作用。原发性醛固酮增多症患者 PRA 降低。

2. 醛固酮（ALD）　当血容量下降时，刺激肾小球旁细胞分泌肾素，醛固酮分泌增加，使肾脏重吸收钠水增加，血容量增多；相反血容量增多时，醛固酮分泌减少，肾重吸收钠水减少，细胞外液容量下降。原发性醛固酮增多症患者 ALD 增多。

3. 血管紧张素　其包括血管紧张素Ⅰ和血管紧张素Ⅱ。前者由肾素作用于血管紧张素原转变而来，后者具有较高的生物活性，是最有效的加压物质，还可刺激肾上腺分泌肾上腺素和醛固酮。原发性醛固酮增多症患者血管紧张素Ⅱ降低。

（二）功能试验

1. 初筛试验　对 PA 的高危人群进行初筛试验。方法：患者清晨起床后保持非卧位状态至少 2h，静坐 5 ～ 15min 后采血，测定患者醛固酮与肾素的比值（ARR），即醛固酮与血浆肾素活性或肾素浓度的比值。

2. 确诊试验　对于原醛初筛试验阳性者，除合并自发性低钾血症、血浆肾素水平低于可检测水平且醛固酮＞ 20ng/dL 的患者可直接诊断 PA 外，其他患者推荐进行至少 1 种确诊试验以明确诊断。目前临床以卡托普利试验和盐水滴注试验为常用确诊试验。

（1）卡托普利试验：坐位 1h 后口服卡托普利 25 ～ 50mg，分别采集服药前及服药后 1h、2h 血标本，进行肾素、醛固酮测定。试验过程中均保持坐或立位，测定醛固酮浓度，若服药后 2h 醛固酮浓度＞ 10ng/dL 或服药后 ARR 比值大于 30，提示原发性醛固酮增多症可能。

（2）盐水负荷试验：试验在早上 8:00 至 9:00 开始。试验前坐位 1h，坐位 4h 静滴 2L 生理盐水，输注前、后采血检测血醛固酮。输注生理盐水后：醛固酮＜ 5.0ng/dL，排除 PA；醛固酮 5.0 ～ 10.0ng/dL，结合其他生化及影像学检查再行诊断；醛固酮＞ 10.0ng/dL，诊断为 PA。

（三）影像学检查

1. 肾上腺 CT 扫描　通过肾上腺 CT 不能鉴别无功能腺瘤、部分醛固酮腺瘤和表现为肾上腺微腺瘤的特醛症，在诊断上存在一定的局限。对于未能发现肾上腺占位或病灶较小不能区分肾上腺瘤和增生，可选择双侧肾上腺静脉采血（AVS）。

2. 肾上腺静脉采血　区分 PA 有无优势分泌对治疗方案的选择至关重要，推荐有手术治疗意愿且手术指征的 PA 患者，进一步行双侧 AVS 以明确有无优势侧分泌。通过导管采集双侧肾上腺静脉血，测定醛固酮和皮质醇水平，同时采集外周静脉血作为对照。单侧醛固酮分泌增高，提示单侧肾上腺腺瘤；双侧醛固酮分泌增高提示双侧肾上腺增生。

3. PET/CT 核素显像　AVS 虽然目前仍被认为是 PA 分型诊断的“金标准”，但其价格昂贵、操作难度较大，属于有创检查，有插管失败和发生术后并发症的风险，临床上其已逐渐被靶向 C-X-C 趋化因子受体 4（CXCR4）的 ^{68}Ga-Pentixafor PET/CT 核素显像所替代。

（四）结果影响因素

1. 饮食因素　高盐饮食可能抑制醛固酮分泌，筛查前应保持正常量的盐摄入。

2. 药物因素

（1）影响肾素-血管紧张素-醛固酮结果的药物，需停用 2 ～ 4 周。

（2）血压控制不佳，建议使用 α 受体阻滞剂及非二氢吡啶类 CCB 降压药，见表 4.10.1。

表 4.10.1 在原醛筛查及确诊试验中可用于控制血压的常用降压药

药物名称	分类	常用剂量
维拉帕米缓释片	非二氢吡啶类 CCB	90 ～ 120mg bid
哌唑嗪	α 受体阻滞剂	0.5 ～ 1mg bid 或 tid，根据需要逐渐增加剂量
多沙唑嗪	α 受体阻滞剂	1 ～ 2mg qd，根据需要逐渐增加剂量
特拉唑嗪	α 受体阻滞剂	1 ～ 2mg qd，根据需要逐渐增加剂量

3. 标本送检　标本送检要求根据试验室检测方法不同而有不一样，检测血浆肾素活性时，标本送检过程须保持冰浴；测直接肾素浓度时，标本送检过程须保持室温。

三、诊断标准

PA 的诊断需结合临床表现、实验室检查和影像学结果，以下是其诊断的主要条件。因检测方法不同，不同实验室诊断标准各有差异。

1. 筛查试验　ARR ≥ 30［PAC 单位：ng/dL，PRA 单位：ng/（mL·h）］，PAC ＞ 15.0ng/dL（或＞ 416pmol/L）支持诊断。

2. 确诊试验　ARR 阳性者需进一步行确诊试验，至少任选其一。醛固酮＞ 20ng/dL、DRC ＜ 2.5mU/L 且伴低钾血症的高血压患者可直接确诊，无需行确诊试验。

（1）盐水输注试验：输注后醛固酮浓度＞ 10ng/dL（＞ 280pmol/L）提示 PA。

（2）卡托普利试验：口服卡托普利后 PAC 下降幅度＜ 30%，或醛固酮浓度＞ 11ng/dL 支持 PA 诊断。

3. 分型定位诊断　确诊后需明确病因，是单侧腺瘤还是双侧增生。

（1）肾上腺 CT/MRI：检测肾上腺结节或增生，但可能漏诊微小病变。

（2）AVS：醛固酮分泌优势侧比非优势侧高 4 倍以上，提示单侧腺瘤。

（3）PET/CT 核素显像：sux_{max} ≥ 7 提示为有自主分泌的醛固酮腺瘤。

4. 基因检测　*CYP11B1* 和 *CYP11B2* 基因异常，提示家族性 PA。

四、治疗

治疗方案根据病因和患者的具体情况而定，旨在控制患者高血压、纠正低钾血症，并减少醛固酮分泌过多对心血管系统的损害。

（一）手术治疗

1. 适应证　单侧肾上腺腺瘤、单侧肾上腺增生。

2. 手术方式

（1）腹腔镜肾上腺切除术：是目前首选的手术方式，具有创伤小、恢复快的优点。

（2）开放手术：适用于复杂病例或腹腔镜手术无法完成的情况。

3. 术前准备　一般术前准备时间为 2 ～ 4 周，纠正高血压、低钾血症，服用安体舒通同时补钾。

4. 术后管理

（1）血压监测：术后血压通常逐渐下降，部分患者可能需要继续使用降压药物。

（2）电解质监测：术后可能出现暂时性低钾血症，需密切监测并及时纠正。

（3）激素替代治疗：若对侧肾上腺功能不全，需短期使用糖皮质激素替代治疗。

5. 预后　单侧腺瘤患者低钾血症通常在术后迅速纠正，术后高血压治愈率约为 30% ～ 60%，其余患者血压明显改善。

（二）药物治疗

1. 适应证

（1）不适合手术者：双侧肾上腺增生、单侧腺瘤患者不适合手术或拒绝手术、家族性醛固酮增多症，需长期药物控制症状。

（2）术前准备：纠正高血压、低钾血症，降低手术风险。

2. 常用药物

（1）螺内酯：醛固酮受体拮抗剂，具有竞争性的作用于醛固酮受体作用，是 PA 患者药物治疗的首选。其价格低廉，但可能引起男性乳房发育、月经紊乱等不良反应，药物不良反应与药物剂量密切相关。该药起始剂量为 25 ～ 50mg/d，逐渐增加至 100 ～ 400mg/d。

（2）依普利酮：选择性醛固酮受体拮抗剂，选择性更高，对性激素受体影响小，不良反应较少，但价格较高。起始剂量为 2mg/d，逐渐增加至 50 ～ 100mg/d。

（3）降压治疗：钙通道阻滞剂，如氨氯地平；ACEI/ARB，如依那普利、缬沙坦等。

（4）补钾治疗：严重低钾血症在螺内酯未起效时，短期口服或静脉补钾。

（三）生活方式干预

1. 饮食调整

（1）低盐饮食：每日盐摄入量控制在＜ 5.0g，有助于控制血压。

（2）高钾饮食：患者血钾低的时候，建议食用含钾高的食物，如香蕉、橙子、菠菜等，有助于纠正低钾血症。

2. 体重管理 超重或肥胖患者应通过饮食和运动控制体重，有助于降低血压。

3. 戒烟限酒 戒烟和限制酒精摄入有助于改善心血管健康。

（四）随访与监测

1. 血压监测 术后或药物治疗后，定期监测血压，目标值＜130/80mmHg，评估治疗效果，根据治疗效果调整药物剂量。

2. 电解质监测 定期监测血钾、血钠水平，及时纠正电解质紊乱，初始治疗每1～2周监测，稳定后每3～6个月复查。

3. 其他监测 每年评估糖脂代谢、肾上腺皮质功能、骨代谢、肾上腺CT、动态血糖，尿蛋白、心脏超声、颈动脉超声等。

五、护理

（一）护理评估

1. 健康史 询问家族中是否有高血压、内分泌疾病史，了解患者既往疾病史，应特别关注患者有无肾脏、心血管疾病。

2. 身体状况

（1）生命体征：重点监测血压，多数患者存在持续性高血压，部分患者可能出现恶性高血压；关注心率、心律，因低钾易引发心律失常。

（2）神经肌肉系统：评估有无肌无力、周期性瘫痪，观察下肢受累情况，询问是否有手足麻木、抽搐等低钙症状。

（3）泌尿系统：了解每日尿量、夜尿次数，判断有无多尿、烦渴、多饮等症状，长期高血压还可能影响肾功能。

（4）心血管系统：检查心脏大小、心音，评估有无心脏扩大、心力衰竭体征。

3. 心理社会状况 评估患者对疾病的认知程度，是否因疾病带来的不适、治疗费用等产生焦虑、抑郁情绪，了解家属对患者的关心和支持程度。

4. 辅助检查 关注血、尿醛固酮水平，血浆肾素活性，血钾、血钠、血氯等电解质水平，以及肾上腺CT等影像学检查结果。

（二）常用护理诊断/问题及护理措施

1. 体液过多 与醛固酮分泌增加导致水钠潴留有关。

（1）监测血压：每日定时测量，记录血压波动趋势。

（2）限盐饮食：减少钠盐摄入，避免腌制、加工食品。

（3）药物治疗：遵医嘱使用螺内酯等醛固酮拮抗剂，避免使用噻嗪类利尿剂，注意密切观察药物不良反应。

（4）记录出入量：观察尿量、体重变化，警惕心力衰竭。

2. 活动无耐力　与长期高血压、低钾血症引起的肌肉无力、疲劳有关。

（1）病情观察：注意生命体征变化，动态监测血钾，遵医嘱每周 1 次，必要时每日 1 次，甚至每日多次采集血标本进行血钾检测，采血及标本摇匀动作轻柔，及时送检。

（2）补钾：嘱患者增加香蕉、橙子、土豆等高钾食物摄入，必要时口服及静脉补钾。

（3）监控指导：嘱患者合理安排活动与休息，加强日常生活照顾及跌倒预防。

（三）其他护理诊断 / 问题

1. 潜在并发症——心脑血管意外　与高醛固酮、高血压、低血钾有关。

2. 知识缺乏　缺乏 PA 疾病认知、诊疗及护理等相关知识。

3. 焦虑、抑郁情绪　与缺乏对 PA 的了解，疾病诊断及治疗效果不确定有关。

（四）健康指导

1. 疾病知识　向患者及家属讲解醛固酮增多症的病因、症状、治疗方法和预后，强调定期复查的重要性。

2. 饮食　指导患者坚持低盐、高钾饮食原则，避免食用含钠高的加工食品，如咸菜、火腿等。

3. 用药　告知患者按医嘱服药，不可随意增减药量或停药，了解药物不良反应及应对方法。

4. 自我监测　教会患者及家属测量血压、脉搏，观察有无乏力、心悸、肢体麻木等症状，如有异常及时就医。

六、案例解析

1. 患者高血压病的诊断可排除，原因：根据检查结果其 PA 的诊断明确，且患者术后血压恢复正常，由此可见其高血压是因为 PA 所致。如果其在 PA 的同时合并有高血压病，术后血压不会完全恢复正常。

2. 该患者入院时高血压的原因不明确，进行四肢血压测量，主要是为了排除其有无因主动脉狭窄或闭塞、夹层等原因所致的高血压。四肢血压测量方法：下肢血压是测定腘动脉血压，目前多测定踝部血压。将袖带绑在受试者的双脚踝上方，袖带下缘距内踝上 2 ～ 3cm，松紧适宜。

3. 不能。首先，CT 提示有“左侧肾上腺占位”，并不一定这种占位就会对人体有影响，绝大多数占位是不需要特殊处理的，即不需要手术；其次，即便该患者肾上腺占位对其机体造成了危害，但 CT 提示占位在肾上腺左侧，并不代表对其造成影响的就是左侧肾上腺的占位，有极少部分患者 CT 提示“左侧肾上腺占位”，结果 AVS 或 Ga-68 PET/CT 结果却与 CT 检测结果不一致。

第十一节 皮质醇增多症

案例导人

患者，女性，56岁，因“脸变圆、血糖升高6年，双下肢乏力1个月”于2024年8月24日入院。患者6年前无明显诱因出现脸变圆，双颊呈暗红色，向心性肥胖。2024年7月无明显诱因出现双下肢乏力，脚踩棉花感，下蹲时起立困难，在外院检查血钾3.2mmol/L。为进一步明确病因，门诊以“库欣综合征”收入院。体格检查：身高167cm，体重67kg，BMI 24.0kg/m^2，T 36.3℃，P 89次/min，BP 148/92mmHg。实验室检查：24h尿游离皮质醇为1029.9nmol；患者血皮质醇节律紊乱，ACTH水平高，过夜1mg地塞米松抑制试验结果未被抑制；去氨加压素试验阳性；大剂量地塞米松抑制试验结果提示皮质醇被抑制；垂体MRI影像学检查不明显，予行双侧岩下窦静脉采血，岩下窦血与外周血ACTH比值≥2；患者行18-FDG及奥曲肽双示踪剂PET-CT检查未见明显异常摄取，无异位CRH依据，支持库欣病诊断。于2024年9月17日转入神经外科行经鼻蝶垂体病损切除术治疗，术后血皮质醇水平明显下降。

1. 该患者库欣病诊断依据？
2. 该患者的主要护理诊断/问题及护理措施是什么？

皮质醇增多症是一组因下丘脑-垂体-肾上腺（HPA）轴调控失常，分泌过多糖皮质激素而导致的以向心性肥胖、满月脸、多血质外貌、紫纹、高血压和骨质疏松等症状为表现的临床综合征。为纪念Harvey Cashing教授于1921年首次诊断垂体嗜碱性微小腺瘤所引起的皮质醇增多症，也称库欣综合征，其中以垂体促肾上腺皮质激素（ACTH）分泌亢进所引起的临床类型最为多见，称为库欣病。库欣综合征可发生于任何年龄，成人多于儿童，女性多于男性，多发于20～45岁，男女之比约为1∶（3～8）。

库欣综合征的病因主要分为ACTH依赖性库欣综合征和ACTH非依赖性库欣综合征。ACTH依赖性库欣综合征包括库欣病和异位ACTH综合征，以库欣病最常见，约占库欣综合征的65%～75%，由垂体ACTH分泌过多引起，伴肾上腺皮质增生；异位ACTH综合征系垂体以外肿瘤分泌大量ACTH，刺激肾上腺皮质增生，分泌过量的皮质醇而引起一系列症状，约占库欣综合征的15%。ACTH非依赖性库欣综合征包括肾上腺皮质腺瘤、肾上腺皮质癌、不依赖ACTH的双侧肾上腺小结节性增生以及不依赖ACTH的双侧肾上腺蛋白质结节性增生。

一、临床表现

1. 外貌特征　向心性肥胖、满月脸、多血质外貌，水牛背和悬垂腹，多为轻度到中度肥胖，呈向心性分布，四肢相对瘦小。

2. 皮肤表现　面部红润，皮质醇刺激骨髓造血，红细胞计数和血红蛋白含量增高，患者呈多血质面容。皮肤菲薄，皮下毛细血管清晰可见，血管脆性增加，轻微损伤可引起瘀斑。患者下腹部两侧、大腿外侧、臀部等处，可出现紫红色条纹。手、足、指（趾）、肛周常出现真菌感染。

3. 代谢紊乱

（1）糖代谢异常：高皮质醇血症使糖异生作用增强，拮抗胰岛素降血糖作用，引起糖耐量减低，约 20% 的患者可出现继发性糖尿病，称类固醇性糖尿病。

（2）高血压：血压昼夜节律消失，多表现为难治性高血压。

（3）血脂异常：血总胆固醇和甘油三酯水平升高，高密度脂蛋白胆固醇水平降低，易出现非酒精性脂肪肝。

（4）骨代谢异常：骨量减少及骨质疏松发生的风险增加，椎体骨折发生率更高。

4. 心脑血管疾病　患者早期出现颈动脉内膜增厚，心脏舒缩功能受损，心脑血管事件显著增加。

5. 抵抗力减弱　大量的皮质醇分泌可抑制机体的免疫功能，中性粒细胞移行能力减弱，自然杀伤细胞数目减少，患者容易发生各种感染，其中以肺部感染多见。如有化脓性细菌感染则不容易局限化，可发展成蜂窝织炎、菌血症、败血症。同时皮质醇增多可使发热等机体防御反应被抑制，导致患者在感染后炎症反应不显著，发热不明显，易漏诊造成严重后果。

6. 性功能改变　库欣综合征患者性功能明显减退。肾上腺雄激素产生过多以及皮质醇对垂体促性腺激素的抑制，可引起女性痤疮，多毛，月经稀少、不规则或闭经等。如出现明显男性化表现，乳房萎缩、生须、喉结增大、阴蒂肥大等，要警惕肾上腺皮质癌。男性可出现阳痿、性欲减退、阴茎缩小、睾丸变软等。

7. 全身及神经系统　四肢肌肉可有萎缩，常表现为肌无力，下蹲后起立困难。约半数患者可有精神状态的改变，轻者表现为失眠、情绪不稳定、注意力不集中，少数患者表现为抑郁与狂躁交替。

二、检验检查

（一）实验室检查

1. 24h 尿游离皮质醇　正确收集 24h 尿液标本，混后留取约 5 ～ 10mL 尿液送检。正常值通常为低于（80 ～ 120μg）/d，超过正常值上限为阳性，支持库欣综合征的诊断。

2. 血清皮质醇昼夜节律　测定 8:00、16:00 和 24:00 血清皮质醇，库欣综合征患者血清皮质醇升高，昼夜节律消失。

3. 午夜血清 / 唾液皮质醇测定 采集 24:00 血液或唾液标本。唾液皮质醇浓度与血清游离皮质醇浓度平行，诊断敏感性及特异性均高。午夜采血时，患者应处于睡眠，在叫醒后 1 ～ 3min 内采血或提前预留静脉留置针。午夜唾液样本收集方法，在患者口腔内放置 1 个棉塞，让其咀嚼 1 ～ 2min 后再采集唾液，或使唾液被动流进标本管。

4. 血 ACTH 测定 8:00 采血，主要用于协助库欣综合征定位诊断。因 ACTH 容易降解而影响检测结果准确性，需冰浴送检。

（二）功能试验

1. 小剂量地塞米松抑制试验 每 6h 口服地塞米松 0.5mg，连续 2 天，分别于 0h 和 48h 测定血、尿皮质醇；或 24:00 服地塞米松 1mg，分别于服药当天和次日 8:00 测定血皮质醇，常用于协助库欣综合征的定性诊断。

2. 大剂量地塞米松抑制试验 8:00 开始，每 6h 口服地塞米松 2mg，连续 2 天，分别于 0h 和 48h 测定血、尿皮质醇，常用于协助库欣综合征的定位诊断。

3. 去氨加压素兴奋试验 静脉注射去氨加压素 10μg，推注时间 10 ～ 15s。于给药前（基线）及给药后 3、5、10min 采集血样，检测 ACTH 和皮质醇水平。适用于筛查库欣病，与大剂量地塞米松抑制试验联用可提高特异度；还可联合双侧岩下窦静脉采血（BIPSS）测定，以提高诊断准确性。

4. BIPSS 被认为是诊断库欣病的金标准。患者临床、生化、影像学检查结果不一致或病因难以鉴别时。BIPSS 作为有创伤性检测方法，其准确性与操作者的经验和技术有关。

（三）影像学检查

1. 垂体 MRI 垂体肿瘤定位首选 MRI 增强检查，但随着影像学技术的发展，仍有三分之一的垂体肿瘤无法检出，因此垂体 MRI 检查提示肿瘤不可见并不能作为排除库欣病的依据。进一步的病因诊断有赖于双侧岩下窦静脉插管。

2. 功能影像 当垂体 MRI 或 BIPSS 无法定位时，PET-CT 可作为替代方法或与垂体 MRI 相结合协助肿瘤定位。

三、诊断标准

（一）定性诊断

对库欣综合征的疑诊人群，建议至少进行 2 项及以上的筛查试验，包括 24h 尿游离皮质醇、午夜血或唾液皮质醇、小剂量地塞米松抑制试验。24h 尿游离皮质醇低于正常上限、午夜血皮质醇 ≤ 5.0μg/dL 或唾液皮质醇 ≤ 2.0ng/mL、小剂量地塞米松抑制试验 ≤ 1.8μg/dL，可排除库欣综合征诊断。如结果异常则高度怀疑库欣综合征，需要进行下一步定性和定位检查。

（二）定位诊断

推荐综合多项实验室检查进行判断，包括血 ACTH 测定、大剂量地塞米松抑制试验、去氨加压素试验、垂体 MRI、双侧岩下窦静脉采血（BIPSS）和功能影像检查，以提高库欣综合征的定位准确性，其中以 BIPSS 为库欣综合征定位诊断金标准。

四、治疗

库欣综合征的治疗原则包括去除病因，降低机体皮质醇水平，纠正各种物质代谢紊乱，避免长期用药或激素替代治疗，改善患者生活质量，防止复发，提高治愈率。

（一）库欣病

1. 治疗原则　手术或放射治疗去除垂体瘤，以降低 ACTH 的分泌从而减轻肾上腺增生，使皮质醇分泌减少而达到治疗目的。

2. 垂体腺瘤摘除术

（1）垂体微腺瘤：现多采用经蝶窦垂体微腺瘤切除术，此方法手术创伤小，手术及术后并发症少，可最大限度地保留垂体的分泌功能。多数患者术后可发生一过性垂体-肾上腺皮质功能减退，宜补充激素治疗，直至功能恢复。其常见的并发症有一过性尿崩症、脑脊液鼻漏、出血、感染、颅内压高等，发生率不高，还有报道并发低钠血症或者多尿者。

（2）垂体大腺瘤：由于垂体大腺瘤的生物学特性为浸润性生长，易向垂体外、鞍上扩展，体积大，宜选择开颅手术，尽量切除肿瘤组织，但往往难以完全清除，术后宜配合放射治疗或药物（化学）治疗。

3. 垂体放射治疗　常用于无法定位的垂体微腺瘤和因各种原因不能实施垂体手术的大腺瘤或腺癌术后患者，以减少照射野周围组织损伤。由于放射治疗的不良反应有组织放射性水肿，故不宜作为大腺瘤、已有或可能有视交叉压迫患者的首选治疗方法。随着时间的延长，可出现部分性或全垂体功能低下，首先是促性腺激素、生长激素功能不足，随后是促甲状腺激素、促皮质激素功能不足，需要终身替代治疗。

4. 肾上腺切除术　方法包括肾上腺次全切除术、全切除术和肾上腺切除后自体移植术等，肾上腺切除术是库欣病传统的治疗方法，目前已不作为首选治疗方案。

5. 药物治疗　库欣病的药物治疗包括三大类。一类是作用于下丘脑-垂体的神经递质，如盐酸西利替嗪（赛康啶）、溴隐亭、奥曲肽等；第二类是针对肾上腺皮质，通过阻断皮质醇生物合成的若干酶来减少皮质醇合成，用于术前准备或联合治疗；第三类是生长激素，主要用于儿童库欣综合征的治疗。

（二）ACTH 非依赖性库欣综合征

1. 治疗原则 因肾上腺肿瘤引起的库欣综合征，必须手术切除；肾上腺意外瘤如伴临床前期库欣综合征，则应加强随访。在肿瘤无法切除时，可以选用皮质醇合成抑制剂。

2. 治疗方法

（1）肾上腺腺瘤：摘除腺瘤，保留已萎缩的腺瘤外肾上腺组织。术后为促进同侧或双侧萎缩的肾上腺组织较快恢复功能，在使用激素替代治疗同时，可每日肌注 ACTH 60 ～ 80U，在 2 周后逐渐减量；如萎缩的肾上腺组织反应不良，则需长期使用可的松替代治疗。

（2）肾上腺皮质癌：应尽早手术切除。术后肾上腺皮质功能低下患者的激素替代治疗方案基本同腺瘤切除术后。术后 1 ～ 1.5 年尚不能恢复者，则可能需终身替代治疗。

（3）不依赖 ACTH 的双侧肾上腺增生：应选择双侧肾上腺全切除术治疗，以防止残余肾上腺组织再次增生导致库欣综合征，术后终身激素替代治疗。

五、护理

（一）护理评估

1. 病史 评估患者家族史、既往史、用药史、主要症状及其特点，询问患病后检查和治疗经过。

2. 身体状况 评估患者全身状况、皮肤状况、骨骼肌肉、神经系统、精神状态的改变，是否存在月经、性功能异常等。

3. 检验检查 查看 24h 尿游离皮质醇、17-羟皮质类固醇、血浆皮质醇、地塞米松抑制试验、电解质、血糖、感染指标、肾上腺 B 超、MRI 检查等有无异常。

4. 心理社会状况 了解患者对疾病的认知程度、心理反应，如焦虑、恐惧程度，是否担心手术风险、预后等。评估患者家庭支持系统，包括家庭成员对患者的关心程度、经济支持能力等。

（二）常用护理诊断 / 问题及措施

1. 体像紊乱 与库欣综合征引起身体外形改变有关。

（1）提供心理支持：多与患者接触和交流，鼓励患者表达其感受，耐心倾听。讲解疾病有关知识，给患者提供有关疾病的资料，向患者说明身体外形的改变是疾病发生、发展过程的表现，只要积极配合检查和治疗，部分改变可恢复，消除紧张情绪，树立自信心。安排患有相同疾病并有治疗成果的病友进行交流。注意患者的心理状态和行为，必要时安排心理医生给予疏导。

（2）恰当修饰：帮助患者学习一些外观修饰的技巧，通过化妆等方式转移对身体外形改变的注意力，提升患者的自我形象感和自信心。

（3）建立良好的家庭互动关系：鼓励家属与患者沟通，并参与对患者的护理，促进患者与家人的互动，以减轻患者内心的抑郁感。

（4）促进社会交往：鼓励患者积极参加各种社交活动。

2. 有感染的危险　与皮质醇增多导致机体免疫力下降有关。

（1）病情监测：密切观察体温变化，定期检查血常规，注意有无感染征象，尤其是呼吸系统。

（2）预防感染：①保持病室环境清洁，室内温度、湿度适宜；②严格执行无菌操作，尽量减少侵入性治疗以降低感染及交叉感染的危险；③教导患者和家属预防感染的知识，教导患者注意保暖、减少或避免到公共场所、预防上呼吸道感染。

（3）皮肤与口腔护理：协助患者做好个人卫生，避免皮肤擦伤和感染。长期卧床者定期翻身，注意保护骨突处，预防压疮发生。病重者做好口腔护理。

（三）其他护理诊断/问题

1. 活动无耐力　与蛋白质代谢障碍引起肌肉萎缩有关。

2. 有皮肤完整性受损的危险　与皮肤干燥、菲薄、水肿有关。

3. 潜在并发症　心力衰竭、脑卒中、类固醇性糖尿病、骨折，与长期血皮质醇高导致患者心血管等系统多重损害有关。

4. 体液过多　与皮质醇增多引起水钠潴留有关。

（四）健康指导

1. 疾病知识指导　指导患者日常生活中注意预防感染，保持皮肤清洁，防止外伤、骨折等各种可能导致病情加重或诱发并发症的因素，定期门诊复查。

2. 用药指导与病情监测　告知患者疾病基本知识和治疗方法，指导患者正确用药并掌握对药物疗效和不良反应的观察。了解激素替代治疗的注意事项，尤其是识别糖皮质激素过量或不足的症状和体征，告诫患者随意停用糖皮质激素可能存在的安全风险，如肾上腺危象。

3. 心理指导　鼓励患者说出身体外形改变的感受，对患者进行心理指导以减轻疾病带来的焦虑等不良情绪。指导患者家属为其提供有效的心理、情感支持。教会患者采取自我护理措施，适当从事力所能及的活动，以增强患者的自信心和自尊感。

4. 随访指导　告知患者定期随访的重要性和必要性。库欣病患者无论是手术、放疗或者药物治疗均需密切随访。治疗后随访包括高皮质醇血症状态的缓解情况，以及评估是否出现水电解质紊乱、感染、血栓风险以及手术相关并发症等。

六、案例解析

（一）案例特点

1. 诊断　患者 6 年前开始出现脸变圆，双颊呈暗红色，向心性肥胖，同时伴有糖代谢紊乱，符合库欣综合征患者典型特征。实验室检查，血皮质醇及血 ACTH、尿游离皮质醇均升高，小剂量地塞米松抑制试验不能被抑制，大剂量地塞米松抑制试验能被抑制，去氨加压素试验阳性，双侧岩下窦静脉采血及 PET-CT 结果，提示患者为垂体来源的库欣病。

2. 护理问题　该患者主要护理问题有感染风险、受伤风险、知识缺乏及体像紊乱。

（二）护理措施

1. 一般护理　合理休息，保持低钠、高钾、高蛋白、低糖饮食；保持环境和个人清洁卫生，避免外伤、骨折，防止感冒，避免感染。

2. 病情监测　患者平时注意血糖、血压监测；岩下窦静脉采血后，绝对卧床休息 6 ～ 8h，穿刺侧肢体伸直并制动，避免弯曲，持续心电监测 24h，观察穿刺处有无局部渗血和皮下淤血等情况。

3. 用药护理　遵医嘱正确使用胰岛素及激素药，不随意更改药物剂量或停药，以免出现肾上腺危象。

4. 功能试验护理　指导并协助患者正确完成各项功能试验，如 24h 尿游离皮质醇测定、地塞米松抑制试验、昼夜皮质醇节律测定、岩下窦静脉采血等，交代检查和试验目的及相关注意事项。

5. 出院指导　告知患者注意休息，防止感冒，避免从事重体力劳动；指导患者正确规范注射胰岛素，规律监测血糖；强调定期复查的重要性，出院后 1 个月复查激素水平，每 3 个月复查垂体 MRI。

第十二节　嗜铬细胞瘤及副神经节瘤

案例导入

患者，男性，48 岁，因“体重下降半年，发作性乏力，多汗半年，视朦 3 周”，于 2024 年 8 月 9 日入院。体格检查：T 36.5℃，P 107 次 /min，BP 104/70mmHg。辅助检查：心功能指标异常，血、尿儿茶酚胺及其代谢产物均升高，24h 动态血压显示阵发性高血压，肾上腺 CT 和 PET-CT 均显示腹膜后占位性病变，考虑异位嗜铬细胞、间叶源性肿瘤。入院后予以酚苄明、美托洛尔缓释片降压治疗，每日静脉输注 0.9% 氯化钠 2000mL 扩容等对症治疗。2024 年 8 月 19 日转泌尿外科，8 月 22 日在全麻下行腹腔镜下腹膜后肿物切除术和肠粘连松解术，9 月 2 日患者康复出院。

1. 该患者诊断为副神经节瘤的要点有哪些？

2. 该患者主要的护理诊断 / 问题及护理措施是什么？

嗜铬细胞瘤（PCC）和副神经节瘤（PGL）是分别起源于肾上腺髓质或肾上腺外交感神经链并具有激素分泌功能的神经内分泌肿瘤，主要合成、分泌和释放大量儿茶酚胺，如肾上腺素、去甲肾上腺素、多巴胺，引起患者血压升高和代谢改变等一系列临床症候群，并造成心、脑、肾、血管等严重并发症，甚至成为患者死亡的主要原因。PCC 肿瘤位于肾上腺，PGL 肿瘤位于胸、腹部和盆腔的脊椎旁交感神经链，二者合称为 PPGL。

PPGL 是一种内分泌系统的罕见病，国内尚缺乏基于人群统计的数据，国外报道其发病率在（2 ～ 8）/100 万，人群患病率为（1:6500）～（1:2500）。该疾病在普通高血压门诊中患病率为 0.2% ～ 0.6%，在儿童高血压患者中为 1.7%，在肾上腺意外瘤中约占 5%。PPGL 在各个年龄段均可发病，但发病高峰为 30 ～ 50 岁，男女发病率基本相同。它的病因与基因突变密切相关。

一、临床表现

（一）一般表现

1. 高血压　高血压是 PPGL 患者最主要的临床表现，由于肿瘤分泌肾上腺素和去甲肾上腺素的比例不同，高血压可表现为阵发性、持续性或在持续性高血压的基础上阵发性加重。发作时血压骤升，收缩压达 200 ～ 300mmHg，舒张压达 130 ～ 180mmHg，可因精神刺激、剧烈运动、体位变换、大小便、肿瘤被挤压而诱发。

2. 头痛、心悸和多汗　是 PPGL 高血压发作时最常见的症状，对 PPGL 的诊断有重要意义。80% 以上的患者有头痛，表现为严重的前额痛或枕部持续性或搏动性头痛，常较剧烈，呈炸裂样，多由高血压引起。

3. 其他临床表现

（1）心脏改变：大量儿茶酚胺可引起儿茶酚胺性心肌病，伴心律失常，如期前收缩、阵发性心动过速，甚至心室颤动。部分患者可发生心肌退行性变、坏死、炎性改变。患者可因心肌的损害而发生心力衰竭或因持续性血压增高而发生心肌肥厚、心脏扩大、心力衰竭、非心源性肺水肿。

（2）代谢紊乱：儿茶酚胺使体内耗氧量增加，基础代谢率升高，出现不耐热、多汗、体重减轻等表现，有时可伴有发热。

（3）消化系统：肠蠕动及张力减弱，可引起便秘，甚至肠扩张。儿茶酚胺可使胃肠壁内血管发生增殖性和闭塞性动脉内膜炎，造成肠坏死、出血和穿孔。胆石症发生率较高，与儿茶酚胺使胆囊收缩减弱、Oddi 括约肌张力增强所致的胆汁潴留有关。

（4）腹部肿块：少数患者可出现左或右侧中上腹肿块，扪及时要注意可能诱发高血压。恶性 PPGL 可转移至肝，引起肝脏肿大。

（5）泌尿系统：病程长及病情重者可发生肾功能减退。膀胱内 PPGL 患者排尿时常引起高血压发作，可出现膀胱扩张、无痛性肉眼血尿，膀胱镜检查有助于诊断。

（6）血液系统：在大量肾上腺素作用下，血容量减少，血细胞重新分布，外周血中白细胞增多，有时红细胞增多。

（7）其他：可伴发一些基因突变所致的遗传性疾病，如 2 型多发性内分泌腺瘤病、1 型多发性神经纤维瘤等。

（二）筛查对象

1. 有 PPGL 症状和体征，有阵发性高血压发作、伴头痛、心悸、多汗三联征；直立性低血压的患者。

2. 服用多巴胺受体拮抗剂、拟交感神经类、阿片类、去甲肾上腺素或 5-羟色胺再摄取抑制剂、单胺氧化酶抑制剂等药物可诱发 PPGL 症状发作者。

3. 肾上腺偶发瘤。

4. PPGL 家族史及遗传性综合征背景的患者。

5. PPGL 既往史患者。

二、检验检查

（一）实验室检查

1. 甲氧肾上腺素　甲氧肾上腺素（MN）和 3-甲氧去甲肾上腺素（NMN）分别是肾上腺素和去甲肾上腺素的中间代谢产物，与儿茶酚胺比较，MN 对 PPGL 有更大的诊断价值。正常人尿排泄 MN 和 NMN 总量 $<$ 7μmol/d（1.3mg/d），其中 MN $<$ 2.2μmol/d（0.4mg/d），NMN $<$ 5μmol/d（0.9mg/d）。PPGL 患者的排出量可达正常上限的 3 倍或更高。

2. 肾上腺素 / 游离甲氧肾上腺素比值　计算肾上腺素 / 游离甲氧肾上腺素比值对鉴别也有一定意义。分析结果时，应特别注意以下几点：①结果可疑时需重复实验；②在肾衰竭时，儿茶酚胺及其代谢产物均明显升高，故凡有肾功能损害者不能单凭生化结果做出诊断。

3. 尿儿茶酚胺及其代谢产物　尿儿茶酚胺正常值为 519 ～ 890nmol/d（100 ～ 150μg/d），其中 80% 为去甲肾上腺素，20% 为肾上腺素，超过 1500nmol/d（250μg/d）有诊断意义，超过 270nmol/d（50μg/d）提示肿瘤位于肾上腺内。

4. 血儿茶酚胺　血浆儿茶酚胺测定一个标本只代表采血时的血儿茶酚胺水平，结果受环境、活动等因素的影响较大，故不能代替尿儿茶酚胺及代谢产物测定。

（二）影像学检查

1. 肾上腺　CT（首选）优点是无创性、高空间分辨率、价格适中、敏感性高、扫描时间段，可发现肾上腺内 0.5cm 和肾上腺外 1.0cm 以上的 PPGL。增强 CT 甚至可以做到定性诊断。

2. 磁共振成像（MRI）　无电离辐射、多参数成像利于鉴别诊断，可清晰显示肾上腺部位的肿瘤，是常用的定位检查方法。

3. 分子功能影像学　间碘苄胍显像、生长抑素受体、^{18}F-二羟基苯丙氨酸显像、^{18}F-脱氧葡萄糖。分子功能显像学检查具有定性和定位意义，但价格昂贵，一般不用于常规检查。

（三）基因检测

PPGL 是遗传性最高的肿瘤之一，约 50% 患者有基因突变。SDHB 突变的 PPGL 患者，40% 以上有转移性，临床应高度警惕。某些基因突变引起的 PPGL 常是遗传综合征的一部分，基因诊断有利于综合征中其他疾病的早期发现，也有利于家族成员中该遗传综合征早期诊断。无论有无家族史，所有 PPGL 患者均推荐进行基因检测。

三、治疗

手术是首选的治疗方法，患者定性、定位诊断明确后应尽早手术切除肿瘤。非转移性 PPGL 经切除肿瘤可得到治愈；转移性 PPGL 如能被早期发现，及时手术也可延缓患者生命。做好充分的术前准备是降低手术死亡率的关键。

（一）术前药物准备

1. 控制血压

（1）α 受体阻滞剂：术前应用 α 受体阻滞剂可使血压平稳下降，减轻心脏负担，并使原来缩减的血管容量扩大，预防高血压危象发生。常用药物包括以下几种。①酚苄明：是非选择性 α 受体阻滞剂，常用于术前药物准备。初始剂量 5 ～ 10mg，每日 2 次，视血压控制情况逐渐加量，可每 2 ～ 3 天增加 10 ～ 20mg，平均剂量 0.5 ～ 1mg/（kg·d），大多数患者需服 40 ～ 80mg/d 才可控制血压，少数患者需要更大剂量，术前至少服药 2 周。不良反应有心动过速、直立性低血压、鼻黏膜充血致鼻塞等，故应监测卧位、立位血压和心率变化，嘱患者起立动作要慢，以防摔倒。②哌唑嗪、特拉唑嗪、多沙唑嗪：均为选择性突触后 α1 受体阻滞剂，不影响 α2 受体。在服用首次剂量后易发生严重直立性低血压，应嘱患者卧床休息避免摔倒，必要时逐渐加量。③乌拉地尔：也是非选择性 α 受体阻滞剂，还可激活中枢 5-羟色胺 -1A 受体，在降压时对心率无明显影响。PPGL 高血压危象时可用静脉输液泵入，根据血压水平调整剂量。

（2）钙离子通道阻滞剂：其单独使用并不能改善 PPGL 所带来的血流动力学改变，因此仅以下三种情况联合或替代 α 受体阻滞剂：①单用 α 受体阻滞剂血压控制不满意者，需联合用药以提高疗效并可减少 α 受体阻滞剂的用量；②对于使用 α 受体阻滞剂出现严重不良反应且不能耐受者，采用钙离子拮抗剂替代；③血压正常或仅略有升高，替代 α 受体阻滞剂以免引起低血压或直立性低血压。

2. 控制心律失常　对于儿茶酚胺或 α 受体阻滞剂导致的心动过速或室上性心律失常等，需加用 β 受体阻滞剂，使心率控制在＜ 90 次 /min，但 β 受体阻滞剂必须应用在 α 受体阻滞剂使用 2 ～ 3 天后。常用药物包括普萘洛尔、阿替洛尔、美托洛尔和艾司洛尔。

3. 术前充分准备标准

（1）持续性高血压血压≤ 140/90mmHg，阵发性高血压发作频率减少、幅度降低。

（2）血容量恢复，血细胞比容降低，体重增加，肢端温暖，无明显直立性低血压。

（3）高代谢症群及糖代谢异常改善。

（4）术前药物准备时间存在个体差异，一般为 2 ～ 4 周；伴严重并发症的患者，术前药物准备时间应相应延长。

（二）手术治疗

手术切除是 PPGL 最有效的治疗方法，并强调与内分泌科、麻醉科、重症医学科充分合作。根据肿瘤的大小、部位、与周围血管的关系，疾病分期和术者经验合理选择手术方式。

四、护理

（一）护理评估

1. 病史

（1）家族史：部分 PPGL 具有家族遗传性，如 2 型多发性内分泌腺瘤病。需询问患者家族中是否有类似疾病，了解家族中是否存在其他内分泌肿瘤相关病史。

（2）既往史：询问患者既往史、患病时间、主要症状及其特点，如高血压发作的频率、持续时间，是否伴随有头痛、心悸、多汗三联征，是否有体位改变、情绪激动、用力排便、灌肠等诱发因素，以及缓解的因素。

（3）用药史：是否服用多巴胺受体拮抗剂、拟交感神经类、阿片类、去甲肾上腺素或 5-羟色胺再摄取抑制剂、单胺氧化酶抑制剂等可诱发 PPGL 症状的药物。

2. 身体状况

（1）全身状况：评估患者生命体征，包括发作时及平时血压，记录血压波动曲线，观察血压升高与症状发作之间的关系，同时要注意是否有心律失常、呼吸困难等情况；评估意识和精神状态，观察有无焦虑、失眠不安等表现；评估营养状态，观察有无消瘦、体重下降、糖耐量异常等表现。

（2）局部状况：询问患者是否感觉腹部有肿物；体格检查时注意肿块的位置、大小、质地、边界、活动度等。

3. 检验结果　查看患者血、尿儿茶酚胺及其代谢产物；血糖和糖耐量、电解质、肾功能、心功能及肾上腺 CT 等有无异常。

4. 心理社会状况　了解患者对疾病的认知程度、心理反应，如焦虑、恐惧程度，是否担心手术风险、预后等。评估患者家庭支持系统，包括家庭成员对患者的关心程度、经济支持能力等。

（二）常用护理诊断 / 问题及措施

1. 组织灌注无效　与血管过度收缩有关。

（1）休息：急性发作期时应绝对卧床休息，环境安静、光线偏暗，护理操作宜集中，避免刺激，不宜探视。

（2）饮食护理：给予高热量、高蛋白质、高维生素、低脂、易消化的食物，鼓励患者多饮水。避免饮含咖啡的饮料或浓茶，避免食用在消化过程中易产生大量酪胺的食物（因酪胺具有促进去甲肾上腺素释放的作用）。由于儿茶酚胺使胃肠蠕动减弱，患者常出现便秘、肠胀气，故应减少摄入产气的食物，如牛奶、土豆等。鼓励患者适当增加含钾多的水果与蔬菜，如香蕉、橘子、橙子等。

（3）病情监测：①密切观察血压变化，定时测量血压并做好记录。注意有无发生阵发性或持续性高血压、高血压和低血压交替出现、阵发性低血压、休克等病情变化。②观察有无头痛及头痛的程度、持续时间，是否有其他伴随症状。③观察是否有诱发因素。④监测患者水电解质变化，准确记录 24h 出入水量。

（4）用药护理：嘱患者按疗程足量服药，不随意更改药物剂量或停药。使用 α 受体阻滞剂者要密切观察血压变化及药物不良反应。如酚苄明不良反应为直立性低血压、鼻黏膜充血、心动过速等；哌唑嗪有直立性低血压、低钠倾向等。

（5）心理护理：因本病起病急、症状重，患者常感到恐惧。护士要主动与患者沟通，了解其心理状态，主动介绍疾病有关知识、治疗方法及预后等，使其了解疾病的可治性，以积极的心态配合治疗与护理。

2. 潜在并发症——PPGL 及高血压危象

（1）立刻解除诱因：如停止手术操作、停止刺激性检查等，并早诊断、早处理，并报告上级医师。

（2）紧急处理：取半卧位，立即建立静脉通道，迅速注射酚妥拉明，首剂用 1mg，然后每 5min 静脉注射 2 ～ 5mg，直到血压控制，再静滴酚妥拉明以维持血压；也可在注射首剂酚妥拉明后持续静脉滴注以控制血压，必要时可加用硝普钠静滴；如用酚妥拉明后心率加快，可静脉注射 1 ～ 2mg 普萘洛尔控制；用肾上腺素能阻滞剂的同时应注意补充血容量，以免发生低血压休克。高血压危象一旦被控制后，应立即改为口服 α 受体阻滞剂直到手术前。

3. 有受伤的风险　与视物模糊、直立性低血压有关。

（1）避免受伤：评估患者受伤的危险因素，如患者有头晕、视物模糊等症状时，应嘱患者卧床休息，如厕或外出时应有人陪伴。指导患者穿合适的衣服和鞋子，遵守起床三步曲，生活用品及呼叫器放于患者伸手可及之处。

（2）直立性低血压的预防及处理：直立性低血压是血压过低的一种特殊情况，是指在体位变化时，发生的血压突然过度下降，收缩压 / 舒张压下降＞20/10mmHg 以上，或下降大于原来血压的 30% 以上，同时伴有头晕或晕厥等脑供血不足症状。

处理方法：①向患者讲解直立性低血压表现，在联合用药、服首剂药物或加量时应特别注意；②一旦发生直立性低血压，应平卧，且下肢抬高，以促进下肢血液回流；③避免长时间站立，尤其在服药后最初几小时；④改变姿势，特别是从卧位、坐位起立时动作宜缓慢；⑤选择在平静休息时服药，且服药后应休息一段时间进行活动；⑥避免用过热的水洗澡或洗蒸汽浴；⑦不宜大量饮酒。

（三）其他护理诊断 / 问题

1. 知识缺乏　缺乏 PPGL 疾病知识。

2. 疼痛（头痛）　与血压过高有关。

3. 营养失调（低于机体需要量）　与基础代谢率增高导致代谢需求量大于摄入量有关。

（四）健康指导

1. 疾病知识指导　告知患者和家属疾病相关知识及高血压危象发生征兆。指导患者避免诱因，生活规律，注意休息，避免劳累，保持情绪稳定。

2. 用药指导　指导患者正确服用降压药物及糖皮质激素（术后需服用者），告知患者药物的作用、剂量、用法、不良反应及注意事项。指导患者遵医嘱调整药物剂量，不得自行减量或停药。

3. 定期复查　手术成功切除肿瘤后，大多数 PPGL 患者的高血压可被治愈。建议患者终身随访，每年至少复查 1 次；有基因突变、转移性 PPGL 者应 3 ～ 6 个月随访 1 次，对其直系亲属应检测基因和定期检查。

五、案例解析

（一）案例特点

1. 诊断　该患者有高血压病史，高血压发作呈阵发性，伴低血压出现，同时伴有头晕、多汗、发作性乏力、血糖异常等代谢紊乱症状；血、尿儿茶酚胺及其代谢产物升高，肾上腺 CT 和 PET-CT 均显示腹膜后占位性病变，符合 PPGL 的诊断。

2. 护理问题　该患者主要护理问题为组织灌注无效，存在潜在并发症——PPGL 高血压危象，有受伤的风险。

（二）护理措施

1. 一般护理　急性发作期指导患者绝对卧床休息，限制探视。给予高热量、高蛋白质、高维生素、低脂、易消化的食物，鼓励患者多饮水。嘱患者避免饮含咖啡因的饮料或浓茶，避免食用消化过程中产生大量酪胺的食物。避免情绪激动，体位突然改变，避免按压腹部刺激肿瘤。

2. 病情监测　持续心电监测，密切监测生命体征变化，在清晨、傍晚时加强巡视。观察有无剧烈头痛、面色苍白、大汗淋漓、视物模糊、复视等高血压危象的表现。遵医嘱当患者血压≥ 180/90mmHg 时检测儿茶酚胺。监测患者水、电解质、血糖变化，准确记录患者 24h 出入水量。

3. 用药护理　嘱患者按疗程足量服药，不随意更改药物剂量或停药，用药时密切观察药物不良反应。使用生理盐水扩容时，避免输注过快，引起急性肺水肿。

4. 出院指导　指导患者学会正确使用血压计进行家庭血压监测，规律监测血糖。嘱其注意观察自身症状，如头痛、心悸、多汗、面色苍白或潮红等症状是否再次出现或加重，如有异常及时就医。强调定期复查的重要性，告知复查的时间和项目。建议出院后 1～2 周进行首次复查，包括血常规、血生化、血压监测等。根据病情，可能还需要进行影像学检查，如 CT、MRI 等，以观察肿瘤是否有残留或复发。该患者 9 月 2 日到门诊复诊时，头晕、视物模糊症状较前好转，血压控制在 140/86mmHg 左右。

第五章

常见代谢性疾病护理

代谢性疾病是指由于机体物质代谢过程发生紊乱而引起的一类疾病，核心问题是身体在合成、分解或转化关键物质（如糖类、脂肪、蛋白质、矿物质、水电解质等）时出现障碍，导致这些物质在体内异常积聚或缺乏，进而损害器官功能、引发一系列临床症状。常见疾病包括糖尿病、高脂血症、肥胖症、高尿酸血症、痛风、骨质疏松等，这些疾病常常并存，称为“代谢综合征”。生活方式（饮食、运动）和环境因素在其发生发展中扮演重要角色，护理的核心目标就是帮助患者提升自我管理能力，恢复或维持代谢平衡，预防和管理并发症。

第一节　2 型糖尿病

案例导入

患者，男性，52 岁，因“口干、多饮、多尿 10 年，右手麻木 10 天”于 2025 年 2 月 9 日收入内分泌科。

入院体格检查：体温 36.8℃，脉搏 82 次 / 分，呼吸 18 次 / 分，血压 144/82mmHg。身高 174.5cm，体重 91.6kg，BMI 29.9kg/m^2（肥胖），腰围 90cm，臀围 95cm，腰臀比 0.94（向心性肥胖）。肝肾功能 + 血脂：球蛋白 24.2g/L↓，总蛋白 64.2g/L↓，天冬氨酸氨基转移酶 11U/L↓，低密度脂蛋白胆固醇 2.58mmol/L，高密度脂蛋白胆固醇 1.1mmol/L↓（提示脂代谢异常）。糖化血红蛋白（HbA1c）：10.5%↑。空腹：血糖 5mmol/L，C 肽 0.2ng/mL↓（正常≥ 0.4ng/mL），胰岛素 0.2μU/mL↓（正常 5 ～ 20μU/mL），提示胰岛 B 细胞功能受损。餐后 2h：血糖 11.3mmol/L，C 肽 1.11ng/mL，胰岛素 21.67μU/mL，胰岛素分泌峰值延迟。其他：25-羟维生素 D 14.28ng/mL↓；双能 X 线骨密度，股骨颈 Z 值 −1.2，腰椎 Z 值 −1.4（骨质减少）；眼底照相，左侧视网膜疑似出血；双下肢动脉彩超提示动脉粥样硬化并小斑块形成；颈动脉彩超提示双侧动脉硬化并右侧软斑形成。

诊疗经过：入院后予二甲双胍缓释片 + 德谷门冬双胰岛素控制血糖，胰激肽原酶改善循环，维生素 B_1+ 维生素 B_{12}（后改为甲钴胺）营养神经，阿托伐他汀调脂稳斑，补充维生素 D。

血糖控制稳定，于2025年2月15日出院，继续上述口服药物及胰岛素治疗。

1. 该患者是否可诊断为糖尿病？为什么？

2. 主要护理诊断及护理措施是什么？

3. 出院宣教重点及实施方法有哪些？

糖尿病（DM）是一组由胰岛素分泌和（或）作用缺陷所引起的以慢性高血糖为特征的代谢性疾病。糖尿病是常见病、多发病，是严重威胁人类健康的世界性公共卫生问题。目前在世界范围内，糖尿病患病率、发病率急剧上升，据国际糖尿病联盟（IDF）统计，预计到2040年全球糖尿病患病总人数将达到6.42亿。近30多年来，随着我国经济的高速发展、生活方式的改变和人口老龄化、肥胖率上升，我国糖尿病患病率也呈快速增长趋势，糖尿病前期的比例更高。更为严重的是我国约有60%的糖尿病患者未被诊断，而已接受治疗者，糖尿病控制状况也很不理想。另外，儿童和青少年2型糖尿病的患病率显著增加，目前已成为超重和肥胖儿童的关键健康问题。

依据糖尿病的病理生理、病因和临床表现，分为1型糖尿病（T1DM）、2型糖尿病（T2DM）、其他特殊类型糖尿病、妊娠糖尿病（GDM）四种类型。

2型糖尿病是由遗传因素及环境因素共同作用而引起的多基因遗传性复杂病，为一组异质性疾病，可发生在任何年龄，但多见于成人，常在40岁以后起病，多数起病隐匿，症状相对较轻，不少患者因慢性并发症、伴发症或健康体检发现。常有家族史，很少自发性发生糖尿病酮症酸中毒（DKA），但在应激、严重感染、中断治疗等诱因下也可以发生。临床上常与肥胖症、血脂异常、高血压等疾病同时或先后发生。

一、临床表现

（一）代谢紊乱症状群

1. 多尿、多饮、多食和体重减轻　由于血糖升高引起渗透性利尿导致尿量增多；多尿导致失水，患者口渴而多饮；由于机体不能利用葡萄糖，且蛋白质和脂肪消耗增加，引起消瘦、疲乏、体重减轻；为补充糖分，维持机体活动，患者常易饥多食。故糖尿病的临床表现常被描述为“三多一少”（多尿、多饮、多食和体重减轻）。

2. 皮肤瘙痒　由于高血糖及末梢神经病变导致皮肤干燥和感觉异常，患者常有皮肤瘙痒。女性患者可因尿糖刺激局部皮肤，出现外阴瘙痒。

3. 其他症状　四肢酸痛、四肢麻木、腰痛、性欲减退、阳痿、不育、月经失调、便秘、视物模糊等。

（二）并发症

1. 糖尿病急性并发症

（1）糖尿病酮症酸中毒（DKA）：最常见的糖尿病急症，是胰岛素不足和拮抗胰岛素激素过多共同作用所致的严重代谢紊乱综合征，以高血糖、酮症和高阴离子间隙酸中毒为主要表现。具体详见本章第六节“糖尿病酮症酸中毒”。

（2）高渗高血糖综合征（HHS）：临床以严重高血糖、高血浆渗透压、脱水为特点，无明显酮症，常有不同程度的意识障碍和昏迷。发生率低于糖尿病酮症酸中毒，但病死率高于糖尿病酮症酸中毒。多见于老年 2 型糖尿病患者，起病比较隐匿，超过 2/3 的患者发病前无糖尿病病史或仅为轻症。具体详见本章第七节“高血糖高渗状态”。

（3）低血糖：是糖尿病常见的急性并发症之一，对于糖尿病患者来说，只要血糖低于 3.9mmol/L 就属于低血糖。出现低血糖的原因主要包括不适当的高胰岛素血症（空腹）或胰岛素反应性释放过多（餐后），典型低血糖症状包括出汗、心慌、手抖等交感兴奋症状和脑功能受损症状。夜间低血糖可表现为睡眠质量下降、噩梦等。具体详见本章第五节“低血糖”。

2. 糖尿病慢性并发症　糖尿病慢性并发症的发病机制极其复杂，与遗传易感性、胰岛素抵抗、高血糖、慢性低度炎症状态、血管内皮细胞功能紊乱、凝血异常等多种因素有关。可累及全身各组织器官，微血管病变、动脉粥样硬化性血管病变及神经病变是糖尿病慢性并发症最基本的病理改变。三种病理改变可单独出现，或以不同组合同时或先后出现。

（1）糖尿病大血管病变：是糖尿病最严重和突出的并发症，患病率比非糖尿病人群高，发病年龄较轻，病情进展快。主要表现为动脉粥样硬化，侵犯主动脉、冠状动脉、脑动脉、下肢动脉等，引起冠心病、缺血性或出血性脑血管病、高血压、下肢血管病变等。糖尿病下肢血管病变主要是指下肢动脉病变，表现为下肢动脉的狭窄或闭塞。具体详见本章第十一节“糖尿病下肢动脉病变”。

（2）糖尿病微血管病变：是糖尿病的特异性并发症，其典型改变是微血管基底膜增厚和微循环障碍，可累及全身各组织器官，主要表现在视网膜和肾脏。

① 糖尿病肾病（DKD）：是慢性肾脏病的一种重要类型，常导致终末期肾脏病，是 1 型糖尿病的主要死因，在 2 型糖尿病中的严重性仅次于心、脑血管疾病。详见本章第八节“糖尿病肾病”。

② 糖尿病性视网膜病变（DR）：是糖尿病视网膜微血管病变引起的一系列病变，是糖尿病特有的并发症，是糖尿病患者失明的主要原因之一。详见本章第九节“糖尿病视网膜病变”。

③ 糖尿病心肌病：糖尿病心脏微血管病变和心肌代谢紊乱可引起心肌广泛坏死等，称为糖尿病心肌病，可诱发心力衰竭、心律失常、心源性休克和猝死。

（3）糖尿病神经病变：病变可累及神经系统任何一部分，以周围神经病变最常见。病因复杂，可能涉及大血管和微血管病变、免疫机制以及生长因子不足等。详见本章第十节“糖尿病神经病变”。

（4）糖尿病足：是指与下肢远端神经异常和不同程度的周围血管病变相关的足部感染、溃疡和（或）深层组织破坏，是糖尿病最严重和治疗费用最高的慢性并发症之一，重者可导致截肢、死亡。详见本章第十二节“糖尿病足”。

（5）其他：糖尿病还可引起白内障、青光眼、虹膜睫状体病变、口腔疾病等。糖尿病患者肝癌、胰腺癌、膀胱癌等的发病率升高。抑郁、焦虑和认知功能损害等也较常见。

二、检验检查

（一）糖代谢检查

1. 尿糖测定　尿糖阳性只提示血糖值超过肾糖阈（约 10mmol/L），尿糖阴性不能排除糖尿病可能。如并发肾脏疾病时，肾糖阈升高，虽然血糖升高，但尿糖阴性。

2. 血糖测定　血糖值反映的是瞬间血糖状态，通过抽取静脉血或毛细血管血采集血浆、血清或全血进行测定。诊断糖尿病时必须用静脉血测定血糖，观察血糖控制情况可用便携式血糖仪测定末梢血糖。

3. 口服葡萄糖耐量试验（OGTT）　当血糖值高于正常范围而又未达到糖尿病诊断标准时，需进行 OGTT（详见第二章第一节）。

4. 糖化血红蛋白（HbA1c）和糖化血清白蛋白（GA）　HbA1 是葡萄糖与血红蛋白的氨基发生非酶催化反应的产物，其量与血糖浓度呈正相关。HbA1 有 a、b、c 三种，以 HbA1c 最为重要，能够反映患者近 8 ～ 12 周的平均血糖水平，是目前诊断糖尿病及反映血糖控制情况的重要指标，不同实验室的参考值有一定差异。此外，HbA1c 不能反映瞬时血糖水平及血糖波动情况，也不能确定是否发生过低血糖。血清白蛋白同样也可与葡萄糖发生非酶催化的糖化反应而形成糖化血清白蛋白（GA），其形成的量也与血糖浓度和持续时间相关，可反映患者近 2 ～ 3 周的平均血糖水平，是评价糖尿病患者短期血糖控制情况的良好指标，正常值为 11% ～ 17%。

（二）胰岛 B 细胞功能检查

1. 胰岛素释放试验　主要测试基础和葡萄糖介导的胰岛素释放功能。正常人空腹基础血浆胰岛素为 35 ～ 145pmol/L（5 ～ 20mU/L），口服 75g 无水葡萄糖或 100g 标准面粉制作的馒头后，血浆胰岛素在 30 ～ 60min 出现高峰，峰值是空腹基础值的 5 ～ 10 倍，3 ～ 4h 恢复到基础水平。本试验反映基础和葡萄糖介导的胰岛素释放功能。

2. C肽释放试验　测试方法同胰岛素释放试验，反映基础和葡萄糖介导的胰岛素释放功能。正常人空腹C肽基础值不小于400pmol/L，在30～60min出现高峰，峰值是空腹基础值的5～6倍。C肽测定的临床意义是常用于糖尿病的分型诊断，可指导胰岛素用量的调整，可监测胰腺手术效果，因其不受体内的胰岛素抗体、胰岛素原、外源性胰岛素的影响，且不为肝脏摄取和代谢，半衰期长，所以检测血清C肽水平能更加准确反映出实际胰岛素水平。

3. 其他　检测静脉注射葡萄糖-胰岛素释放试验和高糖钳夹试验可了解葡萄糖介导的胰岛素释放第一时相；胰高血糖素-C肽刺激试验和精氨酸-C肽刺激试验可了解非葡萄糖介导的胰岛素分泌功能。

（三）有关病因和发病机制的检查

包括谷氨酸脱竣酸抗体（GADA）、胰岛细胞抗体（ICA）、胰岛素抗体（IAA）、酪氨酸磷酸酶样蛋白质分子抗体（IA-2A）及锌转运体8自身抗体（ZnT8A）的联合检测，胰岛素敏感性检测，基因分析等。

（四）并发症检查

急性严重代谢紊乱时的酮体、电解质、酸碱平衡检查。如在糖尿病酮症酸中毒时，血酮体升高，＞1.0mmol/L为高血酮，＞3.0mmol/L提示可能有酸中毒，其正常值为0.03～0.5mmol/L；实际碳酸氢盐和标准碳酸氢盐降低，CO_2结合力降低，血pH＜7.35；血钾正常或偏低，血钠、血氯降低。在高渗高血糖综合征时，血浆渗透压显著升高（通常超过320mOsm/L），血钠正常或增高，尿糖呈强阳性，而血酮体和尿酮体阴性或弱阳性，一般酸中毒症状不明显。还有心、肝、肾、脑、眼、口腔、血管以及神经系统的各项检查等。

三、诊断标准

空腹血糖、口服葡萄糖耐量试验（OGTT）2h血糖和糖化血红蛋白（HbA1c）均可用于筛查和诊断糖尿病。如果有典型的糖尿病症状（如多尿、多饮、多食、不明原因体重下降），满足空腹静脉血浆葡萄糖≥7.0mmol/L，或OGTT 2h静脉血浆葡萄糖≥11.1mmol/L，或HbA1c≥6.5%，或随机静脉血浆葡萄糖≥11.1mmol/L，可诊断为糖尿病；如果缺乏典型的糖尿病症状，则需要同一时间点的两个血糖指标或两个不同时间点的血糖指标达到或超过诊断切点（不包括随机血糖）方可诊断为糖尿病。当两个不同的血糖指标检测结果不一致，即一个血糖指标达到或超过诊断切点、另一个血糖指标未达到诊断切点时，则需要再次检测达到或超过诊断切点的血糖指标，并考虑可能影响血糖指标检测结果的因素，方可诊断（见表5.1.1、表5.1.2）。

表 5.1.1　糖代谢状态分类（WHO，1999 年）

糖代谢状态	静脉血浆葡萄糖 /（mmol/L）	
	空腹	糖负荷后 2h
正常血糖	＜ 6.1	＜ 7.8
IFG	≥ 6.1，＜ 7.0	＜ 7.8
IGT	＜ 7.0	≥ 7.8，＜ 11.1
糖尿病	≥ 7.0	≥ 11.1

注：WHO 为世界卫生组织；IFG 为空腹血糖受损；IGT 为糖耐量减低；IFG 和 IGT 统称为糖调节受损，也称糖尿病前期；空腹血糖正常参考范围下限通常为 3.9mmol/L。

表 5.1.2　糖尿病诊断标准

诊断标准	静脉血浆葡萄糖或 HbA1c 水平
典型糖尿病症状	
加上随机血糖	≥ 11.1mmol/L
或加上空腹血糖	≥ 7.0mmol/L
或加上 OGTT 2h 血糖	≥ 11.1mmol/L
或加上 HbA1c	≥ 6.5%
无糖尿病典型症状者，需改日复查确认（不包括随机血糖）	

注：OGTT 为口服葡萄糖耐量试验；HbA1c 为糖化血红蛋白。典型糖尿病症状包括烦渴多饮、多尿、多食、不明原因体重下降；随机血糖指不考虑上次用餐时间，一天中任意时间的血糖，不能用来诊断空腹血糖受损或糖耐量减低；空腹状态指至少 8h 没有进食的状态。

四、治疗措施

糖尿病的治疗应采取综合性措施，IDF 提出糖尿病综合管理五个要点（有“五驾马车”之称）：包括糖尿病教育、医学营养治疗、运动治疗、血糖监测和药物治疗。同时还应兼顾降糖、降压、调脂、抗凝、控制体重和改变不良生活方式（如戒烟等）以及心理疏导治疗。必要时还可采用减重手术治疗、胰腺和胰岛细胞移植等方法。同时，对于糖尿病急性并发症和慢性并发症也有相应的治疗措施。糖尿病管理须遵循早期和长期、积极而理性、综合治疗和全面达标、治疗措施个体化等原则，以达到综合的控制目标，见表 5.1.3。

（一）糖尿病健康教育

1. 糖尿病教育的形式　个体教育、小组教育、大课堂教育、同伴教育、联谊会、结构化教育和远程教育等。

（1）个体教育：是指糖尿病教育护士与患者进行一对一的沟通和指导。优点是能根据患者需求设置教育内容，容易建立患者与医护之间的信任关系，方便易行。其不足是较耗时，医护人员没有足够的时间开展一对一个体化教育。

表 5.1.3 中国 2 型糖尿病的综合控制目标

测量指标	目标值
毛细血管血糖 /（mmol/L）	
空腹	4.4 ～ 7.0
非空腹	＜ 10.0
糖化血红蛋白 /%	＜ 7.0
血压 /mmHg	＜ 130/80
总胆固醇 /（mol/L）	＜ 4.5
高密度脂蛋白胆固醇 /（mmol/L）	
男性	＞ 1.0
女性	＞ 1.3
甘油三酯 /（mmol/L）	＜ 1.7
低密度脂蛋白胆固醇 /（mmol/L）	
未合并动脉粥样硬化性心血管疾病	＜ 2.6
合并动脉粥样硬化性心血管疾病	＜ 1.8
体重指数 /（kg/m^2）	＜ 24.0

（2）小组教育：是指糖尿病教育护士针对多个患者的共同问题，同时与他们沟通并给予指导，每次教育时间 1h 左右，患者人数 10 ～ 15 人，最多不超过 20 人。其优点是在同一时间内可以对多名患者进行教育，节约时间。同时，小组成员间的分享及讨论也是必不可少的。其不足是如果小组成员背景参差不齐或者教育者控场能力不够，则难以达到教育目的，一些病友不良的生活习惯或对糖尿病的错误认识也将影响参与者。

（3）大课堂教育：是指以课堂授课的形式由医学专家或糖尿病教育护士为患者讲解糖尿病相关知识，每次课时 1h 左右，患者人数为 50 ～ 200 人不等。这种教育方法主要是针对那些对糖尿病认识缺乏的患者，以及糖尿病高危人群，目的是提高糖尿病患者和高危人群对糖尿病防治知识的认识。

（4）同伴教育：是指在某一特定疾病的患者人群中，具有相同特征或面临相同压力并有经验的患者，通过分享信息、交流知识及提供情感支持等，帮助其他患者达到和维持自我管理目标，进而控制疾病的一种形式。

（5）联谊活动：是指邀请糖尿病患者或家属，参与交流会、演讲比赛、知识竞赛、烹饪比赛、超市购物、健身操表演、运动会等丰富多彩的活动，寓教于乐，将糖尿病患者日常活动融于比赛活动中。

（6）结构化教育：是一种具有理论依据，有计划、系统且分阶段进行，能够满足患者生理和心理需求的自我管理教育与支持项目。

（7）远程教育：指利用现代信息和通信技术开展糖尿病教育，帮助患者控制和管理疾病，是常规教育的有效补充。在特殊时期，基于互联网技术的远程教育形式对糖尿病患者的管理显得尤为重要。

（8）其他：通过电话、短信、微信及 QQ 等方式，推送不同的专题内容，或利用电视台、广播电台、报纸杂志等媒体宣传工具，广泛宣传健康生活方式理念，传播糖尿病防治知识。

2. 教育步骤　为确保教育效果，教育者可按照六个步骤有计划、有程序地实施糖尿病自我管理教育与支持。

（1）综合评估：是实施糖尿病教育的首要步骤，通过收集患者各类信息，发现患者在糖尿病自我管理方面的存在的问题。

（2）发现问题：通过收集及分析以上信息，教育者可以发现患者在糖尿病自我管理方面存在的问题。

（3）设定目标：教育者与患者探讨所存在的问题，一起设定个性化的控制目标，目标需具体、可测量、可实现。

（4）制定计划：教育者根据设定的目标和患者喜好，制定教育计划，包括教育团队人员组成、教育内容、教育形式、教育工具、教育频次及时间、教育材料、效果评价等。

（5）实施计划：根据拟定的教育计划对患者进行教育和随访支持，动态调整计划。

（6）效果评价：教育者可以从糖尿病知识和技能、糖尿病自我管理行为、代谢控制指标、医疗费用、患者心理状况及生活质量等方面评价教育的效果。

（二）医学营养治疗

医学营养治疗是糖尿病基础管理措施，推荐所有糖尿病患者接受个体化的医学营养治疗。其主要目标是帮助患者制订营养计划和形成良好的饮食习惯、纠正代谢紊乱、达到良好的代谢控制、减少动脉粥样硬化性心血管病（ASCVD）的危险因素、改善患者健康状况、增加胰岛素敏感性和减缓胰岛 B 细胞功能障碍的进展。

1. 合理控制总热量摄入　每天总能量根据年龄、身高、体重、劳动强度而定。理想体重的估算公式为：理想体重（kg）= 身高（cm）−105。成人正常体重者完全卧床时每日每千克理想体重给予能量为 15 ～ 20kcal，休息状态下 25 ～ 30kcal，轻体力劳动 30 ～ 35kcal，中度体力劳动 35 ～ 40kcal，重体力劳动 40kcal 以上。

2. 营养物质分配　膳食中碳水化合物供给量应占总热量 50% ～ 60%，成年每日主食摄入量为 250 ～ 400g，肥胖者酌情可控制在 200 ～ 250g。不同种类碳水化合物升高血糖的速度和程度不同，可用食物血糖生成指数（glycemic index，GI）来衡量。GI 55% 为低 GI 食物，GI 55% ～ 70% 为中 GI 食物，GI 70% 为高 GI 食物，糖尿病患者应选择低 GI 食物。应限制单糖、双糖的摄入。蛋白质摄入量应占总热量的15%～20%，成年患者每日每千克理想体重0.8～1.2g；孕妇、哺乳期妇女、营养不良或伴消耗性疾病者增至1.5～2.0g；伴有糖尿病肾病而肾功能正常者应限制至0.8g；肾小球滤过率降低者，需降至0.6～0.7g。蛋白质应至少有1/2来自动物蛋白质，以保证必需氨基酸的供给。每日脂肪摄入量占总热量的25%～30%，其中饱和脂肪酸摄入量小于总能量的10%，胆固醇摄入量＜300mg/d。富含膳食纤维的食品可延缓食物吸收，降低餐后血糖，我国建议成人膳食纤维的摄入量为25～30g/d。每日摄入食盐应限制在5g以下。

3. 合理分配餐次　确定每日饮食总热量，可按每日三餐1/5、2/5、2/5或1/3、1/3、1/3等模式分配。

4. 其他注意事项　忌吃油炸、油煎食物，炒菜宜用植物油，烹饪方式以蒸、煮、焖、炖等为主，少煎、炸、炒，少食动物油脂及动物内脏等高胆固醇食物。戒烟限酒，女性每天酒精量不超过15g，男性不超过25g，每周不超过2次。严格限制各种甜食，确保每餐均为均衡饮食。

（三）运动治疗

运动治疗在糖尿病的管理中占重要地位，运动可增加胰岛素敏感性，有助于控制血糖和体重。根据年龄、性别、体力、病情、有无并发症以及既往运动情况等，在医师指导下开展有规律的合适运动，循序渐进，并长期坚持。

1. 运动类型

运动类型多样，糖尿病患者需根据自己身体状况、爱好等选择不受运动时间、地点限制且容易长期坚持的运动项目，通常推荐有氧运动与抗阻运动相结合。

（1）有氧运动：是指机体在有氧供能代谢状态下进行的运动，它是全身肌肉群的运动，有氧运动可增加机体脂肪消耗，增强和改善心肺功能，预防骨质疏松，放松情绪。常见有氧运动有步行、慢跑、体操、交谊舞、游泳、骑车等。建议糖尿病患者每周至少进行150min中等强度有氧运动。

（2）抗阻运动：是在运动过程中针对某肌肉群施加一定阻力的无氧运动。主要目的是提高人体肌肉力量、爆发力，增加肌肉体积，增强胰岛素受体数量及敏感性。常见抗阻运动有俯卧撑、站马步、仰卧起坐、哑铃等，建议抗阻运动频率为每周2～3次，每次训练完成1～3组动作，每组动作重复8～15次为宜。

（3）柔韧性运动：老年糖尿病患者，需注重关节灵活性训练，在运动锻炼过程中，宜与柔韧性运动相结合。柔韧性训练多用于运动前肌肉和关节的热身。常见柔韧性运动包括瑜伽、太极、平衡练习等，建议柔韧性运动每周不少于3次，每次拉伸到紧绷或轻微不适的程度，维持10～30s，每组重复2～4次。

2. 运动强度、频率、时机、时间

（1）运动强度

① 心率：运动时最大强度心率（次/min）= 220－年龄，糖尿病患者运动时

心率应保持最大强度运动心率的 60% ～ 70%。如患者年龄为 50 岁，运动时心率应在 102 ～ 119 次 /min。另外，也可以通过靶心率来评估运动强度。运动时安全而有效的运动心率为靶心率。靶心率（次 /min）= 170–年龄。运动时要尽量达到并接近靶心率，如患者年龄为 50 岁，运动靶心率应尽量接近但不超过 120 次 /min。

② 主观感觉：运动时周身发热、出汗，无大汗淋漓，或心跳呼吸增快，能断断续续讲话，但不能唱歌；运动后感轻度的肌肉酸疼，休息后即可恢复；次日精力充沛，食欲和睡眠良好，这是运动强度合适的表现。运动中出现胸闷、心悸、气促，不能说话，运动后乏力，肌肉酸痛明显，休息几天都不能缓解或运动时未出汗，运动后无感觉为运动强度过大或过小，需对运动进行调整。

（2）运动频率：成年糖尿病患者每周进行至少 150 ～ 300min 中等强度的有氧运动，每周运动 3 ～ 7 天，每日持续或累计运动时间 30 ～ 60min，有氧运动间隔不应超过 2 天。多数糖尿病患者心肺耐力水平较低，每周应进行 150min 中等强度有氧运动以达到降低心血管疾病（CVD）风险和提高心肺耐力的目的。

（3）运动时机：从吃第一口饭算起，在饭后 1 ～ 3h 运动，此时血糖较高，运动时不易发生低血糖，同时也有利于降低餐后高血糖。不建议清晨空腹运动，容易诱发低血糖、酮症，同时会增加心脑血管意外的风险。

（4）运动时间：每次运动时间为 20 ～ 60min，不包括运动前准备活动和运动后恢复整理时间。运动前的热身运动及运动结束时的放松运动时间各 5 ～ 10min。在达到应有的运动强度后即心率达到并维持靶心率，时间应坚持 10 ～ 30min，这样才能起到降低血糖的作用。

3. 注意事项

（1）运动禁忌证：糖尿病患者运动前的血糖水平应为 5.0 ～ 13.9mmol/L。以下情况禁止参加中等及以上强度运动，待病情控制稳定，经医师评估允许后可逐步恢复运动：①血糖≥ 16.7mmol/L；②血糖＜ 3.9mmol/L ；③血糖波动较大；④有糖尿病酮症酸中毒（DKA）等急性并发症；⑤合并急性感染、增殖型视网膜病变、严重肾病、严重心脑血管疾病（不稳定型心绞痛、严重心律失常、一过性脑缺血发作）等情况。

（2）运动前评估：糖尿病控制情况，根据患者年龄、病情及身体承受能力决定运动方式、时间和运动量。运动中注意补充水分。出现胸闷、胸痛、视物模糊等症状应立即停止运动并及时处理。运动后做好运动日记，加强血糖监测。

（四）病情监测

包括血糖监测、其他代谢指标监测、CVD 危险因素和并发症的监测等。血糖监测是病情监测的基础手段，可采用自我血糖监测、持续血糖监测（CGM）等方法，了解血糖波动趋势，CGM 可作为无症状低血糖和（或）频发低血糖患者 SMBG 的补充。HbA1c 是评估长期血糖控制的重要指标，患者初诊时应常规检查，治疗过程中每 3 ～ 6 个月检查 1 次。患者还应定期测量血压，每年至少进行 1 次血脂、肾功能、眼底等检查。

（五）药物治疗

包括口服药物和注射制剂两大类。在饮食和运动不能使血糖控制达标时应及时应用降糖药物治疗。口服降糖药物主要有促胰岛素分泌剂（磺脲类和格列奈类）、双胍类、噻唑烷二酮类、α 糖苷酶抑制剂、二肽基肽酶 -Ⅳ抑制剂（DPP-Ⅳ抑制剂）和钠-葡萄糖共转运蛋白 2 抑制剂（SGLT-2 抑制剂）。注射剂有胰岛素及胰岛素类似物、胰高血糖素样多肽-1 受体激动剂（GLP-1 受体激动剂）。

1. 口服降糖药物　T2DM 是进展性的疾病，为使血糖控制达标，多数患者需药物治疗，且常需多种口服降糖药联合治疗。

（1）磺脲类（sulfonylureas，SUs）：主要作用是刺激胰岛 B 细胞分泌胰岛素，其促胰岛素分泌作用不依赖于血糖浓度。SUs 降血糖作用的前提是机体尚保存一定数量有功能的胰岛 B 细胞。磺脲类药物可以使 HbA1c 降低 1% ～ 2%。目前常用磺脲类药物有格列本脲、格列吡嗪、格列吡嗪控释片、格列齐特、格列齐特缓释片、格列喹酮、格列美脲。

适应证：SUs 作为单药治疗主要应用于新诊断的 T2DM 非肥胖患者、饮食和运动治疗血糖控制不理想者。随着疾病进展，SUs 需与其他作用机制不同的口服降糖药或胰岛素联合应用。当 T2DM 晚期胰岛 B 细胞功能衰竭时，SUs 不再有效，需采用外源性胰岛素替代治疗。

禁忌证：T1DM，有严重并发症或 B 细胞功能很差的 T2DM，儿童糖尿病，孕妇、哺乳期妇女，大手术围术期，全胰腺切除术后，对 SUs 过敏或有严重不良反应者等。

不良反应：

① 低血糖反应：最常见且重要，常发生于老年患者（60 岁以上）、肝肾功能不全或营养不良者，药物剂量过大、体力活动过度、进食不规则或减少、饮用含酒精饮料等为常见诱因。

② 体重增加。

③ 皮肤过敏反应：皮疹、皮肤瘙痒等。

④ 消化系统：上腹不适、食欲减退等，偶见肝功能损害、胆汁淤滞性黄疸。

⑤ 心血管系统：某些 SUs 可减弱心肌缺血的预处理能力，可能会对心血管系统带来不利影响，但目前尚无资料证实会增加 T2DM 患者心血管疾病的发病率和死亡率。

用药指导：格列本脲、格列喹酮、格列齐特、格列吡嗪于餐前半小时服用；格列吡嗪控释片和格列美脲于餐前即刻或进餐时服用。格列本脲容易引起低血糖，老年人及肝、肾、心、脑功能不好者慎用；不宜同时使用两种 SUs，也不宜与格列奈类合用。

（2）格列奈类：非磺脲类促胰岛素分泌剂，是一类快速作用的促胰岛素分泌剂，主要通过刺激胰岛素的早时相分泌而降低餐后血糖，具有吸收快、起效快和作用时间短的特点，主要用于控制餐后高血糖，也有一定降低空腹血糖作用。于餐前或进餐时口服可使 HbA1c 降低 0.3% ～ 1.5%。目前常用格列奈类药物有瑞格列奈、那格列奈、米格列奈。

适应证：同 SUs，较适合用于 T2DM 早期餐后高血糖阶段或以餐后高血糖为主的老年患者。

禁忌证：与 SUs 相同。

不良反应：低血糖和体重增加，但低血糖的风险和程度较 SUs 轻。

临床应用：餐前服用，服药后要按时按量进餐；不进餐不服药，以预防低血糖发生。

（3）双胍类（biguanides）：目前广泛应用的是二甲双胍。二甲双胍是 T2DM 患者控制高血糖的一线用药和联合用药中的基础用药。二甲双胍的主要药理作用是通过抑制肝葡萄糖输出，改善外周组织对胰岛素的敏感性、增加对葡萄糖的摄取和利用而降低血糖。二甲双胍可以使 HbA1c 下降 1% ～ 2%，但不增加体重。

适应证：①作为 T2DM 治疗一线用药，可单用或联合其他药物。② T1DM 与胰岛素联合应用可能减少胰岛素用量和血糖波动。

禁忌证：①肾功能不全（肾小球滤过率＜ 45mL/min）、肝功能不全、缺氧及高热者禁忌，慢性胃肠病、慢性营养不良者不宜使用；② T1DM 不宜单独使用本药；③ T2DM 合并急性严重代谢紊乱、严重感染、缺氧、外伤、大手术、孕妇和哺乳期妇女等；④对药物过敏或有严重不良反应者；⑤酗酒者。

不良反应：

① 消化道反应：为主要的不良反应。

② 皮肤过敏反应。

③ 乳酸性酸中毒：为最严重的不良反应，但罕见。

④ 单独用药极少引起低血糖。

⑤ 长期使用可能导致维生素 B_{12} 缺乏，应定期监测维生素 B_{12} 水平，并在必要时补充。

用药指导：①餐中或餐后服用，减少胃肠道反应。②行静脉注射碘造影剂检查术，eGFR ＞ 60mL/min 者检查时停用二甲双胍即可；eGFR 在 45 ～ 60mL/min 者，48h 前停服二甲双胍；所有患者在检查完成 48h 后复查肾功能显示为无恶化时可恢复服用。

（4）噻唑烷二酮类（thiazolidinediones，TZDs）：主要通过增加靶组织对胰岛素作用的敏感性而降低血糖。TZDs 促进脂肪重新分布，使脂肪组织从内脏组织转移至皮下组织，可能与其提高胰岛素敏感性的作用有关。TZDs 可以使 HbA1c 下降 1.0% ～ 1.5%。临床上常用的噻唑烷二酮类药物主要有罗格列酮和吡格列酮两大类。

适应证：可单独或与其他降糖药物合用治疗 T2DM，尤其是肥胖、胰岛素抵抗明显者。

禁忌证：不宜用于 T1DM、孕妇、哺乳期妇女和儿童。有心力衰竭、活动性肝病或转氨酶升高超过正常上限 2.5 倍以及严重骨质疏松和骨折病史的患者应禁用。现有或既往有膀胱癌病史的患者或存在不明原因肉眼血尿的患者禁用吡格列酮。

不良反应：常见的不良反应为体重增加和水肿，还可以增加骨折和心力衰竭的风险；单独使用时不导致低血糖，但与胰岛素或促胰岛素促泌剂联合使用时可增加低血糖风险。

用药指导：服药时间不受进食影响，餐前和餐后均可。

（5）α-葡萄糖苷酶抑制剂（AGI）：食物中淀粉、糊精和双糖（如煎糖）的吸收需要小肠黏膜刷状缘的 α-葡萄糖苷酶，AGI 抑制这一类酶从而延迟碳水化合物吸收，降低餐后高血糖。AGI 可使 HbA1c 降低 0.5% ～ 0.8%。常用药物有阿卡波糖、伏格列波糖、米格列醇、桑枝总生物碱。

适应证：适用于以碳水化合物为主要食物成分，或空腹血糖正常（或不太高）而餐后血糖明显升高者。可单独用药或与其他降糖药物合用。T1DM 患者在胰岛素治疗基础上加用 AGI 有助于降低餐后高血糖。

禁忌证：肝、肾功能不全者慎用。不宜用于有胃肠功能紊乱者、孕妇、哺乳期妇女和儿童。T1DM 患者不宜单独使用。

不良反应：常见为胃肠道反应，如腹胀、排气增多或腹泻。从小剂量开始，逐渐加量可有效减少不良反应。单用本药不引起低血糖，但若与 SUs 或胰岛素合用，仍可发生低血糖。

用药指导：餐前即刻整片吞服或与第一口食物一起嚼碎服用，如果发生低血糖，选择葡萄糖或蜂蜜纠正，不建议进食淀粉类食物。

（6）DPP-Ⅳ抑制剂：该类药物通过抑制 DPP-Ⅳ活性而减少 GLP-1 的失活，提高内源性 GLP-1 水平。常用药物包括西格列汀、沙格列汀、维格列汀、利格列汀、阿格列汀、瑞格列汀和双周制剂考格列汀。

适应证：单药使用，或与其他口服降糖药物或胰岛素联合应用治疗 T2DM。

禁忌证：孕妇、儿童和对 DPP-Ⅳ抑制剂过敏的患者，T1DM 或 DKA 患者。

不良反应：可能出现头痛、超敏反应、肝酶升高、上呼吸道感染、胰腺炎、关节痛等不良反应，多可耐受。单用既不增加低血糖风险，也不增加体重。

用药指导：餐前和餐后均可服用，肾功能不全患者建议选择利格列汀或考格列汀。

（7）钠-葡萄糖共转运蛋白 2（SGLT-2）抑制剂：通过抑制近段肾小管管腔侧细胞膜上的钠-葡萄糖共转运蛋白 2（SGLT-2）的作用而抑制葡萄糖重吸收，降低肾糖阈、促进尿葡萄糖排泄，从而达到降低血糖的作用。SGLT-2 抑制剂降低 HbA1c 0.5% ～ 1.0%，还具有减轻体重和降低血压作用。SGLT-2 抑制剂单用不增加低血糖风险，联合胰岛素或磺脲类药物时，可增加低血糖发生风险。

适应证：单独使用，或与其他口服降糖药物及胰岛素联合使用治疗 T2DM。

禁忌证：T1DM，T2DM eGFR ＜ 45mL/min 者。

不良反应：常见的不良反应为生殖系统感染及与血容量不足相关的不良反应，罕见的不良反应包括糖尿病酮症酸中毒（DKA）。单用不增加低血糖风险。

用药指导：不受进食限制，服药期间多饮水、注意个人卫生、预防生殖泌尿道感染。

（8）葡萄糖激酶激活剂（GKA）：激活葡萄糖激酶，促进胰岛素分泌及糖原合成，从而降低血糖。目前上市的 GKA 为多格艾列汀。

适应证：单药使用，或与其他口服降糖药物或胰岛素联合应用治疗成人 T2DM。

禁忌证：对多格列艾汀片或其任何辅料过敏者禁用；1 型糖尿病患者、DKA 患者禁用；肝功能 Child-Pugh 和 C 级患者慎用；孕妇、哺乳期妇女及儿童目前缺乏相关临床研究数据，不建议使用。

不良反应：单药治疗低血糖发生率为 0.3%，无严重低血糖事件报告；有一过性转氨酶及血脂升高；对体重无显著影响。

用药指导：早餐和晚餐前 1h 内任何时间服用。

（9）PPAR 泛激动剂：是新型非 TZD 结构的 PPAR α、β、γ 泛激动剂，通过抑制肝脏糖异生、增加外周组织对胰岛素的敏感性等方式降低血糖，且具有调节血脂的作用。目前我国上市的 PPAR 泛激动剂为西格列他钠。

适应证：适用于改善成人 2 型糖尿病患者的血糖控制，可单药治疗，也可与其他口服降糖药物或胰岛素联合治疗。

禁忌证：肝肾功能不全、孕妇、哺乳期妇女及儿童不建议使用。

不良反应：常见的不良反应为贫血、体重增加和水肿。临床试验中未观察到心力衰竭事件，但在使用时仍需关注心力衰竭的症状、体征和骨折风险。

用药指导：不受进食影响，餐前和餐后均可服用。

（10）口服胰高血糖素样肽-1 受体激动剂（GLP-1 RA）：以葡萄糖浓度依赖的方式刺激胰岛素分泌和抑制胰高糖素分泌，同时增加肌肉和脂肪组织葡萄糖摄取，抑制肝脏葡萄糖的生成而发挥降糖作用，并可抑制胃排空、抑制食欲。目前使用的药物有司美格鲁肽片。

适应证：适用于在饮食控制和运动基础上，血糖控制不佳的成人 2 型糖尿病患者；肥胖或超重，以及有心血管疾病风险的2型糖尿病患者。

禁忌证：有个人或家族甲状腺髓样癌病史、多发性内分泌肿瘤综合征2型患者禁用；严重胃肠道疾病、终末期肾病患者通常不适用。对药物及其辅料过敏者禁用。

不良反应：常见胃肠道反应如恶心、呕吐、腹泻、便秘；其他反应包括头晕或嗜睡；罕见但严重的不良反应有急性胰腺炎、肾功能损害等。

用药指导：早餐前半小时整片吞服，勿切割、压碎或咀嚼；胃肠道反应在用药后第一周最明显，两周左右逐渐缓解，1个月基本适应，从小剂量（3mg）开始，根据血糖情况，逐步增加到7mg或14mg。

2. 注射制剂

（1）胰岛素：是控制高血糖的重要和有效手段。

1）适应证：① T1DM；②各种严重的糖尿病急性或慢性并发症；③手术、妊娠和分娩；④新发病且与T1DM鉴别困难的消瘦糖尿病患者；⑤新诊断的T2DM伴有明显高血糖；或在糖尿病病程中无明显诱因出现体重显著下降者；⑥ T2DM胰岛B细胞功能明显减退者；⑦某些特殊类型糖尿病。

2）胰岛素和胰岛素类似物的分类：根据来源和化学结构的不同，可分为动物胰岛素、人胰岛素和胰岛素类似物。按作用起效快慢和维持时间，胰岛素（包括人和动物）又可分为短效、中效、长效和预混胰岛素；胰岛素类似物分为速效、长效和预混胰岛素类似物。

短效胰岛素皮下注射后发生作用快，但持续时间短，可经静脉注射用于抢救DKA；短效胰岛素和速效胰岛素类似物皮下注射主要用于控制餐后高血糖。中效胰岛素主要有低精蛋白胰岛素（neutralprotamineHagedorn，NPH，中性精蛋白胰岛素），主要用于提供基础胰岛素。长效制剂有精蛋白锌胰岛素注射液（protaminezinc insulin，PZI，鱼精蛋白锌胰岛素）和长效胰岛素类似物，长效胰岛素无明显作用高峰，主要提供基础胰岛素（表5.1.4）。

胰岛素类似物是通过应用DNA重组技术合成并对其氨基酸序列进行修饰，其也能与胰岛素受体结合，功能及作用与人胰岛素相似，目前已有多种不同氨基酸序列及作用特性的胰岛素类似物。胰岛素类似物在模拟生理性胰岛素分泌和减少低血糖发生风险方面优于人胰岛素。

胰岛素的使用注意事项：制剂类型、注射技术、注射部位、患者反应性差异、胰岛素抗体形成等均可影响胰岛素起效时间、作用强度和持续时间。详见第三章第六节“胰岛素注射”。

3）胰岛素的使用原则和方法：①胰岛素治疗应在综合治疗基础上进行；②胰岛素治疗方案应力求模拟生理性胰岛素分泌模式；③从小剂量开始，根据血糖水平逐渐调整至合适剂量。

表 5.1.4　已在国内上市的胰岛素和胰岛素类似物制剂的特点（皮下注射）

胰岛素制剂	起效时间	峰值时间	作用持续时间
胰岛素			
短效（RI）	15 ～ 60min	2 ～ 4h	5 ～ 8h
中效胰岛素（NPH）	2.5 ～ 3h	5 ～ 7h	13 ～ 16h
长效胰岛素（PZI）	3 ～ 4h	8 ～ 10h	长达 20h
预混胰岛素（HI30R，HI70/30）	0.5h	2 ～ 12h	14 ～ 24h
预混胰岛素（50R）			
胰岛素类似物	0.5h	2 ～ 3h	10 ～ 24h
速效胰岛素类似物（门冬胰岛素）	10 ～ 15min	1 ～ 2h	4 ～ 6h
速效胰岛素类似物（赖脯胰岛素）	10 ～ 15min	1.0 ～ 1.5h	4 ～ 5h
速效胰岛素类似物（谷赖胰岛素）	10 ～ 15min	1.0 ～ 1.5h	3 ～ 5h
长效胰岛素类似物（甘精胰岛素）	2 ～ 3h	无峰	长达 30h
长效胰岛素类似物（地特胰岛素）	3 ～ 4h	3 ～ 14h	长达 24h
长效胰岛素类似物（德谷胰岛素）	1h	无峰	长达 42h
预混胰岛素类似物（预混门冬胰岛素 30）	10 ～ 20min	1 ～ 4h	14 ～ 24h
预混胰岛素类似物（预混门冬胰岛素 50）	10 ～ 20min	1 ～ 4h	14 ～ 24h
预混胰岛素类似物（预混赖脯胰岛素 25）	15min	30 ～ 70min	16 ～ 24h
预混胰岛素类似物（预混赖脯胰岛素 50）	15min	30 ～ 70min	16 ～ 24h

4）胰岛素的抗药性和不良反应：各种胰岛素制剂因本身来源、结构、成分特点及含有一定量的杂质，故有抗原性和致敏性。胰岛素类似物的抗原性与人胰岛素类似。胰岛素的主要不良反应是低血糖，与剂量过大和（或）饮食失调有关。胰岛素过敏反应通常表现为注射部位瘙痒或荨麻疹样皮疹，罕见严重过敏反应。处理措施包括更换胰岛素制剂，使用抗组胺药和糖皮质激素以及脱敏疗法等。严重者需停止或暂时中断胰岛素治疗。脂肪营养不良为注射部位皮下脂肪萎缩或增生，停止在该部位注射后可缓慢自然恢复，应经常更换注射部位以防止其发生。

（2）GLP-1 受体激动剂：与胰岛 B 细胞的 GLP-1 受体结合后，可葡萄糖依赖性地刺激胰岛素的合成和分泌；减少胰高血糖素释放；还可作用于中枢神经系统 GLP-1 受体，进而减少食物摄入；通过促进棕色脂肪组织的生热作用和白色脂肪组织分解增加能量消耗；延迟胃排空。GLP-1 受体激动剂均需皮下注射，可使 HbAlc 降低 1.0% ～ 1.5%，且有显著的降低体重的作用。

（六）代谢手术治疗糖尿病

体重管理是糖尿病综合管理的重要内容，超重或肥胖患者减重有助于血糖控制和减少对降糖药物的需求。首选生活方式干预，必要时可加用减重药物。选择降糖药物时，应考虑药物对体重的影响。如果生活方式干预联合或不联合药物治疗未能有效地减轻体重且血糖控制不佳者，可以考虑代谢手术。近年来研究证实，代谢手术可明显改善肥胖 TIDM 患者的体重、高血糖、血脂异常。代谢减重手术的方式多样，主要包括胃旁路术（RYGB）、垂直袖状胃切除术（VSG）、腹腔镜下可调节胃束带术（LAGB）和经典型胆胰旁路术（BPD）或伴十二指肠转位变异的胆胰旁路术（BPD-DS）。

（七）胰腺移植和胰岛细胞移植

单独胰腺移植或胰肾联合移植可解除对胰岛素的依赖，提高患者生活质量。治疗对象主要为 TlDM 患者，由于移植后发生免疫排斥反应，往往会导致移植失败，故必须长期应用免疫抑制剂。同种异体胰岛移植可使部分 T1DM 患者血糖水平维持正常达数年，但供体来源短缺和需要长期应用免疫抑制剂限制了该方案在临床广泛推广。近年来，研究者还发现采用造血干细胞或间充质干细胞治疗糖尿病具有潜在的应用价值，但此治疗方法目前尚处于临床前研究阶段。

（八）糖尿病慢性并发症的防治原则

糖尿病慢性并发症是患者致残、致死的主要原因，强调早期防治。

1. 所有患糖尿病的高血压患者应该在家监测血压，血压一般应控制在 130/80mmHg 以下。可选择血管紧张素转换酶抑制剂（ACEI）、血管紧张素Ⅱ受体阻滞剂（ARB）、钙离子拮抗剂（CCB）、小剂量利尿剂等药物，首选 ACEI 或 ARB。常需要多种降压药物联合应用。

2. 处理血脂异常前应进行 ASCVD 总体危险全面评估。调脂治疗的首要目标是 LDL-C。LDL-C 一般控制目标＜ 2.6mmol/L，极高危患者＜ 1.8mmol/L 或较基线降低 50%。首选他汀类药物并长期使用。

3. 小剂量阿司匹林可以作为有 ASCVD 病史的糖尿病患者的二级预防。对于伴有 ASCVD 危险因素、年龄≥ 50 岁的 TlDM 或 T2DM 患者，可考虑将小剂量阿司匹林作为一级预防策略。

4. 严格的血糖控制可预防或延缓患者蛋白尿的发生和进展。已有微量白蛋白尿而血压正常的早期肾脏病患者应用 ACEI 或 ARB 也可延缓肾病的进展，一旦进展至临床肾病期，治疗的重点是矫正高血压和减慢 GFR 下降速度。ACEI 或 ARB 除可降低血压外，还可减轻蛋白尿和延缓 GFR 下降。临床肾病期患者以优质动物蛋白为主；GFR 进一步下降后加用复方 α-酮酸。尽早使用促红细胞生成素（EPO）纠正贫血，维生素 D 治疗钙磷失衡可明显改善进展期患者的生活质量和预后。

5. 综合眼科检查包括散瞳后眼底检查、彩色眼底照相，必要时行荧光造影检查。重度非增殖性糖尿病视网膜病变应尽早接受视网膜光凝治疗，增殖性糖尿病视网膜病变患者存在威胁视力的情况时应尽早行玻璃体切割手术，有威胁视力的糖尿病性黄斑水肿也可应用抗血管内皮生长因子玻璃体腔内注射，争取尽可能保存视力。

6. 早期严格控制血糖并保持血糖稳定是糖尿病神经病变最重要和有效的防治方法。

7. 所有患者都应定期行足部检查（包括足部体查、保护性感觉的测试、下肢动脉病变检查等），并进行足部自我护理的教育。对高危足应防止外伤、感染，积极治疗血管和神经病变。对于足溃疡及高危足患者推荐多学科管理，给予规范化处理，以降低截肢率和医疗费用。

（九）围术期管理

择期手术前应尽量将空腹血糖控制在＜7.8mmol/L及餐后血糖＜10mmol/L；接受大、中型手术者术前改为胰岛素治疗；并对可能影响手术预后的糖尿病并发症进行全面评估。需急诊手术而又存在酸碱、水电解质平衡紊乱者应及时纠正。术中、术后密切监测血糖，围术期患者血糖控制在8.0～10.0mmol/L较安全。

五、护理

（一）护理评估

1. 病史　详细询问患者的既往史、家族史、起病时间、主要症状及特点。有无多尿、多饮、多食、体重减轻等，有无肢体发凉、麻木或疼痛和间歇性跛行，有无视物模糊，有无便秘与腹泻交替现象，有无经常发生尿频、尿急、尿痛、尿失禁、尿潴留及外阴瘙痒等情况。警惕酮症酸中毒的发生，注意询问有无相关诱发因素。对病程长的患者要注意询问有无心悸、胸闷及心前区不适感，了解其生活方式、饮食习惯等。了解患者患病后的检查和治疗经过、目前用药情况和病情控制情况等。

2. 身体评估

（1）全身状态：评估患者生命体征、精神和意识状态。酮症酸中毒昏迷及高渗性昏迷者，应注意观察患者瞳孔、体温、血压、心率及心律，以及呼吸节律、频率、气味等。评估患者营养状态，有无消瘦或肥胖。

（2）皮肤、黏膜：有无皮肤湿度和温度的改变；有无足背动脉搏动减弱、足底胼胝形成；有无下肢痛觉、触觉、温觉的异常；有无局部皮肤发绀、缺血性溃疡、坏疽，或其他感染灶的表现；有无不易愈合的伤口，以及颜面、下肢的水肿等。

（3）眼部：有无白内障、视力减退、失明等。

（4）神经和肌肉系统：有无肌张力及肌力减弱、腱反射异常以及间歇性跛行等。

3. 实验室及其他检查　血糖是否正常或维持在较好的水平；有无HbA1c异常，甘油三酯、胆固醇升高，高密度脂蛋白胆固醇（HDL-C）降低，血肌酐、尿素氮升高，以及出现蛋白尿等；血钾、钠、氯、钙是否正常；心电图、血管多普勒超声、CT血管成像、磁共振血管成像和数字减影血管造影是否正常。

4. 心理-社会状况　糖尿病为终身性疾病，漫长的病程、严格的饮食控制及多器官、多组织结构功能障碍易使患者产生焦虑、抑郁等心理反应，护士应详细评估患者对疾病知识的了解程度，患病后有无焦虑、抑郁等心理变化，家庭成员对本病的认识程度和支持态度，以及所在社区的医疗保健服务情况等。

（二）护理诊断 / 问题及措施

1. 营养失调　低于或高于机体需要量。

（1）饮食护理总原则：控制总热量、平衡膳食、定时定量、合理餐次分配、限盐限酒，维持理想的体重。详见本节医学营养治疗章节。

（2）运动护理：每周进行 150min 中等强度有氧运动，最佳运动时间是餐后 1h。如无禁忌证，每周最好进行 2 ～ 3 次抗阻运动，若有心、脑血管疾病或严重微血管病变者，应按具体情况选择运动方式。运动前应评估糖尿病控制情况。

2. 有感染的危险

（1）病情监测：观察患者体温等生命体征变化，预防上呼吸道感染，注意保暖。

（2）预防尿路感染：勤用温水清洗外阴部并擦干，对于因神经源性膀胱功能紊乱造成的尿潴留，可采用膀胱区热敷等方法，如无禁忌，每天饮水量＞ 2000mL。

（3）皮肤护理：保持皮肤的清洁，勤洗澡，衣物以棉质、宽松、透气为好，洗衣服时内衣要与外衣分开洗，避免交叉感染，避免搔抓皮肤。

3. 潜在并发症——糖尿病足

（1）向患者及家属讲解糖尿病足的相关知识，强调预防的重要性，提高患者的自我保护意识。每天检查双足 1 次，定期做足部保护性感觉的测试。

（2）保持足部清洁：指导患者勤换鞋袜，每天清洗足部 1 次，洗完后用柔软的浅色毛巾擦干，尤其是趾间。皮肤干燥者可涂油膏类护肤品，但不应涂抹在趾缝间。

（3）预防外伤：指导患者不要赤脚走路，穿鞋前应检查鞋子，清除异物和保持里衬的平整。帮助视力不佳的患者修剪趾甲。冬天不要使用热水袋、电热毯或烤灯保暖，谨防烫伤，同时注意预防冻伤。夏天注意避免蚊虫叮咬。

（4）促进肢体血液循环：指导患者避免盘腿坐或跷“二郎腿”，积极控制血糖，戒烟。

4. 潜在并发症——酮症酸中毒、高渗高血糖综合征

（1）预防措施：定期监测血糖，不要随意减量或停用药物，保证充足的水分摄入。严密观察和记录患者的生命体征、意识、瞳孔、24h 出入量等，遵医嘱定时监测电解质、酮体和渗透压等。

（2）急救配合与护理：开放两条静脉通路，确保液体和胰岛素的输入；绝对卧床休息，注意保暖，持续低流量吸氧；加强生活护理，预防压力性损伤和继发性感染；昏迷者按昏迷常规护理。

5. 潜在并发症——低血糖

（1）加强预防：告知患者不能随意更改降糖药物及其剂量，当活动量增加、进食量少或不能进食时应适当调整降糖药物。随时携带糖果饼干及急救卡。

（2）病情监测：密切观察患者有无低血糖症状，尤其是老年糖尿病患者，注意夜间低血糖的发生，对使用胰岛素或胰岛素促泌剂的患者，应重点监测血糖变化。

（3）急救护理：一旦确定患者发生低血糖，立即给予葡萄糖口服或静脉注射，根据血糖情况调整剂量，若低血糖未纠正，继续静脉注射葡萄糖，必要时加用糖皮质激素，了解发生低血糖的诱因，给予健康指导，以避免再次发生。

（三）其他护理诊断 / 问题

1. 活动无耐力，与严重代谢紊乱有关。

2. 生活自理缺陷，与视力障碍有关。

3. 缺乏糖尿病的预防和自我管理知识。

（四）健康指导

1. 疾病预防指导　开展糖尿病社区预防，倡导合理膳食、控制体重、适量运动、限盐、控烟、限酒、心理平衡的健康生活方式。

2. 疾病知识指导　采取多种健康教育方法，让患者及家属了解糖尿病的病因、临床表现、诊断与治疗方法，提高患者对治疗的依从性。

3. 病情监测指导　指导患者学习监测血糖、血压，了解糖尿病的控制目标，定期复查。

4. 用药与自我护理指导　①告知患者口服降糖药及胰岛素的名称、剂量、给药时间和方法，学会观察药物疗效和不良反应。②指导患者掌握饮食、运动治疗的实施原则和方法，戒烟酒，注意个人卫生。③指导患者掌握糖尿病常见急性并发症的主要表现、预防处理措施。④掌握糖尿病足的预防和护理知识。⑤指导患者正确处理疾病所致的生活压力，保持良好的心理状态，树立战胜疾病的信心。

六、案例解析

（一）案例特点

1. 诊断该患者具有口干、多饮、多尿，糖化血红蛋白高，符合糖尿病的诊断标准。

2. 治疗上给予降糖、改善循环、营养神经、调脂稳斑，住院期间未发生低血糖。

3. 护理问题。该患者主要护理问题为营养失调（低于机体需要量）、知识缺乏（缺乏糖尿病相关知识）和存在潜在并发症（低血糖）。

（二）护理措施

1. 饮食护理　控制总热量的基础上供给适当比例的碳水化合物（50%～60%）、脂肪（＜30%）、蛋白质（15%～20%）以及膳食纤维和微量营养素，粗细搭配，蛋白质以优质动物蛋白为主，限制钠盐的摄入，戒烟限酒，定时定量进餐。

2. 药物护理

二甲双胍的护理：二甲双胍是治疗2型糖尿病的基础药物，其主要不良反应为胃肠道反应，如恶心、食欲下降等。建议患者餐中或者餐后服用，从小剂量开始，逐渐加量，适时调整剂量。

德谷门冬双胰岛素的护理：德谷门冬双胰岛素是一种预混胰岛素，是由70%的德谷胰岛素和30%的门冬胰岛素组成，一般在用餐前注射。定期监测血糖，根据患者个体情况在专科医生指导下调整剂量，可预防低血糖的发生。

3. 运动指导　以有氧运动为主，提倡有氧运动和抗阻运动相结合。根据患者情况选择合适的运动方式，运动前后加强血糖监测，防止低血糖发生，运动中要注意及时补充水分。

4. 防止并发症低血糖　指导患者按时进餐，养成良好的饮食习惯。定时监测血糖，根据血糖情况调整降糖方案。告知患者低血糖的症状及急救措施。外出时应随身携带两件宝物：糖果和急救卡。

5. 出院指导　患者出院后遵循低盐低脂糖尿病饮食，均衡营养，定时定量进餐，避免高糖食物。戒烟戒酒规律作息，避免熬夜，保持心情舒畅。坚持运动，遵医嘱正确服药，不得自行增减剂量或停药，定期监测血糖，警惕低血糖，随身携带糖果。定期进行糖尿病并发症检查。

第二节　1型糖尿病

案例导入

患儿，男，5岁6个月，因“多尿、多饮，食欲大增，体重迅速下降1个月余”于2024年11月5日入院。入院查体：体温36.5℃，脉搏110次/分，呼吸24次/分，体重18kg。查糖化血红蛋白（HBA1c）14.6%，尿糖（GLU）（+++），酮体（KET）（+++），尿蛋白（PRO）（++），维生素C（±），管型数（CAST）3/U，钠（Na）134.70mmol/L，二氧化碳（CO_2）5.00mmol/L，无机磷（P）1.31mmol/L，总蛋白（TP）83.1g/L，白蛋白/球蛋白比值（A/G）1.48，葡萄糖（GLU）18.73mmol/L，胰岛素（INS）＜0.200μU/mL，C肽（C-P）0.182ng/mL。查1型糖尿病抗体三项：血清谷氨酸脱羧酶抗体（GAD）669.74IU/mL，胰岛细胞抗体测定（ICA）5.19COI，抗胰岛素抗体测定（IAA）2.30COI。

诊疗经过：患者入内分泌科后完善相关检查，告病危，心电监测，立即予以快速补液，予糖尿病饮食健康教育，查血气分析提示重度酸中毒，请ICU科会诊，转ICU治疗，予以补液、纠酸、胰岛素降血糖等对症支持治疗，病情好转后再次转内分泌科治疗，继续予门冬胰岛素调节血糖。

经过10天的治疗，患者现无头晕、乏力等不适，血糖控制尚可，精神食纳可，大小便正常，于11月15日出院。出院后继续采用持续动态血糖监测及胰岛素泵治疗调控血糖。

1. 该患者可以诊断为1型糖尿病吗？为什么？

2. 该患者主要的护理诊断/问题及依据有哪些，相应的护理措施是什么？

3. 该患者出院后需要注意哪些方面？

1型糖尿病（T1DM）是由遗传易感基因与环境因素共同作用引发的内分泌代谢性疾病，其发病机制主要为胰岛B细胞遭受破坏，致患者需终身依赖胰岛素治疗，约占糖尿病患者5%～10%。根据病因，T1DM可分为自身免疫性和特发性两类，其中自身免疫性最为常见，成人隐匿性自身免疫糖尿病（LADA）属于其缓慢进展亚型。T1DM发病年龄大多＜20岁，在儿童及青少年糖尿病中占比高于90%。研究显示，我国全年龄组人群T1DM的发病率为1.01/10万人年，15～29岁组为1.28/10万人年，30岁及以上组为0.69/10万人年。青少年T1DM虽占糖尿病总人群的5%～10%，但漏诊率较高，亟待加强早期筛查。临床上T1DM可分为3期，1期，胰岛自身免疫紊乱期；2期，血糖异常期；3期，临床症状期；部分患者存在临床缓解期（“蜜月期”）。

一、临床表现

1型糖尿病患者发病比较迅速，会有典型的“三多一少”表现，即多尿、多饮、多食、体重减轻，常因并发酮症酸中毒而就诊，表现为出现呼吸中有烂苹果味，恶心、呕吐，甚至血压下降、昏迷等。特别要注意的是婴幼儿多饮多尿常不易被发觉而很快发展为脱水及酮症酸中毒。学龄儿童可发生夜间遗尿，且并非糖尿病儿童都有多食，部分患者食欲正常或减低，有乏力及精神萎靡。1型糖尿病与2型糖尿病存在明显差异，具体特征对比如表5.2.1所示。

二、检验检查

（一）尿液检查

1. 尿糖　尿糖阳性，根据其呈色强度可粗略估计血糖水平。

2. 尿酮体　尿酮体阳性提示有酮症酸中毒，尿蛋白阳性提示可能有肾脏的继发损害。

3. 尿蛋白　尿中白蛋白的含量可反映肾脏的病变程度。

表 5.2.1　1 型糖尿病和 2 型糖尿病特征比较

项目	1 型糖尿病	2 型糖尿病
遗传学	多基因的	多基因的
发病年龄	6 个月～年轻的成年人	多数为成年人，但发病年龄逐渐年轻化
发病因素	自身免疫性疾病相关	超重 / 肥胖；不良生活、饮食习惯；家族史；妊娠糖尿病史等
症状	快速起病，血糖水平较高，“三多一少”症状明显，酮症酸中毒常见	轻中度起病，血糖中度至高度，多饮多尿症状较轻，易疲劳，视力下降，头晕头痛等
肥胖	少见	常见
治疗	依赖胰岛素	一般口服药物，随着时间推移，越来越多的患者需要胰岛素治疗

（二）血液检查

1. 血糖　主要评估空腹和餐后 2h 血糖，为临床诊断提供依据。

2. 糖耐量试验（OGTT）　1 型糖尿病症状典型，一般不需做 OGTT 即可诊断。

3. 糖化血红蛋白（HbAlc）检测　反映过去 3 个月的血糖平均水平。

4. 血气分析　当 pH 值＜7.30，HCO_3^-＜15mmol/L 时，提示有代谢性酸中毒。

5. 血脂　定期检测血清胆固醇、甘油三酯和游离脂肪酸含量，胆固醇、甘油三酯及游离脂肪酸均增高，胰岛细胞抗体可呈阳性。

6. 血胰岛素和 C 肽　检测患者血液中胰岛素水平，1 型糖尿病患者如果已经注射过外源性胰岛素，可通过测定血浆 C 肽的水平了解胰岛功能。

三、诊断标准

1 型糖尿病目前尚无确切的诊断标准，但以下特点可协助诊断：

1. 起病年龄　小于 35 岁，多数患者于 20 岁以前起病，但也可以在任何年龄发病。

2. 起病方式　起病较急，“三多一少”症状典型，部分患者直接表现为脱水、循环衰竭或昏迷等酮症酸中毒的症状。

3. 治疗方式　依赖胰岛素治疗。

4. 病理生理　胰岛功能较差，或者在短时间内迅速衰竭。

5. 自身免疫证据　50% ～ 70% 的患者体内可检测到胰岛自身抗体。有少数患者起病初期胰岛自身抗体阴性，但随着病程进展，可出现抗体阳性，这同样应归属于自身免疫性糖尿病。

四、治疗

1 型糖尿病患者需要综合治疗，包括药物、饮食、运动、教育、监测和心理等方面。治疗方案灵活，需考虑个性化需求。本节重点介绍胰岛素治疗。

1. 治疗目的　在保证正常生长发育基础上使血糖尽可能接近正常。

2. 胰岛素的应用　胰岛素治疗方案包括每日多次胰岛素注射（MDI）和持续皮下胰岛素输注（CSII）。

（1）MDI 方案：是 T1DM 患者最常用的胰岛素治疗方案。根据生理性胰岛素分泌模式，进餐前使用速效（超短效）胰岛素类似物或短效（常规）胰岛素，睡前使用长效胰岛素及其类似物或 NPH（部分患者需要每日注射 2 次）。新型的超长效胰岛素类似物比第 1 代长效胰岛素类似物及 NPH 在空腹血糖控制方面疗效更好，夜间低血糖发生率更低。与短效（常规）胰岛素相比，速效胰岛素类似物能更好地覆盖并匹配进餐后时间，且更少发生餐后低血糖。因此，无论基础胰岛素或餐时胰岛素，均推荐尽可能选择胰岛素类似物。

（2）CSII 方案：也称胰岛素泵治疗，即采用人工智能控制的胰岛素输入装置，通过持续皮下输注短效胰岛素或速效胰岛素类似物的一种胰岛素给药方式，可最大程度模拟人体生理性胰岛素分泌模式，从而达到更好控制血糖的目的。与 MDI 相比，CSII 治疗可以有效降低血糖水平，提高血糖达标时间，减少低血糖发生的风险，改善血糖波动。

五、护理

（一）护理评估

1. 病史　详细询问患者的既往史、家族史；患病时间、主要症状及其特点，如有无多饮、多尿、多食、消瘦、夜尿、有无心悸、呕吐等；询问患病后检查和治疗经过，目前用药情况和病情控制情况；评估有无酮症酸中毒或低血糖的诱发因素及征兆等。

2. 身体状况

（1）全身状态　评估生命体征、意识和精神状态，观察有无神志淡漠或烦躁不安、腹痛；评估营养状态，观察有无消瘦、体重下降等。

（2）皮肤、黏膜　评估皮肤有无破损、脂肪增生、脂肪萎缩等。

3. 心理-社会状况　了解患者及家属情绪状态，如是否存在有焦虑、抑郁等情绪。同时，也需要评估患者对疾病的认识和态度，以及患者的社会支持系统，如家庭、朋友的支持情况。此外，还需要评估患者的自理能力，包括饮食控制、运动管理、血糖监测等方面的能力。

（二）常用护理诊断 / 问题及措施

1. 营养失调（低于 / 高于机体需要量）

（1）合理控制总热量：根据患者的年龄、性别、体重、活动量等因素计算每日所需热量，保证热量摄入与消耗平衡。

（2）均衡膳食：选择复杂碳水化合物，如全麦面包、糙米等，减少简单碳水化合物（如白面包、白糖等）的摄入；适量摄入优质蛋白质，如瘦肉、鱼类、豆类等，有助于维持身体正常代谢和修复组织；控制饱和脂肪酸摄入，选择不饱和脂肪酸丰富的食物。少食多餐，可以将每日总量分成 5 ～ 6 餐进食，有助于维持血糖的稳定。

2. 血糖监测的依从性差

（1）定期监测：便携式血糖仪监测空腹及餐后 2h 血糖，或持续葡萄糖动态血糖监测，了解血糖变化情况，及时调整治疗方案。

（2）减少痛苦和不便：减少指尖采血次数；选择合适的针头；皮肤消毒后，待酒精彻底挥发后采血；避免在指尖部位采血，应选择手指前端两侧；多次采血时在手指间有规律的轮换。

3. 知识缺乏

（1）向患者及家属讲解 1 型糖尿病的相关知识，包括发病机制、饮食、运动、监测等治疗方法、疾病预后等，让患者正确认识疾病。

（2）向患者及家属讲解胰岛素治疗相关知识，包括不能擅自停药，药物如何保存，注射部位及方法，观察不良反应等。

（3）向患者及家属讲解糖尿病酮症酸中毒、低血糖等并发症的相关知识及预防措施。

（三）健康指导

1. 坚持规律生活、糖尿病饮食、规律有氧运动，避免长时间、高负荷、剧烈运动，定时监测血糖（晨起空腹、三餐后 2h、凌晨 2 时，至少每周 1 天），最好选择连续动态血糖监测。出院 1 个月内于内分泌门诊首次复查，如血糖控制稳定，第 1 年每 3 个月复诊一次，以后每年至少复诊 1 次；血糖控制差，及时复诊调整。

2. 急性并发症的应对

（1）低血糖：对于糖尿病患者而言，血糖≤ 3.9mmol/L 就是低血糖。

1）低血糖的主要症状有：饥饿、发抖、出汗、无力、头晕、嗜睡，情绪、行为异常等，甚至出现昏迷，夜间低血糖可能出现惊醒、哭泣、噩梦。

2）低血糖处理“双 15”原则：

① 第一个“15”是指：需要 15g 快速升糖食物，对于低龄儿童可按照 0.3g/kg 计算碳水化合物。“快速升糖食物”是指只含有碳水化合物，不含脂肪、蛋白质和纤维素，如白砂糖、水果硬糖、可乐、含糖果汁等。

② 第二个“15”是指等待 15min 后复测血糖，如果血糖仍≤ 3.9mmol/L，重复“双 15”原则，直到低血糖状态被纠正。如果血糖＞ 3.9mmol/L 以上，距离下一次进餐时间在 1h 以内，给予含淀粉或蛋白质食物。在没有血糖仪的情况，出现低血糖的症状按照低血糖的处理流程进行处理。详见本章第五节“低血糖”。

（2）酮症酸中毒（DKA）：酮症酸中毒是1型糖尿病最常见急性并发症。

1）出现突然加重的多尿、多饮、多食及体重减轻，出现恶心、呕吐、乏力、头痛、呼吸深快、嗜睡等表现，呼出的气体中有一种烂苹果的气味时，需警惕DKA。

2）DKA的预防及处理：控制好血糖，勿随意停止胰岛素，预防感冒，当血糖持续高（＞13.9mmol/L）时需监测血酮，血酮≤1.5mmol/L，尿酮（+）时，多饮水，监测血糖，血糖高时适当增加胰岛素。当出现大量酮体，尿酮（+++）或血酮＞1.5mmol/L或感觉明显不适或出现神志异常时，需及时去医院。详见本章第六节“糖尿病酮症酸中毒”。

3. 慢性并发症及预防　1型糖尿病的慢性并发症主要由长期高血糖对血管和神经系统的损害引起，可分为大血管病变、微血管病变和神经病变。

（1）预防策略：定期监测，做好饮食、运动管理，控制好血糖、血压、血脂，避免危险因素，加强心理社会支持。

（2）特殊人群注意事项：儿童青少年做好体重管理，BMI控制在18.5～24.9kg/m^2，并关注生长曲线。青春期激素变化易致血糖波动，需加强监测和剂量调整。妊娠期严格控糖（HbA1c＜6.5%），预防胎儿畸形和巨大儿。

4. 胰岛素治疗方案选择及调整基本原则　胰岛素调整基本原则是当血糖波动时，应先控制低血糖，再控制高血糖，先控制空腹血糖，再控制餐后血糖。

（1）方案选择：1型糖尿病推荐使用三短（速）一长/胰岛素泵治疗方案，不建议使用预混胰岛素治疗方案，除LADA早期或蜜月期外。

（2）胰岛素剂量不是固定不变的，应根据血糖情况、碳水化合物系数和胰岛素敏感系数来科学调整胰岛素剂量。基础（长效）胰岛素主要控制空腹和餐前血糖，短效/速效胰岛素主要控制餐后血糖，根据空腹和餐前血糖来调整基础胰岛素剂量，根据餐后2h血糖来调整餐前短效/速效胰岛素剂量。

① 碳水化合物系数：指1U的胰岛素能对抗的碳水化合物克数。计算公式如下（本公式适用于血糖基本稳定并控制在目标值内的患者）。

餐前使用速效胰岛素，碳水化合物系数=500÷全天长效及速效胰岛素总量。

餐前使用短效胰岛素，碳水化合物系数=450÷全天长效及短效胰岛素总量。

举例：小红全天胰岛素总量为25U，餐前用的是速效胰岛素，现准备吃1块蛋糕，查到这个蛋糕的碳水化合物含量是40g，那么吃这块蛋糕应注射多少单位胰岛素？

碳水化合物系数＝500/25＝20。应注射胰岛素＝40/20＝2U。

如何判断碳水化合物系数是否准确？

餐前使用速效胰岛素：餐后2～3h血糖不高出餐前1.7～3.3mmol/L。

餐前使用短效胰岛素：餐后4～5h血糖不高出餐前1.7～3.3mmol/L。

② 胰岛素敏感系数（ISF）：指注射 1U 胰岛素在 2 ～ 5h 能降低的血糖数值，主要用于血糖高于目标值，需要补打多少胰岛素才能降血糖到目标值。计算公式如下：

ISF = 1800 ÷ 全天胰岛素总量 ÷18 = 100 ÷ 全天胰岛素总量

（短效采用“1500”法则 = 1500÷ 全天胰岛素总量 ÷18 ≈ 83 ÷ 全天胰岛素总量）

举例：同样是上面的小红，现在血糖为 16mmol/L，想降至目标血糖 8mmol/L，应注射多少胰岛素？

胰岛素敏感系数（ISF）= 100/25= 4

校正胰岛素剂量 =（实测血糖–目标血糖）/ 胰岛素敏感系数（ISF）=（16–8）/4= 2U

如果在餐前，实际追加胰岛素 = 校正胰岛素剂量 ×100%，即 2×1=2U。

如果在餐后 2h，实际追加胰岛素 = 校正胰岛素剂量 ×80%，即 2×0.8=1.6U。

如果在睡前，实际追加胰岛素 = 校正胰岛素剂量 ×（50% ～ 60%），即 2×（0.5 ～ 0.6）=1 ～ 1.2U。

六、案例解析

（一）案例特点

1. 诊断　患者为学龄前男性，有多尿、多饮、体重减轻的症状，随机血糖 ≥11.1mmol/L，糖化血红蛋白 14.6%，胰岛素、C 肽降低，胰岛素自身抗体阳性，符合 1 型糖尿病的诊断标准。

2. 治疗　该患者入院后因有严重酮症酸中毒转 ICU 治疗，病情好转后再次转回内分泌科治疗，给予门冬胰岛素调节血糖，符合 1 型糖尿病适应证。

3. 护理问题　该患者主要护理问题为血糖过高 / 过低、营养失调（低于机体需要量）、知识缺乏（缺乏 1 型糖尿病治疗相关知识）。

（二）护理措施及效果

1. 饮食护理　根据年龄、体重、身高、活动水平等确定每日总热量。该患者系 5 岁 6 个月男孩，体重属于正常范围，根据中国居民膳食指南推荐每日总摄入量为 1400kcal，指导其每日饮食摄入比例和量分别为：碳水化合物（50% ～ 65%）约 175 ～ 225g；蛋白质（10% ～ 20%）约 35 ～ 70g；脂肪（20% ～ 30%）约 31 ～ 46.6g。具体食物碳水含量可通过“糖糖圈”“薄荷健康”等 APP 搜索。指导患者饮食规律、食物应丰富多样。

2. 血糖监测　告知血糖监测的重要性，取得患者及家属配合。该患者选择了持续葡萄糖监测（CGM）方式监测血糖。护士应教会患者及家属正确使用 CGM，告知如何查看血糖波动趋势，观察不同食物对血糖的影响，从而更好地在不同血糖水平选择合适的食物和运动方式以及胰岛素用量。

3. 应用胰岛素泵的护理

（1）优先选择体积小、操作简单、带有儿童模式的泵（如基础率分段更精细）。妥善固定胰岛素泵，防止因跑跳导致泵体脱落。避免将泵暴露在高温或低温环境（如阳光直射、雪地玩耍）。

（2）剂量管理与调整：精确基础率设置。患儿胰岛素需求较小，需根据医生建议分段设置基础率（如夜间、运动时段）。定期监测血糖，灵活调整剂量，避免过量或不足。使用“方波”或“双波”功能需经医生指导。

（3）日常活动与护理：定期检查导管是否扭曲、漏液，避免空气进入、避免导管拉扯，教导儿童勿抓挠或缠绕导管。每 3 ～ 5 天更换输注部位，防止脂肪增生或感染。对胶布过敏者，选用低致敏敷料或涂抹皮肤隔离霜。游泳前检查泵的防水性能，或使用专用防水保护套或暂时分离泵体。预防低血糖，随身携带糖果及急救卡。

（4）安全监督与教育：作为家长应熟练掌握泵的基本操作。每日检查泵的工作状态和剩余药量。简单告知患儿泵的作用，使其能够识别高低血糖症状，并学会求助。家长应提前与老师沟通，确保在校期间患儿能安全使用泵（如体育课、午休）。提前准备备用胰岛素笔或注射器，以便应对泵故障等突发情况。

（5）应急处理：若泵意外损坏或报警无法解除，立即切换为胰岛素注射治疗，并联系医生。随身携带泵的序列号、客服电话及医生紧急联系方式。定期医疗随访。

4. 运动　运动前需评估患者的血糖水平，每运动一个小时需要监测血糖一次，适当补充水分，及时处理高 / 低血糖。针对住院期间患者的运动，指导其可以选择散步、爬楼梯等。

5. 心理护理　该患者年龄小，住院期间家长对于疾病很难接受，有严重焦虑情绪，患者本人亦有恐惧情绪，病房邀请了医务社工介入，进行心理辅导、游戏辅导，护士对患者进行糖尿病知识宣教，开展同伴教育等心理支持。

6. 出院指导　告知患者医院会提供持续的糖尿病自我管理教育与支持。在出院前指导正确的饮食、运动、用药方法包括胰岛素注射方法、血糖监测等。告知随访时间，定期复查。

第三节　妊娠期糖尿病

案例导入

患者，女性，37 岁，因停经 8^{+} 个月，阴道流液 2h，于 2024 年 3 月 14 日急诊步行入院。患者凌晨 3:00 无诱因出现阴道流液，色清亮，无明显下腹胀痛，无阴道流血。入院诊断：胎盘早破；G2P1 宫内妊娠 38^{+1} 周 LOA 单活胎；瘢痕子宫（剖宫产术后）；妊娠期糖尿病。

孕 24 周行 75g OGTT：5.26 ～ 9.15mmol/L，诊断妊娠期糖尿病，予以糖尿病饮食指导及运动，自行监测血糖空腹控制在 5.1mmol/L 以下，餐后血糖控制在 6.7mmol/L 左右。孕期定期产检，示“胎心、胎位、血压等”均正常。

1. 该女士诊断为妊娠期糖尿病的依据是什么？

2. 该女士主要的护理诊断 / 问题及依据有哪些，相应的护理措施是什么？

3. 该女士出院后需要注意哪些方面？

妊娠期高血糖主要包括孕前糖尿病合并妊娠和妊娠期糖尿病，其中 85% 以上是妊娠期糖尿病。妊娠期糖尿病（gestational diabetes mellitus，GDM）指妊娠前血糖正常，妊娠期才出现的糖代谢异常。90% 的 GDM 产妇的糖代谢异常大多数于产后恢复正常，但将来患 2 型糖尿病的风险增加。妊娠中晚期时，孕妇体内的拮抗胰岛素样物质增加，使孕妇对胰岛素的敏感性随孕周的增加而下降，为维持正常糖代谢水平，机体的胰岛素需求量相应增加，胰岛素分泌无法满足孕期需求者，出现血糖升高，尤其是有高危因素者，更容易发生 GDM。GDM 高危因素包括：年龄≥ 35 岁、孕前超重或肥胖、多囊卵巢综合征、GDM 史、糖尿病家族史、巨大儿分娩史、慢性高血压等。

GDM 属高危妊娠，严重危害母婴健康，需要引起高度重视。依据发生糖尿病的年龄、病程以及是否存在血管并发症等进行分期（White 分类法），有助于判断病情的严重程度及预后：

A 级：妊娠期诊断的糖尿病。

A1 级：经过营养管理和运动指导，血糖控制理想者，即空腹血糖＜ 5.3mmol/L，餐后 2h 血糖＜ 6.7mmol/L。

A2 级：血糖控制不理想，需要加用降糖药物才能将血糖控制到理想水平者。

一、临床表现

孕期血糖控制良好者大多无明显的临床症状；不规范产检或血糖控制差的孕妇，可出现“三多”（多饮、多食、多尿）症状、外阴瘙痒、体重增长异常、羊水过多等。

（一）“三多”症状

多饮、多尿：因高血糖导致渗透性利尿，但是可能被孕期生理性尿频孕妇掩盖症状。孕妇比平时更容易感到口渴、喝水量增加、排尿次数和尿量增多。

多食：相对少见，部分孕妇食欲增加、进食增加。

（二）非特异性症状

外阴瘙痒：因为高血糖原因，阴道分泌物中的糖分相应增加，更助于细菌生长，容易诱发真菌性阴道炎，导致外阴瘙痒症状。

体重增长异常：孕期体重增加过快或胎儿偏大。

乏力：因糖代谢异常，细胞能量利用不足所致。

视物模糊：因短暂性高血糖引起晶状体水肿。

二、对母儿的影响

GDM 对母儿的影响主要取决于血糖控制水平，控制不佳者，出现母儿近、远期并发症风险增加。

（一）对孕妇的影响

（1）妊娠期高血压疾病：GDM 孕妇患高血压疾病的风险增高。因为高血糖会损伤血管内皮细胞，造成全身小动脉痉挛，从而使血压升高。

（2）感染：高血糖状态会削弱机体抵抗力，并发泌尿系统感染、呼吸道感染及产褥感染等。其中，泌尿系统感染最为常见。

（3）羊水过多：发生率较正常孕妇增加。羊水过多增加了胎膜早破、早产及产后出血的风险。

（4）巨大儿：随着发生率的增加，难产、产道损伤、剖宫产概率增高，产后出血风险增加。

（5）远期患 2 型糖尿病风险增加：产后 5 ～ 10 年患 2 型糖尿病的风险接近 50%，产后需要监测血糖变化，长期随访，以预防 2 型糖尿病的发生。

（6）糖尿病酮症酸中毒：高血糖及胰岛素相对或绝对不足，孕妇代谢紊乱，可发展为代谢性酸中毒。

（二）对胎儿的影响

（1）巨大胎儿：血糖控制不良者，胎儿长期处在母亲高血糖导致的胎儿高胰岛素血症环境中，蛋白质、脂肪合成响应增加，脂肪分解作用受到抑制，躯体过度发育。

（2）早产：因羊水过多，GDM 孕妇可能发生胎膜早破；或因并发高血压疾病、胎儿窘迫等需提前终止妊娠，故早产发生率约为 8.0% ～ 12.1%。

（3）胎儿窘迫：GDM 可引起胎盘血管病变，造成胎儿缺氧。需密切留意胎动情况。

（4）胎儿生长受限：若孕期为控制血糖，过度限制能量的摄入，胎儿生长受限的风险增加。

（5）胎儿畸形：若血糖控制不佳，胎儿畸形的发生风险明显增加。

（三）对新生儿的影响

（1）新生儿呼吸窘迫综合征：胎儿肺表面活性物质合成及释放减少，胎儿肺成熟延迟，新生儿呼吸窘迫综合征发生率增加。

（2）新生儿低血糖：胎儿脱离宫内高血糖环境后高胰岛素血症依然存在，如果不及时补充葡萄糖，很容易发生低血糖。低血糖可能导致新生儿脑损伤，影响其神经系统发育，严重时危及新生儿生命。

三、诊断标准

妊娠 24 ～ 28 周及 28 周后首次就诊时行 75g OGTT，空腹及服糖后 1h、2h 的血糖阈值分别为 5.1mmol/L、10.0mmol/L、8.5mmol/L。任一时间点血糖值达到或超过上述标准即可诊断为 GDM。在医疗资源缺乏地区，建议妊娠 24 ～ 28 周先检查空腹血糖，空腹血糖≥ 5.1mmol/L，可直接诊断为 GDM，不必行 75g OGTT。

四、治疗

（一）孕期血糖管理

绝大多数的 GDM 孕妇可通过医学营养治疗、运动指导等措施控制好血糖，少部分需要加用药物治疗。

1. 医学营养治疗　通过制定合适的个性化的饮食计划，均衡饮食，保证孕妇和胎儿的合理营养摄入，使 GDM 孕妇的血糖控制在目标范围，减少母儿并发症的发生。根据孕前 BMI 及妊娠期体重增长指导孕妇每日摄入的总能量，妊娠中晚期总能量摄入以 1800 ～ 2200kcal/d 为宜，在此基础上制定个体化、合理的膳食方案，将一天的总热量分配到 3 次正餐和 2 ～ 3 次的加餐中，鼓励进食血糖生成指数较低的食物。但应防止过分限制能量摄入，导致饥饿性酮症，对母婴产生不利影响。

2. 运动指导　运动能降低妊娠期基础胰岛素抵抗，提高血糖达标率。无运动禁忌证的孕妇，推荐 1 周内至少 5 天、每天 30min 的中等强度运动。可选择散步、孕妇瑜伽、游泳等有氧运动。运动时避免剧烈运动和过度劳累，若出现腹痛、阴道流血、头晕等不适症状，应立刻停止运动，及时就医。

3. 孕期血糖控制目标　应控制餐前及空腹血糖＜ 5.3mmol/L、餐后 1h 血糖＜ 7.8mmol/L、餐后 2h 血糖＜ 6.7mmol/L、夜间血糖不低于 3.3mmol/L。无低血糖风险的孕妇，HbA1c 宜≤ 6.0%，有低血糖倾向的孕妇可适当放宽至 7.0%。

4. 血糖监测　确诊 GDM 后，应进行空腹及餐后血糖监测直至血糖控制达标，之后 A1 型 GDM 孕妇每周监测 1 日空腹及三餐后 2h 血糖、A2 型 GDM 孕妇每 2 ～ 3 日监测 1 次空腹、三餐前 30min 及餐后 2h 血糖。

5. 药物治疗　经医学营养治疗和运动指导，血糖仍不能达标者，或调整饮食后出现饥饿性酮症，增加热量摄入后血糖又超标者，应按医嘱加用降糖药物治疗。常用的药物有胰岛素和二甲双胍，首选胰岛素治疗，一般从小剂量开始，逐渐调整至血糖达标，常用的是三餐前超短效或短效胰岛素加睡前长效胰岛素控制血糖。

使用胰岛素治疗时，结合孕期子宫增大对腹部的影响以及胰岛素吸收的稳定性，选择注射部位。孕早期，推荐选择腹部（首选，避开脐周 2.5cm）、上臂三角肌下缘、大腿外侧中段；孕中晚期时，首选大腿外侧，其次为上臂三角肌下缘、臀部外侧，避免腹部注射。需由医护人员指导正确的注射方法，轮换注射部位，确保胰岛素疗效和母婴安全。

（二）孕期母儿监测

除监测血糖外，孕期还需监测血压、水肿情况、尿蛋白及胎儿状况。A1 型 GDM 孕妇，胎心监护从妊娠 34 周开始，A2 型 GDM 孕妇妊娠 32 周开始行胎心监护，若还合并其他高危因素，可将监护孕周进一步提前。

（三）分娩时机

1. A1 型 GDM　若无母儿并发症，严密监测下可至妊娠 40 周终止妊娠。

2. A2 型 GDM　若血糖控制佳且无母儿并发症，严密监测下可妊娠 39 周终止妊娠；血糖控制欠佳或出现母儿并发症，应及时入院，决定终止妊娠时机。

3. 分娩方式　GDM 不是剖宫产指征，适宜阴道分娩者，产程中密切监测孕妇血糖、宫缩及胎心变化。如怀疑巨大胎儿、胎儿窘迫等产科指征者，可适当放宽手术指征。

4. 分娩期及产褥期处理

（1）一般处理：适当饮食，严密观察，加强胎儿监护。

（2）阴道分娩的产时处理：产程中严密监测血糖，血糖控制在 5.0 ～ 8.0mmol/L。且产程中因进食不规律，应停用胰岛素皮下注射，改静脉滴注，根据血糖值调整胰岛素用量。

（3）剖宫产的围术期处理：使用胰岛素的孕妇在手术当天停皮下注射胰岛素，术前与术中应监测血糖，使血糖控制在 5.0 ～ 8.0mmol/L。术后每 2 ～ 4h 监测 1 次血糖，直至恢复饮食。

（4）产后处理：分娩后仍需继续监测血糖，产后大多数不再需要使用胰岛素。鼓励母乳喂养，可降低将来患 T2DM 的风险。产后 4 ～ 12 周行 75g OGTT 结果正常者，建议每 1 ～ 3 年复查 OGTT；若结果异常，建议转内分泌科随诊。

（5）新生儿出生后的处理：若母亲患 GDM，新生儿均应视为高危儿，需监测新生儿情况，早吸吮、早接触，并在出生后 30min 内行首次血糖检测，之后按医嘱监测血糖。

五、护理

（一）护理评估

1. 健康史　评估既往病史，包括糖尿病家族史，怀孕前是否存在糖耐量异常或肥胖等情况。了解本次妊娠的经过，如孕期体重增长状况、是否出现过阴道假丝酵母菌感染、不良孕产史等。

2. 身体状况

（1）一般情况：评估孕妇的身高、体重、生命体征等，计算体重指数（BMI）。

（2）血糖水平：评估血糖控制状况，同时留意孕妇是否出现低血糖症状，如心慌、手抖、出汗、饥饿感等。

（3）胎儿情况：通过超声检查评估胎儿的大小、胎位、羊水情况等。监测胎动情况。

3. 心理-社会状况　GDM 孕妇常常会因担心疾病对自身及胎儿的影响，而产生焦虑、抑郁等不良情绪，应评估孕妇的心理状态，了解其对疾病的认知程度和应对能力，同时了解家庭支持系统等。

（二）常用护理诊断 / 问题

1. 知识缺乏　缺乏 GDM 的相关知识。

2. 营养失调　高于或低于机体需要量。

3. 有感染的危险　高血糖状态下机体抵抗力降低。

4. 焦虑　担心疾病对胎儿的影响等。

5. 潜在并发症　妊娠期高血压、羊水过多、胎儿窘迫、新生儿低血糖、糖尿病酮症酸中毒等。

（三）护理措施

1. 孕期监测

（1）血糖监测：指导孕妇掌握自我血糖监测方法，定期查看血糖记录，及时调整治疗方案。

（2）胎儿监测：指导孕妇自数胎动，每天早、中、晚各计数 1h，3h 胎动次数相加乘以 4，即为 12h 胎动数，若 12h 胎动＜10 次，需及时就医。孕 32 周后，根据孕妇情况适时进行胎心监护，了解胎儿宫内储备能力。

2. 饮食护理

（1）制定个性化饮食计划：根据孕妇的营养评估结果和血糖监测情况制定个性化的饮食计划，既要满足孕妇和胎儿的营养需求，又要有效控制血糖水平。在制定计划时，要充分考虑孕妇的饮食习惯和口味偏好，尽可能做到饮食多样化，以提高孕妇的饮食依从性。

（2）控制食物热量和糖分摄入：根据孕妇的体重和活动量，计算其每天所需的热量，并合理分配到各类食物中。严格控制高糖、高脂肪、高盐食物的摄入，烹饪方式尽量选择清蒸、煮、炖等，避免油炸、油煎等高油脂的烹饪方式。

（3）合理分配三餐及加餐：按照少量多餐的原则，将孕妇每天的食物分成5～6餐，包含3次正餐和2～3次加餐。早餐可选择富含蛋白质、碳水化合物和膳食纤维的食物，例如全麦面包、鸡蛋、牛奶、蔬菜等；午餐和晚餐应包含适量的瘦肉、鱼类、豆类、蔬菜和主食，主食可选择糙米饭、全麦面条等粗粮；加餐可选择低糖水果、坚果、酸奶等。

（4）监测体重增长：定期测量孕妇的体重，观察其体重增长情况。一般而言，孕妇在妊娠早期体重增长不明显，妊娠中晚期每周体重增长约0.3～0.5kg。如果体重增长过快或过慢，应及时调整饮食计划。

3. 运动护理

（1）选择合适的运动方式：根据孕妇的身体状况和兴趣，选择合适的运动方式。如散步、孕妇瑜伽、游泳等有氧运动都适合GDM孕妇。

（2）确定运动时间和强度：运动时间通常选择在餐后1h进行，每次运动时长为30min左右。运动强度要适中，以孕妇运动后微微出汗、稍感疲劳但休息后能恢复为宜。避免进行剧烈运动和长时间运动，以防引起孕妇不适或导致胎儿缺氧。

（3）运动前准备：在运动前，孕妇要做好充分的准备工作。穿着舒适、透气的运动服装和运动鞋，选择安全、平坦的运动场地，携带一些小零食和水，运动前进行适当热身活动。

（4）运动过程中的护理：运动过程中，须密切观察孕妇的身体状况，如心率、呼吸、面色等。同时提醒孕妇注意补充水分，防止脱水。运动过程中，孕妇可根据自身身体状况适当调整运动强度和时间。

（5）运动后的护理：运动结束后，孕妇要进行适当的放松活动，及时更换衣物，避免着凉。同时，监测血糖变化，观察运动对血糖的影响。如果运动后出现低血糖症状，应及时食用携带的小零食，并休息片刻。

4. 心理护理

（1）建立良好的护患关系：护士要主动与孕妇沟通交流，耐心倾听，了解其需求和担忧，并给予关心和支持，增强治疗信心。

（2）心理疏导：针对孕妇不良情绪，有针对性地进行心理疏导。向孕妇讲述成功治疗的案例，让其了解通过积极的治疗和护理，告知孕妇大多数GDM孕妇都能顺利产下健康的宝宝，消除其对疾病的恐惧和担忧。同时，鼓励孕妇表达自己的内心感受，帮助其释放压力。可以采用放松疗法，如深呼吸、冥想、听音乐等，缓解孕妇的紧张情绪。

（3）家庭支持：护士要与孕妇的家属沟通，告知家庭支持对孕妇的重要性。鼓励家属多关心、陪伴孕妇，给予其精神上和生活上的支持。

5. 健康指导

（1）疾病认知指导

① 知识普及：向孕妇及家属讲解妊娠期糖尿病的定义、病因、对母儿的危害。提高其对疾病重视程度。

② 治疗目标：强调血糖控制的重要性，孕妇血糖控制目标为空腹血糖 3.3 ～ 5.3mmol/L，餐后 2h 血糖 4.4 ～ 6.7mmol/L，夜间血糖不低于 3.3mmol/L。

（2）生活方式指导

① 饮食：强调饮食控制原则，如合理分配碳水化合物、蛋白质和脂肪，多吃蔬菜，适量食用水果，选择优质蛋白质等。指导孕妇根据血糖结果调整饮食，如某次餐后血糖偏高，下次可适当减少食物摄入或增加运动量。

② 运动：鼓励孕妇坚持规律运动，对于不能进行户外或常规运动的孕妇，指导其进行室内简单运动，如原地踏步、伸展运动等。

③ 休息与睡眠：保证孕妇充足的休息和睡眠，每天睡眠 7 ～ 8h，午休 1 ～ 2h。指导孕妇采取左侧卧位，以增加胎盘血流量，改善胎儿供氧。

（3）自我监测指导

① 血糖监测：教会孕妇正确使用血糖仪，告知血糖监测时间点及频率，如出现血糖异常波动，及时就医。

② 尿酮体监测：告知孕妇在血糖控制不佳或出现恶心、呕吐等不适时，需监测尿酮体。指导其正确留取尿液标本及判断尿酮体结果，若尿酮体阳性，及时就医。

③ 胎动数：若 12h 胎动＜ 10 次，应及时就医。

（4）孕期产检与分娩指导

① 产检安排：告知孕妇妊娠期糖尿病产检的特殊要求，如增加产检次数、提前进行胎儿监测等。指导孕妇按时产检，不要随意漏检，以便及时发现母儿异常情况。

② 分娩时机与方式：向孕妇讲解分娩时机的选择，一般根据血糖控制情况、胎儿大小、胎盘功能等因素综合判断。若无剖宫产指征，鼓励孕妇阴道试产。但如果出现血糖控制不佳、胎儿窘迫、巨大儿等情况，可能需剖宫产。告知孕妇分娩过程中的注意事项，如配合医护人员、产程中血糖监测及处理等。

（5）产后健康指导

① 血糖监测与调整：继续监测血糖，根据血糖情况调整胰岛素剂量。

② 新生儿护理：告知产妇新生儿出生后需密切监测血糖、体重、黄疸等情况。由于新生儿易发生低血糖，出生后 30min 内开始喂糖水或母乳，必要时遵医嘱静脉补充葡萄糖。

③ 产后复查：告知产妇产后 6 ～ 12 周需进行糖耐量试验，复查血糖，了解糖代谢恢复情况。同时，指导产妇关注自身身体恢复情况，如有异常及时就医。

④ 鼓励母乳喂养：GDM 产妇应增加母乳喂养次数并延长喂养时间。母乳喂养不仅可以促进婴幼儿的生长发育、维持婴儿出生后血糖的稳定性，还可以帮助 GDM 产妇减轻体重、改善产后糖代谢、降低产后 2 型糖尿病（T2DM）等代谢性疾病的发生率。

⑤ 保持健康的生活方式：鼓励 GDM 产妇产后健康饮食，定期进行体育锻炼。

⑥ 做好妊娠间隔：建议在产后糖耐量试验筛查前应严格避孕，鼓励再次妊娠前注意妊娠间隔时间，以最佳的身体状态孕育子代，减少妊娠期并发症的发生。

⑦ 科学干预：降低妊娠糖尿病（GDM）发展为 T2DM 的风险。通过以生活方式干预（饮食、运动、体重管理）为核心，结合医学监测、母乳喂养及心理支持，通过个性化管理和长期追踪，可显著降低 GDM 女性进展为 T2DM 的风险。

6. 中医护理　传统锻炼功法（太极拳、八段锦、心身桩）等作为适合 GDM 的运动方式，能改善血糖控制、提升生活质量。

六、案例解析

· 该女士诊断为妊娠期糖尿病的依据是什么?

该女士诊断为妊娠期糖尿病的依据为孕 24 周行 75g OGTT 的结果显示空腹血糖 5.26mmol/L、服糖后 1h 血糖 9.15mmol/L、服糖后 2h 血糖 8.80mmol/L。达到了 GDM 诊断标准。

该女士采取了糖尿病饮食指导及运动来控制血糖，未提及使用药物治疗，说明通过饮食和运动干预，其血糖控制基本达标，空腹控制在 5.1mmol/L 以下，餐后血糖控制在 6.7mmol/L 左右。按 White 分类法分期为 A1 级。

· 该女士主要的护理诊断 / 问题及依据有哪些，相应的护理措施是什么?

1. 主要护理问题　有感染的危险；潜在并发症，如产后出血；知识缺乏，缺乏对妊娠期糖尿病及产后护理知识。

2. 护理措施

（1）密切观察产妇体温、脉搏、白细胞计数等，保持外阴清洁，每日行会阴抹洗，观察羊水情况（如颜色、气味等），预防性使用抗生素，可减少因感染导致的母婴并发症。

（2）做好剖宫产术前准备，术中密切观察子宫收缩情况及出血情况，术后使用宫缩剂，监测生命体征及子宫收缩情况、阴道流血情况、伤口情况等，预防和及时处理产后出血。

（3）向产妇及家属讲解妊娠期糖尿病的相关知识，包括饮食、运动、血糖监测方法等，根据血糖结果及时调整饮食和运动方案，以及产后康复、新生儿护理知识，发放健康教育手册，提高产妇及家属的知识知晓率。

· 该女士出院后需要注意哪些方面?

该女士出院后要注意保持外阴清洁，观察阴道流血及恶露情况，坚持糖尿病饮食，适当运动，定期监测血糖；注意休息，避免重体力劳动；严格避孕；42 天后进行产后复查，包括子宫复旧、血糖、血压等检查项目，关注自身健康状况，不适随诊。

第四节　老年糖尿病

案例导入

患者，男性，73 岁。发现血糖升高 21 年，间断头晕 3 个月。2002 年出现“三多一少”症状，测空腹血糖约 9.0mmol/L，诊断为“2 型糖尿病”。规律应用盐酸二甲双胍（500mg 3 次 /d）、瑞格列奈（0.5mg 3 次 /d）降糖治疗至今，血糖波动较大，监测血糖最低 3.3mmol/L，最高 22.1mmol/L。病程期间视力下降，手足麻木，有心慌、手抖、多汗等低血糖症状，进食后缓解。

体格检查：身高 175cm，体重 86kg，BMI 28.08kg/m^2；T 36.5℃，P 78 次 / 分，R 18 次 / 分，BP 135/80mmHg；神志清楚，查体合作，心肺腹未见异常。双足皮肤干燥，双足骨间肌轻度萎缩。足背动脉搏动可触及。

实验室检查：空腹血糖 4.2mmol/L，糖化血红蛋白 8.2%，肾小球滤过率（eGFR）72.0mL/min·1.73m^2，尿微量白蛋白 / 尿肌酐比值（ACR）42.9mg/g；眼底照相示眼底少许出血及渗出，糖尿病视网膜病变初期；肌电图示双下肢周围神经损害；心脏彩超示左心室舒张功能减低；外周血管彩超示双颈动脉、双下肢动脉及双足背动脉硬化。

1. 该患者第一个疾病诊断是什么？有哪些并发症？
2. 该患者主要的护理诊断 / 问题及依据有哪些，相应的护理措施是什么？
3. 对该患者如何进行健康宣教？

老年糖尿病指年龄≥ 65 岁的糖尿病患者，包括 65 岁前确诊及老年期新诊断者，以 2 型糖尿病为主（占 90% 以上），1 型糖尿病及其他类型少见。我国≥ 65 岁的老年糖尿病患者数量已居世界首位，占全球老年糖尿病患者的 1/4，且患病率随老龄化进程持续攀升。其临床特点为起病隐匿、并发症高发、血糖管理复杂，是老年人群致残、致死的重要原因。

一、临床表现

（一）代谢紊乱症状不典型

老年糖尿病患者起病隐匿，约 60% 患者无明显多尿、多饮，仅表现为夜尿次数增多（2 ～ 3 次 / 晚），易被误诊为前列腺增生；食欲减退或体重下降常被归因于消化功能衰退，一项纳入 1000 例老年患者的研究显示，仅 28% 存在典型

“三多一少”症状，43% 以乏力、倦怠为首发表现。

（二）血糖波动特征

1. 低血糖风险突出　老年患者低血糖发生率是中青年的 3 倍，表现为非典型症状。

2. 神经缺糖症状　嗜睡（占 57%）、言语不清（32%）、跌倒（21%），而非心慌、出汗等交感兴奋表现。

3. 夜间低血糖　表现为睡眠质量下降、噩梦，清晨空腹血糖反跳性升高（Somogyi 效应），易被误判为胰岛素剂量不足。

4. 高血糖表现隐匿　当空腹血糖＞ 7.0mmol/L 时，仅 19% 的患者出现口干，多以并发症就诊，如视物模糊（糖尿病视网膜病变）、足部麻木（周围神经病变）。

（三）并发症多样化与复杂化

1. 大血管病变

（1）心血管：无症状性心肌缺血发生率达 42%，较非糖尿病老年人高 2.3 倍，约 15% 的患者以急性心力衰竭为首发表现。

（2）脑血管：腔隙性脑梗死发生率比同龄人群高 40%，常表现为记忆力减退而非肢体偏瘫。

（3）下肢血管：间歇性跛行阈值降低，步行 500m 即出现小腿酸痛，ABI ＜ 0.9 者占 31%，其中 12% 合并静息痛。

2. 微血管与神经病变

（1）糖尿病肾病：eGFR 每年下降速率达 4.2mL/（min·1.73m^2），较中青年快 1.8 倍，蛋白尿与肾功能减退不成比例。

（2）视网膜病变：黄斑水肿发生率为 28%，视力下降常被归咎于白内障，眼底检查可见微血管瘤（占 89%）、硬性渗出（76%）。

（3）周围神经病变：以远端对称性多神经病变为主，表现为袜套样感觉减退（占 74%），10g 尼龙丝试验阳性率达 65%，易继发足部溃疡。

3. 感染易感性增加

（1）尿路感染：无症状菌尿发生率为 41%，较非糖尿病老年人高 2.5 倍，可诱发急性意识障碍。

（2）皮肤软组织感染：疖痈愈合时间延长至 21±7 天（正常人群为 7±3 天），3% 进展为坏死性筋膜炎。

（3）肺部感染：肺炎发生率为 18%，咳嗽反射减弱致痰液潴留，胸片阳性率比症状出现晚 3 ～ 5 天。

（四）老年综合征共病特点

1. 认知-代谢交互影响　糖尿病使阿尔茨海默病风险增加 1.8 倍，而认知障碍又导致血糖管理依从性下降，形成恶性循环。

2.肌少症与衰弱 老年糖尿病患者肌少症发生率达39%，表现为握力＜20kg（女性）/30kg（男性），步行速度＜0.8m/s，跌倒风险增加。

二、检验检查

（一）糖代谢评估

1. 空腹血糖与餐后血糖 空腹血糖＞7.0mmol/L具诊断意义，但老年患者餐后2h血糖升高更显著（＞11.1mmol/L占68%），需同步检测。糖化血红蛋白（HbA1c）≥6.5%可诊断，但贫血（红细胞寿命缩短）或透析患者需结合糖化血清白蛋白（GA≥17%）评估。

2. 动态血糖监测 持续葡萄糖监测（CGM）显示：老年患者血糖波动幅度（MAGE）达4.5±1.2mmol/L，夜间低血糖（＜3.9mmol/L）发生率为2.3次/周。胰岛素释放试验提示餐后2h胰岛素峰值较中青年降低35%，C肽释放曲线低平。

（二）并发症筛查

1. 血管功能检查

（1）踝肱指数（ABI）：＜0.9提示下肢动脉病变，结合趾肱指数（TBI＜0.6）可预测足部溃疡风险。

（2）颈动脉超声：内中膜厚度（IMT）＞1.0mm占58%，斑块发生率为43%，以软斑为主（易脱落致脑卒中）。

2. 肾功能评估

（1）尿微量白蛋白/肌酐比值（UACR）：UACR＞30mg/g占41%，需排除尿路感染、心力衰竭等干扰因素。

（2）eGFR计算：采用CKD-EPI公式，注意老年肌肉量减少可能高估肾功能，需结合尿β2微球蛋白（＞0.2mg/L提示肾小管损伤）。

3. 神经功能检测

（1）10g尼龙丝试验：足底压力觉减退占65%，与糖尿病病程呈正相关（r=0.52，P＜0.01）。

（2）肌电图：感觉神经传导速度（SNCV）＜40m/s占72%，以腓肠神经受累最显著。

三、诊断标准

（一）糖尿病确诊标准

符合以下任意一条：

① 空腹静脉血糖≥7.0mmol/L，典型症状（如乏力、视物模糊）；

② 随机静脉血糖≥11.1mmol/L，尿糖（+++）；

③ OGTT 2h 血糖≥ 11.1mmol/L；

④ HbA1c ≥ 6.5%（需排除血红蛋白病）。

（二）老年糖尿病分型要点

1. 2 型糖尿病　占 95%，多存在胰岛素抵抗（HOMA-IR ＞ 2.5），伴肥胖（BMI ≥ 28kg/m² 占 38%）。

2. 成人隐匿性自身免疫糖尿病（LADA）　占 3% ～ 5%，GAD 抗体阳性，C 肽＜ 0.4nmol/L。

3. 其他特殊类型　如胰腺外分泌疾病（慢性胰腺炎占 1.2%）、药物性糖尿病（糖皮质激素使用史占 0.8%）。

四、治疗

对于老年糖尿病患者，治疗目标旨在降低糖尿病并发症发生风险。在确诊时，需全面筛查并发症，评估重要脏器功能，减少并发症。针对已有并发症的老年患者，治疗重点是降低致残率和死亡率，延缓并发症进展，改善患者生命质量。

（一）健康状态综合评估

老年糖尿病患者健康状况个体差异显著，常伴有认知功能障碍及复杂基础疾病，需对患者进行综合评估。评估内容涵盖共患疾病、肝肾功能、用药情况、日常生活活动能力（ADL）、工具性日常生活活动能力（IADL）、认知功能、精神状态及营养状况等。依据评估结果，将老年糖尿病患者健康状态分为良好、中等和差三个等级（表 5.4.1），进而制定个体化治疗、护理及康复策略。

表 5.4.1　老年糖尿病患者健康状态综合评估

健康状态等级	老年糖尿病患者身体功能状态
良好	患者无共病或合并≤ 2 种除糖尿病外的慢性疾病（包括卒中、高血压、1 ～ 3 期慢性肾脏病、骨关节炎等）和患者无 ADL 损伤，IADL 损伤数量≤ 1
中等	患者合并≥ 3 种除糖尿病外的慢性疾病（包括卒中、高血压、1 ～ 3 期慢性肾脏病、骨关节炎等）和（或）患者满足以下任意一项：①轻度认知障碍或早期痴呆；② IADL 损伤数量≥ 2
差	患者满足以下任意一项：①合并≥ 1 种治疗受限的慢性疾病（包括转移性恶性肿瘤、需氧疗的肺部疾病、需透析的终末期肾病、晚期心力衰竭）且预期寿命较短；②中、重度痴呆；③ ADL 损伤数量≥ 2；④需长期护理

注：ADL 为日常生活活动能力；IADL 为工具性日常生活活动能力。采用简短认知能力评估（MMSE）和蒙特利尔认知评估量表（MoCA）进行认知功能评估。

（二）健康宣教

对于老年糖尿病患者，因其病程长、并发症及合并症多，需开展个体化健康教育。实施教育前，护士应评估患者基本信息、受教育程度、经济状况、既往治疗、血糖水平、合并症、认知功能及有无看护者等情况。教育内容包括糖尿病基本知识、急慢性并发症识别与处理、治疗目标、生活方式干预、药物特点及使用方法、血糖监测等。纠正错误认知，避免血糖管理过严或过松，提高患者生活质量。教育形式可采用集体教育、社区小组教育、同伴教育、个体教育，有条件者可开展远程教育，如微信公众号、手机应用程序、网络培训班等。

（三）医学营养治疗

医学营养治疗（MNT）即饮食治疗，是老年糖尿病综合管理的基础。MNT旨在帮助患者制定个体化营养计划，改善健康状况，减少动脉粥样硬化性心血管疾病（ASCVD）危险因素，延缓胰岛B细胞功能障碍进展。护士应指导患者遵循低糖、高纤维、适量蛋白质和脂肪的饮食原则，控制总热量摄入。具体饮食方案需根据患者体重、活动量、血糖水平及合并症等因素制定。

（四）运动治疗

运动治疗在糖尿病管理中至关重要。运动治疗应遵循适量、持续和个体化原则。由于老年患者常伴有多种影响运动的慢性疾病，护士在患者开始运动治疗前，需对其进行健康筛查及运动能力评估，为制定运动方案提供依据。运动方案应包括运动类型、强度、时间和频率，如选择散步、太极拳等低强度有氧运动，运动时间一般为20～30min，每周3～5次，避免空腹运动。

（五）病情监测

病情监测包括血糖监测、ASCVD危险因素监测和并发症监测。血糖监测指标有空腹血糖、餐后血糖和HbA1c。CGM能提供全面、连续的全天血糖信息，有助于发现隐匿性高血糖或低血糖，可作为传统监测方法的补充。此外，还应指导患者定期测量血压，每年至少检查1次血脂以及心、肾、神经、眼底和足部等。根据美国内分泌学会指南推荐，依据健康综合评估结果和是否使用低血糖风险较高药物，对老年糖尿病患者进行分层管理，制定个体化血糖控制目标，见表5.4.2。

表5.4.2 老年糖尿病患者的血糖控制目标

血糖监测指标	未使用低血糖风险较高的药物			使用低血糖风险较高的药物		
	健康状态良好	健康状态中等	健康状态差	健康状态良好	健康状态中等	健康状态差
HbA1c/%	＜7.5	＜8.0	＜8.5	7.0～7.5	7.5～8.0	8.0～8.5
空腹或餐前血糖/（mmol/L）	5.0～7.2	5.0～8.3	5.6～10.0	5.0～8.3	5.6～8.3	5.6～10.0
睡前血糖/（mmol/L）	5.0～8.3	5.6～10.0	6.1～11.1	5.6～10.0	8.3～10.0	8.3～13.9

注：HbA1c为糖化血红蛋白；低血糖风险较高的药物，如胰岛素、磺脲类、格列奈类药物等。

（六）药物治疗

当饮食和运动无法使血糖达标时，应及时启动药物治疗。老年糖尿病患者药物治疗遵循以下原则：优先选择低血糖风险低的药物；选择使用简便、依从性高的药物，降低多重用药风险；权衡获益风险比，避免过度治疗；关注肝肾功能、心脏功能、并发症及合并症等因素；不推荐衰弱的老年患者使用低血糖风险高、明显降低体重的药物。

1. 口服降糖药物　具体详见本章第一节“2 型糖尿病”中口服降糖药治疗。

2. 注射制剂　老年 2 型糖尿病患者在生活方式干预和口服药治疗基础上，若血糖仍未达标，可加用胰岛素或 GLP-1 受体激动剂治疗。起始胰岛素治疗时，首选基础胰岛素、双胰岛素或基础胰岛素 /GLP-1 受体激动剂复方制剂，选择基础胰岛素时，应选用血药浓度较平稳的剂型，如甘精胰岛素 U100、德谷胰岛素、甘精胰岛素 U300 等。具体详见本章第一节“2 型糖尿病”中胰岛素治疗。

3. 糖尿病急性并发症的治疗

（1）糖尿病酮症酸中毒：对于酮症患者，给予足量胰岛素及补充液体，对于酮症酸中毒甚至昏迷患者，一旦确诊应立即抢救，同时寻找和消除诱因，防治并发症，降低病死率。（具体详见本章第六节）

（2）高渗高血糖状态：具体详见本章第七节。

（3）低血糖：具体详见本章第五节。

4. 糖尿病慢性并发症的治疗　1 型糖尿病患者病程超过 5 年，所有 2 型糖尿病患者在确诊时及以后每年应进行慢性并发症筛查，以便早期诊断治疗。

（1）高血压：对于健康状态良好且年龄低于 80 岁的老年糖尿病患者，收缩压控制目标为 130mmHg 以下，以降低心血管疾病风险，但需密切监测血压，防止出现直立性低血压、餐后低血压、舒张压过低等情况。对于年龄超过 80 岁、预期寿命短或健康状态差的患者，可适当放宽收缩压控制目标至＜ 150mmHg。可将血管紧张素转换酶抑制剂（ACEI）或血管紧张素Ⅱ受体拮抗剂（ARB）作为老年糖尿病患者控制血压的一线用药，但不建议联合应用。

（2）血脂异常：老年糖尿病患者的低密度脂蛋白胆固醇（LDL-C）控制在 2.6mmol/L 以下；合并心血管疾病的老年糖尿病患者 LDL-C 控制在 1.8mmol/L 以下；对于年龄超过 80 岁、预期寿命短或健康状态差的患者建议适当放宽 LDL-C 目标。老年糖尿病患者应用他汀类药物以减少心血管不良事件的发生。如果单用他汀类药物效果欠佳，可考虑谨慎加用依折麦布联合用药。

（3）抗血小板治疗：国内诊疗指南不建议老年糖尿病患者常规应用阿司匹林进行心血管疾病事件的一级预防。对于合并心血管疾病的老年糖尿病患者应用低剂量阿司匹林作为二级预防。但在年龄超过 80 岁、预期寿命短和健康状态差的患者中需个体化考虑，需评估出血风险与获益比，对于存在高出血风险的患者应避免使用。用药期间需密切监测有无牙龈出血、皮肤瘀斑、黑便等出血迹象，一旦出现需及时停药并就医。

五、护理

（一）护理评估

1. 病史 详细询问患者既往史、家族史，了解糖尿病发病时间、主要症状及治疗情况，同时，了解患者生活方式、饮食习惯、摄食量、目前用药及病情控制状况。

2. 身体状况评估

（1）全身评估：评估患者生命体征、精神与意识状态。针对酮症酸中毒昏迷及高渗性昏迷患者，重点观察瞳孔、体温、血压、心率、心律、呼吸节律、频率、气味等。评估患者营养状态。

（2）皮肤、黏膜：查看皮肤湿度与温度有无改变；足背动脉搏动是否减弱，足底有无胼胝形成；局部皮肤有无发绀、溃疡或其他感染灶；颜面、下肢有无水肿。

（3）眼部：检查有无白内障、视力减退、失明等。

（4）神经和肌肉系统：评估有无肌张力及肌力减弱、腱反射异常以及间歇性跛行。

3. 心理-社会状况 糖尿病为终身疾病，漫长病程、严格饮食控制及多器官功能障碍易使患者产生焦虑、抑郁等心理，护士应评估患者对疾病知识的了解程度，患病后的心理变化，家庭成员对本病的认识与态度，以及所在社区的医疗保健服务情况。

4. 实验室及其他检查 关注血糖、血脂是否正常或控制良好；血肌酐、尿素氮有无升高，有无蛋白尿；血电解质如血钾、钠、氯、钙是否正常。

（二）常用护理诊断 / 问题及措施

1. 营养失调 低于或高于机体需要量

（1）均衡膳食，饮食多样化：老年糖尿病患者应遵循均衡膳食原则，摄入全谷物、蔬菜、水果、动物性食品（鱼、肉、蛋、奶）和大豆制品等多种食物，确保营养充足。

（2）能量适宜，控制体重：糖尿病患者需根据身体状况调整饮食能量摄入，避免超重或肥胖，老年患者维持健康体重尤为重要，可适当增加蛋白质和脂肪摄入。一般老年糖尿病患者每日蛋白质摄入量为 1.0 ～ 1.3g/kg；合并急慢性疾病的老年患者为 1.2 ～ 1.5g/kg；合并肌少症或严重营养不良的老年患者的摄入量至少 1.5g/kg；肾功能轻度受损时，蛋白质摄入量控制在 0.8 ～ 1.0g/（kg·d）；有显性蛋白尿的患者应限制在 0.8g/（kg·d）以下；已透析患者蛋白摄入量可适当增加。

（3）主食定量，优选全谷物：主食定量，优先选择全谷物和低血糖生成指数食物，如糙米、燕麦、大麦等。虽低血糖指数食物利于血糖控制，但要兼顾碳水化合物量，控制血糖负荷。

（4）积极运动，改善体质：老年糖尿病患者应结合散步、太极、瑜伽、平地慢跑、交谊舞、庭院维护、做家务等舒缓运动，改善体质和胰岛素敏感性。运动要循序渐进、量力而行、持之以恒，注意健康状况、跌倒风险、运动环境安全及低血糖等问题，最好有家属或同伴陪同。

（5）清淡饮食，限制酒精摄入：饮食应清淡，限制油、盐、糖摄入，避免饮酒。每日食盐用量不超过5g，烹调油用量控制在25g以内，选择富含单不饱和脂肪酸和多不饱和脂肪酸的食物，足量饮用白水。

（6）规律进餐，合理加餐：老年糖尿病患者应定时定量进餐，避免因饥饿导致进食过量。不暴饮暴食，合理计划餐次和能量分配，吃饭细嚼慢咽，养成良好饮食习惯。

2. 有感染的危险

（1）病情监测：密切观察患者体温、脉搏变化。

（2）预防上呼吸道感染：提醒患者注意保暖，避免接触肺炎、上呼吸道感染、肺结核等呼吸道感染者。

（3）预防尿路感染：指导患者勤用温水清洗外阴部并擦干，预防瘙痒和湿疹。对于自主神经功能紊乱导致的尿潴留，可采用膀胱区热敷、按摩和人工诱导等方法排尿。

（4）皮肤护理：保持皮肤清洁，勤洗澡、勤换衣，洗澡水温不宜过热，选用中性香皂，内衣选择棉质、宽松、透气材质。皮肤瘙痒患者切勿搔抓皮肤。

3. 潜在并发症——糖尿病足

（1）评估患者有无足溃疡的危险因素：包括既往有足溃疡史或截肢史；有神经病变症状体征和（或）缺血性血管病变体征；足部皮肤暗红、发绀、温度降低，水肿，趾甲异常，胼胝，皮肤干燥，足趾间皮肤糜烂，严重足关节畸形；其他危险因素如视力下降、合并肾脏病变、鞋袜不合适、赤足行走等；个人因素如社会经济条件差、独居等。

（2）足部护理：指导患者每天检查双脚，对于干燥皮肤，可使用润滑油或乳霜，但不在脚趾之间使用；直接横剪指甲，用指甲锉修平棱角；不使用化学药剂或膏药去除鸡眼和老茧；穿鞋子前检查鞋内有无异物；避免赤脚行走；若足部皮肤出现起泡、割伤、刮伤或疮痛，立即就诊。详见本章第十二节“糖尿病足”。

4. 潜在并发症——低血糖

（1）加强预防：护士向患者和家属详细介绍所用降糖药物，强调不能随意更改药物及剂量。在活动量增加时，减少胰岛素用量并及时加餐。易在后半夜及清晨发生低血糖的患者，晚餐应适当增加主食或含蛋白质较高食物。速效或短效胰岛素注射后及时进餐；病情较重者，可先进餐再注射胰岛素。初用降糖药从小剂量开始，根据血糖水平逐步调整剂量。

（2）症状观察和血糖监测：观察患者有无低血糖临床表现，尤其是使用胰岛素促泌剂和注射胰岛素的患者。老年患者因自主神经功能紊乱，低血糖症状可能不明显，除加强血糖监测外，血糖控制不宜过严。强化治疗时做好血糖监测及记录，以便调整胰岛素或降糖药用量。

（3）急救护理：一旦确定患者发生低血糖，迅速按照低血糖处理流程进行急救。同时了解低血糖诱因，给予健康指导，避免再次发生。

（三）其他护理诊断 / 问题

1. 活动耐力下降　与严重代谢紊乱、蛋白质分解增加有关。

2. 生活自理缺陷　与视力障碍有关。

3. 有跌倒的危险　与视力障碍、低血糖发作有关。

4. 知识缺乏　缺乏糖尿病的预防和自我管理知识。

（四）健康指导

1. 疾病预防指导　开展糖尿病社区预防，倡导合理膳食、控制体重、适量运动、限盐、控烟、限酒、心理平衡的健康生活方式。

2. 疾病知识指导　采用多种方法，让患者和家属了解糖尿病病因、临床表现、诊断与治疗方法，提高治疗依从性。

3. 病情监测指导　指导患者定期复查，每年全面体检 1 ～ 2 次，尽早防治慢性并发症。指导患者学习掌握监测血糖、血压、体重指数的方法，了解糖尿病控制目标。

4. 用药与自我护理指导　告知患者药物名称、剂量、给药时间和方法，教会患者观察药物疗效和不良反应。使用胰岛素者，教会患者或家属正确注射方法；指导患者及家属掌握糖尿病常见急性并发症的主要临床表现、观察方法及处理措施；掌握糖尿病足的预防和护理知识；指导患者保持良好心理状态，树立战胜疾病的信心。

六、案例解析

（一）案例特点

1. 诊断　老年 2 型糖尿病。该患者年龄超过 65 岁，有“三多一少”症状，空腹血糖升高，长期使用降糖药物。

2. 并发症

（1）糖尿病视网膜病变：眼底照相显示眼底出血及渗出。

（2）糖尿病周围神经病变：手足麻木，肌电图显示双下肢周围神经损害。

（3）心血管病变：心脏彩超显示左心室舒张功能降低。

（4）动脉粥样硬化：外周血管彩超显示双颈动脉、双下肢动脉及双足背动脉硬化。

（5）糖尿病肾病：尿微量白蛋白 / 尿肌酐比值升高，提示早期肾病。

3. 主要护理问题

（1）营养失调：低于或高于机体需要量。

（2）有跌倒的危险 与头晕、低血糖发作有关。

（二）护理措施

1. 饮食管理　对患者的营养状态进行评估，根据评估结果、患者饮食习惯等做适当调整，制定考虑代谢控制目标、总热量、营养质量等因素的个体化营养治疗方案。

2. 用药护理　确保患者正确服用降糖药和抗高血压药，观察药物不良反应，警惕低血糖风险。在用药期间应密切监测血糖变化，及时调整剂量，避免药物间的相互作用。

3. 视力保护　指导患者定期进行眼科检查，以早期发现并治疗视网膜病变。建议每年至少进行一次全面的眼科检查。如果出现视物模糊、视野减少或其他视觉异常，应立即就医。

4. 运动指导　督促或陪伴患者适当运动，提高机体抵抗力，同时适当参加社交活动。

第五节　低血糖症

案例导入

患者，男性，33 岁，因“间断易饥、出汗、肢体震颤、乏力 3 年，反复发作并加重 5 天”于 2024 年 4 月 23 日入院。患者于 3 年前无明显诱因出现易饥、全身出汗、肢体震颤、乏力，不能行走，进食后症状缓解。此后上述症状每月发作 1 ～ 2 次，以晚餐前及夜间 21:00 ～ 22:00 发作为主，进食后症状缓解。5 天前每天发作一次低血糖，症状同前，进食可缓解。入院后体格检查：体温 36.7℃，脉搏 69 次 / 分，呼吸 18 次 / 分，血压 95/58mmHg，身高 170cm，体重 61kg。入院时快速血糖 4.5mmol/L，快速血酮 0.2mmol/L。胰岛素自身抗体阴性，皮质醇节律存在，糖化血红蛋白 5.2%。住院第二天（4 月 24 日）早晨行 OGTT 延长试验（检验结果见表 5.5.1），至 240min 时出现低血糖症状（心悸、乏力、出汗、手抖等），快速血糖为 2.5mmol/L，同步抽血检测皮质醇、ACTH 及生长激素，皮质醇 16.80μg/dL，ACTH 65.10pmol/L，生长激素 5.24ng/mL。4 月 24 日晚餐后开始进行饥饿试验，4 月 26 日 15 时诉头晕、乏力、恶心、剑突下疼痛，不能坚持，停止饥饿试验并抽血检测血糖、胰岛素和 C 肽等。胰腺磁共振 + 平扫增强 + 扩散加权成像未见明显异常。建议患者进一步完善 ^{68}Ga exendin-4 PET-CT 检查，患者拒绝，于 4 月 29 日出院。

表 5.5.1　OGTT 延长试验结果

	空腹	30min	60min	120min	180min	240min
血糖 /（mmol/L）	4.07	9.40	8.00	6.22	3.48	1.88
胰岛素 /（μU/mL）	9.50	193.40	237.00	115.50	38.70	8.30
C 肽 /（ng/mL）	2.24	14.1	18.1	14.3	8.16	3.07

1. 该患者可以被诊断为低血糖症吗？可能的病因是什么？

2. 该患者主要的护理问题及护理措施是什么？

3. 如何做好出院指导？

低血糖症是一组由多种病因引起的血浆（或血清）葡萄糖水平降低，并引起相应症状和体征的临床综合征。患者常以交感神经兴奋和（或）神经精神及行为异常为主要特点，血糖浓度更低时可以出现癫痫样发作、昏迷和死亡。一般引起低血糖症状的血浆葡萄糖阈值为 2.8 ～ 3.9mmol/L，然而，对于反复发作的低血糖患者，这一阈值则会向更低的血糖浓度偏移。

正常情况下，血糖的来源和去路保持动态平衡，维持在较窄的范围内，该平衡被破坏时可导致高血糖和低血糖。低血糖症大多见于降糖治疗的糖尿病患者，也可见于非糖尿病患者。 对于糖尿病伴发低血糖症，其首要任务是调整治疗方案以尽量减少或消除低血糖的发生。对于其他原因导致的低血糖，首要任务是明确病因。

一、病因

（一）非糖尿病相关性低血糖症

1. 药物　喹诺酮类、喷他脒、奎宁、β 受体阻滞剂、血管紧张素转换酶抑制剂等。

2. 疾病　常见原因为胰岛素瘤和非胰岛 B 细胞肿瘤，其次，肝衰竭、肾衰竭、脓毒症或重度营养不良等重症疾病以及肾上腺皮质功能减退症、垂体功能减退症等内分泌疾病也可引起低血糖症。

（二）糖尿病相关性低血糖症

1. 降糖药物　胰岛素、磺脲类、非磺脲类胰岛素促泌剂过量使用。

2. 进食　未按时进食或进食过少，特别是碳水化合物摄入减少。

3. 运动　体力活动量过大或突然增加运动量却没有及时加餐。

4. 疾病　肝肾功能不全、恶心、呕吐、腹泻等，与食欲差及糖异生能力降低等因素有关。

5. 酒精　空腹饮酒，酒精会刺激胰岛素分泌导致低血糖。

二、临床表现

（一）典型症状

1. 自主神经系统症状　由自主神经系统兴奋引起，在正常情况下，引起儿茶酚胺释放的血糖阈值高于出现中枢神经系统症状时的血糖水平，因此自主神经系统症状的出现先于中枢神经系统症状，症状包括震颤、心悸、焦虑、出汗、饥饿以及感觉异常等。

2. 中枢神经系统症状　中枢神经系统不能合成葡萄糖，且储存的糖原极少，而葡萄糖是大脑组织代谢的主要能源，因此，在血糖浓度过低时，患者可表现为认知障碍、行为改变、精神运动异常，甚至引起意识丧失、癫痫发作或死亡。

（二）其他症状

1. 儿童低血糖　可能表现为注意力不集中、学习能力下降、容易哭闹、行为异常等，因为儿童大脑发育尚未完全成熟，对低血糖更为敏感。

2. 老年低血糖　表现为精神行为异常或非典型症状，包括失眠、多梦、噩梦或心率过缓等。

3. 无症状低血糖　有些患者发生低血糖时可无明显的临床症状，称为无症状性低血糖，也称为无感知性低血糖或无意识性低血糖，多见于老年患者和伴严重糖尿病神经病变的患者。

4. 长期反复低血糖　可能导致记忆力减退、智力下降等，尤其是老年人，反复低血糖还可能诱发心脑血管疾病，如心绞痛、心肌梗死、脑梗死等。

三、检验检查

（一）实验室检查

1. 血糖　正常空腹血糖值的低限一般为3.9mmol/L，对于无糖尿病者，当血糖水平在生理范围内下降时，胰岛素的分泌也随之下降，当血糖浓度降至3.6～3.9mmol/L时，升糖激素（胰高血糖素和肾上腺素）的释放增加。在低血糖症状出现前这些激素反应已经开始，因此血糖进一步降低至2.8～3.1mmol/L时才会出现症状。值得注意的是，低血糖的阈值是可变的，在临床上要结合患者实际情况进行判别。

2. 激素　在低血糖发作时，检测胰岛素、C肽、β-羟丁酸、胰岛素原以及胰岛素自身抗体等，必要时进行72h禁食试验诱发低血糖或观察注射1.0mg胰高血糖素后的血糖反应。胰岛素瘤患者胰岛素或C肽升高、β-羟丁酸降低等，胰岛素自身抗体阳性提示胰岛素自身免疫性低血糖。

（二）定位检查

1. 适应证　胰岛素或C肽升高等内源性高胰岛素血症的患者。

2. 方式　CT、MRI、经腹超声检查、超声内镜及选择性动脉钙刺激试验等。

四、诊断

（一）非糖尿病低血糖症诊断

符合低血糖 Whipple 三联征，即血糖＜ 2.8mmol/L，有低血糖症状，供糖后低血糖症状迅速缓解。

（二）糖尿病低血糖症诊断

1. 定义　接受药物治疗的糖尿病患者，只要血糖＜3.9mmol/L 就属于低血糖。

2. 分级　依据血糖水平、躯体改变和意识状态，可将低血糖分为三级（表 5.5.2）。

表 5.5.2　低血糖分级

分级	血糖标准
1 级	3.0mmol/L ≤血糖＜ 3.9mmol/L
2 级	血糖＜ 3.0mmol/L
3 级	需要他人帮助的严重事件，伴有意识和行为改变，但没有特定血糖界限

五、治疗

1. 紧急处理　暂停所有形式的胰岛素输注或口服降糖药物，协助患者卧床休息。意识清醒者，口服 15 ～ 20g 的葡萄糖或含糖食物；意识障碍者，静脉注射 50% 葡萄糖 20 ～ 40mL 或肌内注射胰高糖素 0.5 ～ 1.0mg，并注意保持呼吸道通畅，防止误吸。

2. 复测血糖　15min 后监测血糖，若血糖仍未恢复正常或症状未缓解，可重复上述操作；若血糖＞ 3.9mmol/L，但距离下一次就餐时间 1h 以上，给予含淀粉或蛋白质食物。

3. 后续处理　低血糖已纠正，与患者一起分析低血糖的原因，做好低血糖预防宣教，报告医生，为医生调整治疗方案提供依据；低血糖未纠正，继续静脉输液、监测血糖等。低血糖诊治流程图见图 5.5.1。

六、护理

（一）护理评估

1. 病史　询问是否有糖尿病、胰岛素瘤等内分泌疾病，有无肝肾功能不全、胃肠道疾病等病史；了解是否正在使用胰岛素、降糖药等可能引起低血糖的药物，用药剂量和时间；了解患者的进食种类和数量、运动量及睡眠情况，是否有过度节食、剧烈运动等情况。

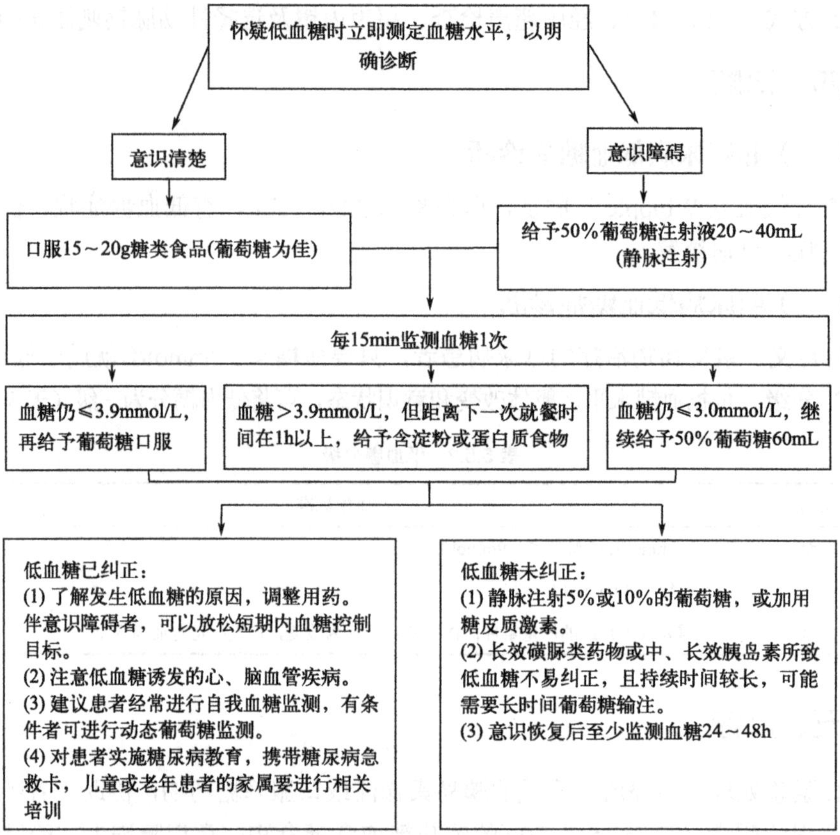

图 5.5.1　低血糖诊治流程

2. 身体状况

（1）全身状态：监测体温、脉搏、呼吸、血压等。

（2）意识状态：判断患者意识是否清晰，有无精神萎靡、嗜睡、昏迷等症状。

（3）皮肤状况：查看皮肤是否苍白、湿冷，有无出汗等症状。

（4）其他症状：评估有无心悸、手抖、饥饿感等低血糖症状，观察有无惊厥、抽搐等严重低血糖表现。

（5）辅助检查评估：重点关注患者即时血糖及近期血糖监测记录，了解低血糖发生的频率、程度及血糖波动情况；查看血浆胰岛素、C 肽水平，肝肾功能、血常规、CT 等检查结果，分析低血糖的可能原因。

3. 心理-社会状况　评估患者是否因低血糖发作产生焦虑、恐惧等情绪，是否对疾病的治疗和预后感到担忧。了解患者的家庭支持情况，家人是否了解低血糖的相关知识及应对方法，患者的工作环境和社会关系对其疾病管理的影响。

（二）常用护理诊断 / 问题及措施

1. 有受伤的危险　与低血糖发作时出现头晕、乏力、心慌、出冷汗等症状，导致身体平衡感和协调性下降有关。

（1）立即处理：当患者出现低血糖症状时，应立即让其坐下或躺下休息，防止患者因头晕、乏力而摔倒。迅速给予含糖食物，如糖果、饼干等，若症状严重或意识不清，应立即静脉注射葡萄糖注射液。

（2）密切观察：在患者低血糖发作期间，要密切观察其意识状态、生命体征等变化，如呼吸、心率、血压等，每 15min 测量一次血糖，直至血糖恢复正常且症状缓解。

（3）专人护理：对于低血糖症状严重或反复发作者，应安排专人护理，确保患者在治疗和恢复过程中的安全，防止其因意识不清而发生坠床、误吸等意外。

（4）健康教育：向患者及家属讲解低血糖的相关知识，包括病因、症状、预防措施及发作时的处理方法等，使患者能够及时识别低血糖症状并采取正确的应对措施。

2. 潜在并发症——低血糖昏迷

（1）补充糖分：口服 15 ～ 20g 葡萄糖或静脉注射 50% 葡萄糖 20 ～ 40mL。

（2）血糖监测：每 15min 监测血糖 1 次，根据血糖进行相应处理。

（3）生命体征监测：监测患者的意识状态及生命体征，及时发现病情变化并报告医生。

（4）并发症观察：密切观察患者有无脑水肿、吸入性肺炎、心律失常等并发症的发生。注意观察患者有无头痛、呕吐、抽搐等脑水肿表现；观察患者有无咳嗽、咳痰、呼吸急促等吸入性肺炎症状等。

（5）一般护理：将患者头偏向一侧，防止呕吐物误吸导致窒息；及时清除口腔内的分泌物和异物，保持患者呼吸道通畅；防止舌后坠，必要时行气管插管或气管切开。按时翻身、擦洗，及时更换衣物和床单，保持皮肤清洁干燥。不能经口进食者每日进行口腔护理 2 ～ 3 次，防止口腔感染。留置导尿者，稳妥固定导尿管，避免扭曲、受压和折叠；观察尿液的颜色、性状和量；做好会阴护理，定期更换导尿管和引流袋，防止泌尿系统感染。

（6）心理护理：针对患者的焦虑、恐惧心理，给予心理支持和安慰，帮助患者缓解不良情绪。建议患者随身携带含糖食品和急救卡片或手环，卡片或手环上注明姓名、诊断、家人联系方式等信息，以便在发生低血糖昏迷等紧急情况时，周围人员能够及时给予帮助。

（三）其他护理诊断 / 问题

1. 知识缺乏　缺乏低血糖防治相关知识。

2. 治疗依从性差　与担心低血糖发作或对低血糖恐惧有关。

（四）健康指导

1. 疾病知识指导　向患者及家属讲解低血糖的相关知识，包括病因、症状、预防措施及发作时的处理方法等，使患者能够及时识别低血糖症状并采取正确的应对措施。

2. 饮食指导　指导患者定时定量进餐，不要空腹饮酒，必要时加餐。

3. 运动指导　建议饭后 1 ～ 2h 运动，每次 30 ～ 60min，强度适宜（低或中等强度）；运动前监测血糖，血糖＜ 5.6mmol/L 时补充 15g 左右碳水化合物，如 250mL 牛奶、3 ～ 5 片饼干等；运动时携带糖果、饼干等含糖食物，如有不适，立即停止运动；运动后监测血糖，注意有无迟发性低血糖发生。

4. 用药指导　按时服用口服降糖药，如磺脲类餐前 30min 服用、格列奈类餐前服用、葡萄糖激酶激活剂餐前 1h 内服用等；正确保存及注射胰岛素，餐时胰岛素及预混胰岛素注射后按药物说明书要求的时间进餐，注意轮换部位等。

5. 监测指导　根据患者的治疗方案及血糖控制情况，制定个体化的血糖监测计划；血糖波动大者指导患者使用持续葡萄糖监测系统，观察血糖变化趋势，早期发现低血糖。

七、案例解析

（一）案例特点

1. 诊断　该患者近 3 年多次发作低血糖，伴随典型症状，进食后症状缓解，自测血糖为 3.0mmol/L，可以诊断为低血糖症。

2. 病因

（1）糖尿病相关性低血糖：该患者糖化血红蛋白、空腹血糖及 OGTT 试验后 2h 血糖等均在正常范围内，无多尿、多饮、体重减轻等临床表现，不支持糖尿病诊断，所以排除。

（2）高胰岛素血症：OGTT 试验显示，服糖后患者胰岛素水平快速上升 10 ～ 24 倍，180min 时仍未回落至空腹水平，240min 时出现低血糖，胰岛素水平仍高于 3uU/mL，符合内源性高胰岛素血症诊断。但胰腺检查未见明显异常，患者拒绝进一步检查，故待排除胰岛素瘤。

（3）胰岛素自身免疫性低血糖：该患者胰岛素自身抗体阴性，故不考虑。

（二）主要护理问题及措施

1. 护理问题

（1）焦虑：与低血糖反复发作和病因未明有关。

（2）有跌倒的风险：与禁食及低血糖有关。

2. 护理措施

（1）心理护理：主动与患者沟通，倾听患者感受，表达共情与支持。

（2）健康宣教：向患者介绍 OGTT 试验及饥饿试验的目的及注意事项，取得患者的理解与配合。

（3）病情观察：观察患者主诉和生命体征，每 4h 监测血糖，当血糖下降至 4mmol/L 时，增加血糖监测频次。

（4）跌倒预防：嘱患者卧床休息，改变体位时动作不宜过快，下床活动时有家属陪伴，穿合适的衣服和鞋子等。

（三）出院指导

1. 饮食指导　规律进餐，适当进食富含纤维素的食物，如玉米、荞麦、薯类、豆类等，戒酒。

2. 运动指导　饭后运动，随身携带含糖食物，如饼干、糖果等，避免劳累。

3. 监测血糖　如果出现低血糖症状，在有条件时监测血糖，如果没有条件，先按低血糖处理。

第六节　糖尿病酮症酸中毒

案例导入

患者，男性，38 岁，已婚，因“发现血糖升高 7 年，间断性呕吐 6 天”入院。患者于 7 年前发现血糖升高，于一年前自行停用降糖药物，门诊复查糖化血红蛋白 7.1%，仍然未继续用药。6 天前开始出现呕吐，呕吐物为胃内容物，不伴头晕头痛，间断呕吐 4 天未见好转，遂于我院急诊科就诊，以“糖尿病酮症酸中毒”收入院。体格检查：神志清楚，查体合作，自主体位，身高 173cm，体重 92kg，体重指数 31.8kg/m^2；腰围 101cm，臀围 109cm，腰臀比 0.92，T 36.2℃，P 99 次 / 分，R 20 次 / 分，BP 88/56mmHg。检验检查：随机血糖 20.1mmol/L，β-羟丁酸 5.57mmol/L，血 pH 值 7.1，血 HCO_3^- 12.0mmol/L，白细胞计数 12.48×10^9/L，中性粒细胞计数为 10.53×10^9/L；糖化血红蛋白 11.8%。入院后予以控制血糖及血酮、改善循环、营养神经、补液等对症支持治疗。

1. 该患者可以诊断为糖尿病酮症酸中毒吗？为什么？

2. 该患者主要的护理诊断 / 问题及护理措施是什么？

糖尿病酮症酸中毒（DKA）是由于胰岛素不足和升糖激素不适当升高引起的糖、脂肪和蛋白质代谢严重紊乱综合征，临床以高血糖、高血酮和代谢性酸中毒为主要特征。1 型糖尿病（T1DM）有发生 DKA 的倾向，通常表现为急性糖尿病症状和血糖水平显著升高，25% ～ 50% 被诊断为危及生命的 DKA。2 型糖尿病（T2DM）亦可发生 DKA。

DKA 发生的诱因包括急性感染、胰岛素不适当减量或突然中断治疗、饮食不当、胃肠疾病、脑卒中、心肌梗死、创伤、手术、妊娠、分娩、精神刺激或服用某些药物，如钠-葡萄糖共转运蛋白 2 抑制剂（SGLT2i）等。

一、临床表现

1. 早期 “三多一少”（多尿、多饮、多食和体重减轻）症状加重，还可能出现食欲减退、恶心、呕吐、腹痛、乏力、呼吸深快，呼气中有烂苹果味等症状。儿童和青少年可能以呼吸道感染或腹泻为首发症状。

2. 中期 出现不同程度的中枢神经抑制、脱水，患者可能出现头痛、烦躁、嗜睡等症状；也可能有血压下降、心率加快等循环系统表现；部分患者会有类似急腹症的腹痛表现。

3. 晚期 可发展为严重失水，表现为尿量减少、皮肤黏膜干燥、眼球下陷、脉快而弱、血压下降、四肢厥冷，各种反射迟钝甚至消失，甚至昏迷。

二、辅助检查

1. 尿液检查 尿糖强阳性、尿酮阳性，可有蛋白尿和管型尿。

2. 血液检查 血糖正常或升高，血β-羟丁酸升高；血pH值下降，常低于7.3；碳酸氢根离子（HCO_3^-）降低；血钾在治疗前可正常、偏低或偏高，治疗后若补钾不足可严重降低；血钠、血氯降低；血尿素氮和肌酐常偏高；血浆渗透压轻度上升；血清淀粉酶和脂肪酶可升高，治疗后数天内降至正常；白细胞数及中性粒细胞比例可升高。

三、诊断标准

患者血糖＞13.9mmol/L或已知有糖尿病，血β-羟丁酸≥3.0mmol/L或尿酮体阳性（++）以上，伴血pH＜7.3和（或）血清HCO_3^-＜18mmol/L可诊断为DKA。DKA的严重程度根据临床表现及实验室结果可分为轻度、中度、重度。

1. 轻度 患者可能有轻微的多饮、多尿和体重下降症状，无明显酸中毒症状，如深大呼吸、呼吸有烂苹果味等。有酮症、轻度酸中毒，pH值为7.25～7.3，HCO_3^-为15～18mmol/L。

2. 中度 患者出现口渴、多饮、多尿症状加重，并可能伴有乏力、恶心、呕吐等消化道症状，呼吸深而快，呼出气体有烂苹果味，可能出现轻度脱水症状，如皮肤干燥、眼球凹陷等。有酮症、中度酸中毒，pH值为7.0～7.25，HCO_3^-为10～15mmol/L。血糖显著升高，可能超过33.3mmol/L，血酮体明显升高。

3. 重度 患者意识模糊，甚至昏迷，呼吸深大，频率减慢，呼出气体有烂苹果味，严重脱水，表现为皮肤干燥、弹性差，眼球凹陷，尿量减少，甚至无尿。可能伴有电解质紊乱，如低钾血症、低钠血症等；还可能出现循环衰竭症状，如血压下降、四肢厥冷等；也可能合并其他并发症，如急性心肌梗死、脑水肿、肾衰竭等；或无意识障碍，但血清HCO_3^-小于10mmol/L。

四、治疗

1. 补液　是治疗的关键，可纠正失水，恢复血容量和肾灌注，有助于降低血糖和清除酮体。补液总量约为体重的 10%，补液速度应先快后慢，对于无心力衰竭的患者，在开始 2h 内输入 1000 ～ 2000mL，随后补液速度取决于脱水程度、电解质水平、尿量等。一般 24h 内补足预先估计的液体丢失量，约 4000 ～ 6000mL；老年人及心、肾功能不全的患者应注意减少输液量及减慢输液速度，并严密监测血浆渗透压，可将补液量的 1/3 ～ 1/2 经口服补充。血糖＞13.9mmol/L 时可补充生理盐水，如伴低血压或休克应联合胶体溶液，同时注意监测血钠；血糖≤ 13.9mmol/L 时，需补充 5% 葡萄糖并继续胰岛素治疗，葡萄糖加胰岛素有利于减少酮体的产生。

2. 胰岛素治疗　一般采用小剂量短效胰岛素持续静脉滴注 0.1U/（kg·h)，保持血糖每小时下降 2.8 ～ 4.2mmol/L，如在第 1h 内血糖下降不明显，且脱水已基本纠正，胰岛素剂量可加倍。对于心、肺功能不全的患者可采用皮下胰岛素注射。当血糖降至 11.1mmol/L 时，应开始给予 5% 葡萄糖注射液，并按比例加入胰岛素［葡萄糖:胰岛素（2 ～ 4）:1]。此后每 1 ～ 2h 测 1 次血糖，根据血糖调整胰岛素用量，使血糖维持在 8.3 ～ 11.1mmol/L。

3. 纠正电解质紊乱　DKA 患者有不同程度的失钾，由于酸中毒可使细胞内钾外流，治疗前血钾水平不能真实反映体内缺钾程度，补钾应根据血钾和尿量。在输液中，只要患者血钾＜ 5.2mmol/L 且尿量≥ 40mL/h，应静脉补钾；若血钾＜ 3.3mmol/L，应优先补钾治疗；当血钾升至 3.3mmol/L 时，再开始胰岛素治疗。每日补钾总量为 4 ～ 6g，应密切监测血钾。待病情好转，血钾正常，已能进食者可改为口服补钾 。

4. 纠正酸碱平衡失调　仅在 pH ≤ 6.9 时考虑适当补碱治疗。补碱宜少宜慢，一般先使用 5% 碳酸氢钠 100 ～ 200mL，依据 pH 及碳酸氢盐再决定以后的用量。当血浆渗透压很高时，可用 1.25% 碳酸氢钠等渗溶液（3 份注射用水＋ 1 份 5% 碳酸氢钠）输注。此后每 2h 测定一次血 pH 值，直至其维持在 7.0 以上。

5. 消除诱因，治疗并发症　积极治疗感染等诱因；对于可能出现的休克、严重感染、心力衰竭、心律失常、肾衰竭、脑水肿等并发症，需及时识别并给予相应治疗。

五、护理

（一）护理评估

1. 病史　详细询问患者糖尿病病程、治疗情况、并发症、用药情况、饮食习惯、近期有无感染、创伤、手术等诱发因素，以及是否有糖尿病家族史等。

2. 症状评估　对患者出现的酮症酸中毒相关症状进行全面评估，如多饮、多尿、乏力、恶心、呕吐、腹痛、呼吸深快、呼气有烂苹果味等，观察症状的严重程度和变化情况，以便及时发现并处理。

3. 体格检查　对患者进行全面体格检查，重点关注神经系统、消化系统、呼吸系统等，评估神志、精神状态，是否有意识障碍或昏迷；测量体温、脉搏、呼吸、血压等生命体征；观察有无皮肤干燥、弹性差、眼球凹陷等脱水症状。

4. 实验室检查　检测血糖、尿糖、尿酮体、血酮体、电解质、血气分析、血常规、尿常规、肾功能等指标，了解病情严重程度、酮症酸中毒的情况以及是否存在并发症。

5. 心理及社会支持评估　了解患者心理状态，评估是否存在焦虑、抑郁等不良情绪；评估患者的社会支持情况，包括家庭、朋友、社区等方面的支持；了解患者的经济状况和医疗支付能力，为患者提供必要的经济支持和帮助。

（二）常见护理诊断 / 问题及措施

1. 体液不足　与多尿、呕吐、呼吸增快等导致大量体液丢失及摄入不足有关。

（1）补液治疗护理：安全有效的补液是抢救成功的保障，遵医嘱积极补液，临床多选择静脉补液，如果患者意识清醒，无呕吐，鼓励多饮水，必要时建立至少 2 条静脉通路。

（2）病情监测：①密切观察患者的血压、心率、呼吸等生命体征变化，若出现血压下降、心率加快等情况，可能提示患者血容量不足未得到纠正，需及时调整补液方案；②准确记录患者的尿量、呕吐量、大便量以及补液量和饮水量等，以评估体液平衡情况，观察每小时尿量，若尿量少于 30mL/h，可能提示血容量不足或肾功能受损；③定期监测患者的血糖、血酮体、电解质、血气分析等指标，了解患者的病情变化和治疗效果，为调整补液方案提供依据。

（3）预防并发症护理：①补液过程中，要密切观察患者有无呼吸困难、咳嗽、咳痰、不能平卧等心力衰竭的表现，若患者出现心率明显加快至 140 ～ 160 次 /min、呼吸加快加深等症状，应警惕心力衰竭的发生，及时调整输液速度，并报告医生；②密切观察患者有无低血糖、脑水肿、急性呼吸窘迫综合征等并发症的发生，如出现相关症状及时报告医生并配合处理。

（4）健康宣教：向患者及家属解释体液不足的原因、表现和危害，提高他们对疾病的认识和重视程度；指导患者及家属如何观察患者的病情变化，如尿量、口渴程度等，若发现异常及时告知医护人员；告知患者及家属补液治疗的重要性和注意事项，鼓励患者积极配合治疗。

2. 有低血糖的危险　与胰岛素治疗及患者食欲欠佳有关。

（1）血糖监测：使用血糖仪或动态血糖监测系统，密切观察患者血糖变化，尤其是在静脉滴注胰岛素治疗期间，每 1 ～ 2h 监测血糖一次，根据血糖结果及时调整胰岛素剂量，确保血糖控制在合理范围。

（2）饮食调整：在 DKA 急性期，患者胃肠道症状明显，根据患者的耐受程度给予清淡、易消化的流食或半流食，如米汤、蔬菜汁等，少量多餐，避免一次进食过多加重胃肠道负担。待患者胃肠道症状缓解后，逐渐过渡到正常饮食。

（3）低血糖预防：注意胰岛素组液体输注速度及血糖下降速度，血糖偏低或下降速度过快时，及时调整输液种类，减少胰岛素组液体输注速度和胰岛素用量。

（4）低血糖处理：患者发生低血糖后，立即按低血糖处理流程予对症处理，并及时查找低血糖原因，以免再次发生低血糖。

（三）其他护理诊断 / 问题

1. 气体交换受损　与代谢性酸中毒引起的呼吸代偿机制改变有关。

2. 潜在并发症　低血钾。

3. 有受伤的危险　与患者意识障碍、乏力、头晕等有关。

4. 知识缺乏　患者及家属对糖尿病酮症酸中毒的病因、预防、治疗及护理知识了解不足。

（四）健康指导

1. 疾病知识指导　让患者了解糖尿病酮症酸中毒的发病机制、症状、体征及诱因，使患者能够尽量避免诱发因素，在出现病情变化时能及时发现并尽早就医。

2. 血糖监测和控制方法　指导患者正确使用血糖仪，定期监测血糖，掌握控制血糖的技巧和方法，包括合理用药、饮食控制、运动管理等，合理控糖以降低 DKA 风险。

3. 饮食管理　告知患者 DKA 期间饮食注意事项，饮食清淡、少量多餐，从流质或半流质逐步过渡到正常饮食。

4. 诱因预防　嘱患者保持皮肤、口腔、会阴等清洁卫生，避免受凉，遵医嘱坚持用药，不自行减药或停药，避免 DKA 诱因。

六、案例解析

（一）案例特点

1. 诊断　该患者具备发现血糖升高 7 年，血 HCO_3^- 12.0mmol/L，间断性呕吐 6 天，随机血糖 20.1mmol/L，β-羟丁酸 5.57mmol/L，血 pH 值为 7.1，符合 DKA 诊断标准。

2. 护理问题　该患者主要护理问题为体液不足；知识缺乏，缺乏糖尿病及 DKA 自我管理相关知识。

（二）护理措施及效果

1. 一般护理　嘱患者绝对卧床休息，做好口腔、外阴等部位的清洁，预防口腔溃疡、压疮、继发感染等情况。

2. 病情监测　密切监测患者意识、精神状态、生命体征以及 24h 出入水量，及时发现异常并处理；定期监测血糖、血酮体、电解质、血气分析等指标，评估胰岛素治疗效果、酮症酸中毒的程度以及电解质紊乱的情况，及时调整治疗方案。

3. 治疗配合　遵医嘱及时补液、补充胰岛素及电解质治疗，使用输液泵控制液体输注速度，严格校对胰岛素剂量，密切监测胰岛素输注情况，注意血糖变化及水电解质平衡。

4. 预防低血糖护理　备好葡萄糖或糖水，以备不时之需，及时监测血糖，发现低血糖及时处理，调整饮食，避免空腹，保证血糖稳定。

5. 饮食护理　患者恶心、呕吐、食欲欠佳时，嘱其进食流质或半流质食物，根据患者胃肠反应及耐受程度逐步过渡到正常饮食。

6. 心理护理　患者因病情严重、恶心呕吐不适而产生焦虑、恐惧等负面情绪，向患者解释治疗方案，消除其对疾病的恐惧和担忧，鼓励患者积极配合治疗，并提供必要的支持和帮助。

7. 预防并发症护理　保持患者皮肤清洁干燥及口腔、会阴部清洁，密切观察患者有无低血糖、脑水肿等并发症，如出现相关症状及时报告医生并配合处理。

8. 健康宣教　根据患者病情制定个性化健康方案，包括降糖药物方案、饮食计划、运动方案、监测和自我管理、并发症的预防及护理等。

第七节　高血糖高渗状态

案例导入

患者，男性，68 岁。因“血糖升高 2 年，发热 1 周，意识模糊 1 天”，于 2024 年 12 月 23 日入院。入院体格检查：体温 38.5℃，脉搏 110 次 / 分，呼吸 22 次 / 分，血压 90/60mmHg。患者呈嗜睡状态，呼之能应但表情淡漠，反应迟钝。皮肤干燥，弹性差，口唇干裂，眼窝稍凹陷。双肺呼吸音粗，可闻及少量散在湿啰音，考虑与感冒引起的呼吸道感染有关。辅助检查：白细胞计数 15.0×10^9/L，中性粒细胞比例 85%，血糖 58.5mmol/L，β-羟丁酸 0.26mmol/L，血钠 135mmol/L，血钾 3.2mmol/L，血氯 110mmol/L，血尿素氮 18mmol/L，血肌酐 110μmol/L，血浆渗透压 350mmol/L。血气分析：pH 7.35，$PaCO_2$ 35mmHg，PaO_2 85mmHg，HCO_3^- 22mmol/L，BE −2mmol/L。入院后予补液、胰岛素降糖，哌拉西林他唑巴坦抗感染等对症治疗。于 2024 年 12 月 30 日好转出院。

1. 该患者最可能的诊断是什么？

2. 如何对患者进行急救护理？患者出院前的出院指导有哪些？

高血糖高渗状态（HHS）是糖尿病的严重急性并发症之一，也是高血糖危象的表现之一，临床上以严重高血糖伴或不伴酮症酸中毒、血浆渗透压显著升高、脱水和意识障碍为特征，常有不同程度的意识障碍和昏迷。多见于老年 2 型糖尿病患者，起病隐匿，超过 2/3 的患者发病前无糖尿病病史或仅为轻症。发生率低于 DKA，但病死率高于 DKA。导致 HHS 的常见诱因有急性感染、外伤、手术、脑血管意外等应激状态，或者使用糖皮质激素、利尿剂、甘露醇、血液透析等治疗措施，摄入过多的含糖食物或者摄入的水不足，少数患者因病程早期误诊而输入大量葡萄糖注射液或因口渴大量饮用含糖饮料而诱发 HHS 或使病情恶化。

一、临床表现

1. 前驱期　HHS 起病隐匿，一般从开始发病到出现意识障碍需要 1 ～ 2 周，偶尔急性起病，约 30% ～ 40% 无糖尿病病史。常先出现口渴、多尿和乏力等糖尿病症状，或原有症状进一步加重，多食不明显，有时甚至表现为厌食。

2. 典型期　病情逐渐加重出现典型症状，主要表现为脱水和神经系统的症状和体征。通常患者血浆渗透压＞ 320mOsm/L 时，可出现反应迟钝、烦躁或淡漠、嗜睡等精神症状；当血浆渗透压＞ 350mOsm/L 时，可出现定向力障碍、幻觉、上肢扑击样粗震颤、癫痫样发作、偏瘫、偏盲、失语、视觉障碍、昏迷和巴宾斯基征阳性。晚期逐渐出现昏迷、抽搐、尿少甚至尿闭，以及无酸中毒样深大呼吸。与 DKA 相比，失水更为严重，神经精神症状更为突出。患者血糖一般为 33.3 ～ 66.8mmol/L。

二、辅助检查

1. 血糖　显著升高，常超过 33.3mmol/L，通常为 33.3 ～ 66.6mmol/L。

2. 血浆渗透压　明显升高，有效血浆渗透压≥ 320mOsm/L，通常为 320 ～ 430mOsm/L。

3. 血常规　脱水导致血液浓缩、血红蛋白升高，白细胞升高。

4. 尿液检查　尿糖强阳性，尿酮体阴性或弱阳性。

5. 血酮　可以正常或轻度升高。

6. 尿素氮及肌酐　可表现为肾前性升高，治疗后可显著下降。

7. 酸碱平衡　pH 值常＞ 7.3，可合并轻至中度代谢性酸中毒。

8. 血浆电解质　血钠＞ 145mmol/L，血钾正常或升高或降低。

三、诊断标准

本症病情危重、并发症多，病死率高于 DKA，强调在早期诊断和治疗临床上，凡遇原因不明的脱水休克、意识障碍及昏迷均应考虑到出现本病的可能。尤其是血压低而尿量多者，无论有无糖尿病病史，均应进行有关检查以肯定或排除本病。

1. 血糖　异常升高，≥ 33.3mmol/L。

2. 血浆渗透压　有效血浆渗透压＞ 300mOsm/（kg·H_2O）或总血浆渗透压＞ 320mOsm/（kg·H_2O）。有效血浆渗透压（mOsm/L）=2×（Na^++K^+）＋血糖（mmol/L）。

3. 酸碱平衡　血清碳酸氢根≥ 15mmol/L 或动脉血 pH 值≥ 7.30，一般无明显酸中毒，阴离子间隙≤ 12mmol/L。

4. 酮体　血β-羟丁酸＜ 3.0mmol/L 或尿酮体阴性或弱阳性，尿酮体小于（++）。

5. 电解质　血钠正常或增高。

四、治疗

HHS 患者病情危重、并发症多，病死率高于 DKA，需特别强调有效预防、早期诊断和积极治疗。

1. 积极补液　高血糖高渗状态失水比糖尿病酮症酸中毒更严重，24h 总补液量一般应为 100 ～ 200mL/kg，可通过口服或鼻饲补液，静脉补液可以采用等渗液体，首选生理盐水。补液速度方面，第 1h 给予 1.0 ～ 1.5L，随后补液速度根据脱水程度、电解质水平、有效血浆渗透压、尿量等调整。治疗开始后应每小时检测或计算有效血浆渗透压，并据此调整输液速度，使其逐渐下降速度为 3 ～ 8mOsm/(L·h)。参考补液速度：第 1 ～ 2h 给予 1L，第 3 ～ 5h 给予 0.5 ～ 1L/h；第 6 ～ 12h 给予 0.25 ～ 0.5L/h。当补足液体而血浆渗透压不再下降或血钠升高时，可考虑给予 0.45% 氯化钠注射液。当血糖下降至 16.7mmol/L 时，应补充 5% 葡萄糖注射液，按每 2 ～ 4g 葡萄糖加入 1U 胰岛素进行中和，直到血糖得到控制。

2. 胰岛素治疗　小剂量胰岛素持续静脉输注，推荐以 0.1U/（kg·h）的速度持续静脉输注。当血糖降至 16.7mmol/L 时，应减慢胰岛素的滴注速度至 0.02 ～ 0.05U/（kg·h），同时续以葡萄糖注射液静滴，并不断调整胰岛素用量和葡萄糖浓度，使血糖维持在 13.9 ～ 16.7mmol/L，直至高血糖危象缓解。

3. 补钾治疗　在开始胰岛素及补液治疗后，若患者的尿量正常，血钾＜ 5.2mmol/L 即应静脉补钾，一般在每升输入溶液中加氯化钾 1.5 ～ 3.0g，维持血钾水平在 4 ～ 5mmol/L。如治疗前已有低钾血症，尿量≥ 40mL/h 时，在补液和胰岛素治疗同时必须补钾。严重低钾血症可危及生命，若发现血钾＜ 3.3mmol/L，应优先进行补钾治疗，当血钾升至 3.3mmol/L 时，再开始胰岛素治疗，以免发生致死性心律失常、心搏骤停和呼吸肌麻痹。

4. 连续性肾脏替代治疗（CRRT）　早期给予 CRRT 治疗能有效减少并发症、缩短住院时间、降低患者病死率，其机制为 CRRT 可以平稳有效地补充水分和降低血浆渗透压。另外，CRRT 可清除循环中的炎性介质、内毒素，减少多器官功能障碍综合征等严重并发症的发生。

5. 其他治疗　去除诱因和治疗并发症，如纠正休克、防治低血糖和脑水肿、预防压疮等。

五、护理

（一）护理评估

1. 基本情况评估　详细了解患者糖尿病病史、用药史、饮食情况、运动习惯等，评估患者年龄、性别对疾病的影响，观察其情绪变化以了解心理状态，从而制定个性化护理计划并提供心理支持。

2. 症状评估　观察患者是否有多饮、多尿、食欲减退、恶心、呕吐、脱水等非特异性症状，以及意识状态改变、头痛、嗜睡、谵妄、昏迷、抽搐、偏瘫等神经系统症状。

3. 体征评估　检查患者体温、心率、呼吸、血压等生命体征是否稳定，注意脱水程度、皮肤黏膜干燥情况、眼球凹陷、皮肤弹性等体征。

4. 实验室检查评估　检测血糖、血酮、血电解质、尿素氮、血肌酐、血浆渗透压等指标，以明确 HHS 的诊断和病情进展。通常血糖明显升高，一般大于 33.3mmol/L；血浆渗透压显著升高，一般大于 320mOsm/L；尿糖强阳性，尿酮体阴性或弱阳性。

5. 其他评估　评估患者心血管风险，控制血压、血脂等危险因素；观察患者尿量、尿色等变化，及时发现肾脏损害；评估患者神经功能，注意肢体感觉、运动等情况，预防神经病变。

（二）常用护理诊断 / 问题及措施

1. 体液不足　与高血糖导致的渗透性利尿、摄入不足及呕吐等引起的脱水有关。

（1）快速建立静脉通路：迅速建立两条及以上静脉通路，确保快速补液和药物输注。一条通路用于快速输注晶体溶液，以迅速纠正高血糖高渗状态引发的严重脱水，另一条通路用于精准输注胰岛素及其他必要药物。

（2）控制补液速度与量：24h 补液量可达 6000 ～ 10000mL，第 1 小时给予 1.0 ～ 1.5L 的补液量，需依据脱水改善程度、每小时检测或计算的血浆渗透压以及尿量等进行动态调整。在补液及胰岛素治疗过程中，严密监测电解质水平，尤其是血钾、血钠、血钙、血镁等。每 2 ～ 4h 复查一次电解质，为及时调整治疗方案提供依据；鼓励清醒患者可口服温开水补液，昏迷患者分次缓慢灌注生理盐水。

（3）严格记录出入量：详细、准确地记录患者 24h 内的饮水量、静脉输液量、尿量及呕吐物量等各项液体出入量。每小时全面评估出入量平衡情况，以此作为动态调整补液方案的关键依据，确保补液治疗既足量又不过量。

（4）密切监测病情变化：持续密切监测患者的体温、心率、呼吸、血压、意识状态，关注皮肤弹性、口腔黏膜湿润度等反映脱水程度的表现。每 15 ～ 30min 测量一次，直至病情稳定，以便及时发现病情变化并采取有效应对措施。一旦发现患者出现意识改变、血压下降等异常情况，立即报告医生并配合抢救。

2. 潜在并发症——脑水肿

（1）避免诱因：严格遵医嘱控制血糖，避免血糖下降过快，补液时遵循先快后慢、先盐后糖的原则，合理调整补液速度和种类；每小时血浆渗透压下降速度 3 ～ 8mOsm/L，过快需调整补液速度，防止因血浆渗透压急剧下降而诱发脑水肿。在纠正电解质紊乱时，需密切监测血钾、血钠等电解质水平，避免补钠过多、过快，根据监测结果调整补充方案。

（2）病情监测：密切观察患者的生命体征，尤其是体温、血压、心率、呼吸的变化，若出现血压突然升高、呼吸不规则、心率减慢等，需警惕脑水肿的发生。动态监测患者的意识状态、瞳孔大小及对光反射，若患者出现意识障碍加深、烦躁不安、瞳孔不等大等，及时报告医生。定期复查血糖、血浆渗透压、电解质等指标，评估病情变化，及时发现异常波动。

（3）紧急处理配合：①一旦怀疑发生脑水肿，立即将患者头偏向一侧，保持呼吸道通畅，吸氧，防止呕吐物误吸；②保持病室安静、整洁、光线柔和，避免各种刺激，减少探视人员，为患者提供一个良好的休息环境，有利于稳定患者情绪，降低脑代谢率；③迅速建立静脉通路，遵医嘱快速静脉滴注甘露醇等脱水剂，降低颅内压。在使用脱水剂过程中，要注意观察患者的尿量、尿液颜色等，防止出现肾功能损害等不良反应；④注意观察患者双侧瞳孔的大小、形状、对光反射等情况，双侧瞳孔不等大、对光反射迟钝或消失等常提示病情严重，可能存在脑疝等危险。⑤协助医生进行相关检查，如头颅 CT 等，以明确诊断，并做好病情记录，积极配合后续治疗。

（三）其他护理诊断 / 问题

1. 潜在并发症　低血糖、感染、肾功能衰竭、心力衰竭、血栓形成等。

2. 知识缺乏　缺乏高血糖高渗状态的相关疾病知识、治疗方法及自我护理知识。

3. 焦虑　与病情严重、担心疾病预后及对糖尿病慢性疾病的心理压力有关。

4. 有皮肤完整性受损的危险　与脱水、微循环障碍、感觉障碍及长期卧床等有关。

（四）健康指导

1. 疾病知识指导　告知患者有关糖尿病自我管理的方法，教会其自我护理，避免 HHS 诱因。

2. 用药指导　告知患者严格遵医嘱服用降糖药物，切勿自行增减药量或停药。

药物使用过程中可能出现的不良反应，若身体不适，及时就医。

3. 心理-社会支持 理解关心患者，鼓励患者保持身心愉快，避免过度劳累，建立和谐的人际关系和良好的社会支持系统；鼓励患者加入糖尿病患者交流群，分享经验、获取帮助。

六、案例解析

（一）案例特点

1. 诊断 糖尿病高血糖高渗状态。

2. 诊断依据 糖尿病 2 年；临床表现为食欲减退、皮肤干燥弹性差、意识模糊等；实验室检查血糖 58.5mmol/L，β-羟丁酸 0.26mmol/L，血钠 135mmol/L，血钾 3.2mmol/L，血浆渗透压 350mOsm，尿糖（++++），尿酮体阴性，血 pH 7.35。

（二）护理措施及效果

1. 急救护理

（1）补液治疗：迅速建立多条静脉通路，确保快速补液，必要时可增加深静脉置管，以保证大量液体及药物的快速输注。第 1h 给予 1.0 ～ 1.5L，随后补液速度根据脱水改善程度、血浆渗透压、尿量等调整，一般有效血浆渗透压每小时下降 3 ～ 8mOsm/L，常规每小时补液量为 15 ～ 20mL/kg，若 CVP 提示血容量充足但尿量仍少，可适当给予利尿剂，如呋塞米。

（2）胰岛素治疗：采用小剂量胰岛素持续静脉输注，起始剂量为每小时每千克体重 0.1U，使用微量泵精准控制输注速度。每 1 ～ 2h 监测血糖 1 次，根据血糖下降情况调整胰岛素剂量。若血糖下降速度每小时低于 3.9mmol/L，可适当增加胰岛素剂量；若血糖下降速度每小时超过 5.6mmol/L，应减慢胰岛素输注速度。当血糖降至 16.7mmol/L 时应补充含糖液，每 2 ～ 4g 葡萄糖加入 1U 短效胰岛素，监测血糖，调整输液中胰岛素的比例使血糖维持在 13.9 ～ 16.7mmol/L，直至 HHS 缓解。

（3）纠正电解质紊乱：因患者血钾 3.2mmol/L，在开始补液和胰岛素治疗后，钾离子会向细胞内转移，导致血钾进一步降低，故需积极补钾。一般在尿量大于 40mL/h 时开始补钾，将 10% 氯化钾 15 ～ 30mL 加入 1000mL 液体中静脉滴注，补钾速度不宜超过 20mmol/h，浓度不超过 0.3%。每 2 ～ 4h 复查血钾，根据血钾结果调整补钾量。同时注意观察患者有无肌无力、心律失常等低钾或高钾血症表现，及时处理。密切关注血钠变化，对于高血钠患者，纠正血钠速度不宜过快，一般每小时降低 0.5 ～ 1mmol/L，防止因血钠纠正过快导致脑水肿。

（4）抗感染治疗：根据血常规及血培养结果，选用 β-内酰胺类抗生素，如哌拉西林他唑巴坦静脉滴注，密切观察患者体温、咳嗽、咳痰等症状变化，评估抗感染治疗效果。若治疗 72h 后症状无改善，需重新评估病情，调整治疗方案。

（5）病情观察：密切观察患者意识状态变化，若出现脑水肿迹象，如头痛、呕吐、瞳孔不等大等圆，可给予20%甘露醇快速静脉滴注，每6～8h一次，以减轻脑水肿。

（6）其他治疗：维持患者呼吸道通畅，给予吸氧，氧流量2～4L/min，根据血气分析结果调整吸氧方式和氧流量。若患者合并急性肾损伤或顽固性高渗状态，需配合医生启动CRRT。

2. 出院指导

（1）健康生活方式：嘱患者养成健康的生活方式，包括合理饮食、适度运动、规律作息等，保证充足睡眠，避免熬夜。

（2）糖尿病管理：让患者掌握糖尿病管理知识，包括血糖监测、胰岛素注射、饮食管理等。

（3）并发症预防：教导患者预防并发症的知识，如定期体检、注意足部护理、控制血压血脂等。

（4）防止复发的措施：严格控制血糖、合理饮食、适度运动，鼓励多饮水、避免感染等诱发因素。

第八节　糖尿病肾病

案例导入

患者，女性，52岁，因“糖尿病10年，泡沫尿伴乏力3个月，加重1周”于2024年10月15日入院。体格检查：身高160cm，体重55kg，体重指数21.48kg/m^2；T 36.8℃，P 80次/分，R 18次/分，BP 140/90mmHg；神志清楚，慢性病容；双下肢轻度凹陷性水肿；心肺听诊无明显异常；腹部平软，无压痛及反跳痛。

检验检查：尿常规示尿蛋白（+++），尿潜血（+），尿糖（++）。肾功能：血肌酐150μmol/L，尿素氮10mmol/L，估算肾小球滤过率（eGFR）45mL/(min·1.73m^2)。血糖：空腹血糖9.5mmol/L，餐后2h血糖13.8mmol/L。糖化血红蛋白：8.5%。肾脏彩超：双肾体积略缩小，实质回声增强，皮髓质分界欠清晰。

入院后予降糖、降压、调脂、改善微循环、营养神经、降蛋白尿等对症支持治疗。

1. 该患者可以诊断为糖尿病肾病吗？为什么？

2. 该患者主要的护理诊断/问题及依据有哪些，相应的护理措施是什么？

3. 该患者在胰岛素治疗过程中，需要重点关注哪些不良反应？

糖尿病肾病（diabetic kidney disease，DKD）是指由糖尿病所致的慢性肾脏病，临床诊断主要依据尿蛋白/肌酐比值（UACF）≥30mg/g和（或）估算的肾小球滤过率（eGFR）＜ 60mL/（min·1.73m^2），且持续超过 3 个月。对于非典型表现（如尿潜血阳性或在短期内肾病迅速进展等），应注意排查其他原因所致肾损害。其病理改变有 3 种类型：结节性肾小球硬化型、弥漫性肾小球硬化型、渗出性病变。DKD 是终末期肾病（ESRD）的首要病因，其患病率与糖尿病病程、血糖控制水平、高血压、遗传因素及种族差异密切相关。我国流行病学调查显示，2 型糖尿病患者中 DKD 的患病率约为 30% ～ 40%，病程超过 10 年者患病风险显著增加，且男性及合并高血压患者更易进展。

一、临床表现

DKD 临床上以持续性蛋白尿和（或）肾小球滤过率进行性下降为主要特征。参照 CKD 的临床分期，即根据 eGFR 与肾脏损害程度分为 5 期。① 1 期（肾小球高滤过期）：病理上 eGFR 增高，肾脏体积增大；临床上无明显症状，尿常规检查正常。② 2 期（静息期）：病理特征以肾小球基底膜增厚、系膜基质轻度增加为主；临床上仍无明显症状，尿微量白蛋白排泄率（UAER）正常或间歇性增高，血压可能正常或轻度升高。③ 3 期（早期糖尿病肾病期）：病理上肾小球基底膜进一步增厚、系膜基质明显增加；临床表现为持续性微量白蛋白尿（UAER 30 ～ 300mg/24h），血压逐渐升高，eGFR 开始下降，但仍可在正常范围。④ 4 期（临床糖尿病肾病期）：病理上以肾小球硬化、肾小管间质纤维化为主要变化；表现为大量蛋白尿（UAER ＞ 300mg/24h）、高血压加重、水肿（尤其是下肢和眼睑）、eGFR 显著下降、肾功能减退，还可能出现贫血和电解质紊乱。⑤ 5 期（终末期肾病）：以广泛的肾小球硬化和肾小管间质纤维化为主要病理特征；临床上表现为尿毒症症状，严重的高血压和贫血，需要透析或肾移植治疗。

目前参照 CKD 的分期及评估指标，采用估算的 eGFR 与尿白蛋白 / 肌酐比值（UACR）联合评估方法（GA 分期法）对 DKD 进行临床分期，其中 G 代表 eGFR 水平，分为 G1 ～ 5；A 代表白蛋白尿水平，分为 A1 ～ 3，见表 5.8.1。根据 GA 分期评估 DKD 的严重程度、预测预后、指导制订治疗和随访策略。

二、检验检查

DKD 进展至 GFR ＜ 60mL/（min·1.73m^2）后，可逐渐出现以下异常情况。

（一）尿液检查

1. 尿微量白蛋白测定　是早期诊断 DKD 的重要指标，通常检测 UACR，UACR 30 ～ 300mg/g 为微量白蛋白尿期。若留取 24h 尿液，UAER 30 ～ 300mg/24h 也提示早期病变。

2. 尿常规　可初步了解尿蛋白情况，若尿蛋白阳性，提示可能已进入临床糖尿病肾病期。当出现大量蛋白尿时，尿蛋白定性可达到（+++）甚至更多。

表 5.8.1 按 eGFR 和 UACR 分类的 CKD 进展风险

KD 分期	肾脏损害程度	eGFR/ [mL/(min·1.73m²)]	白蛋白尿分期		
			A1 (UACR < 30mg/g)	A2 (UACR 30 ~ 299mg/g)	A3 (UACR ≥ 300mg/g)
1	正常	≥ 90	1 次(如有 CKD)①	1 次②	3 次③
2	轻度下降	60 ~ 89	1 次(如有 CKD)①	1 次②	3 次③
3a	轻中度下降	45 ~ 59	1 次②	2 次③	3 次④
3b	中重度下降	30 ~ 44	2 次③	3 次④	3 次④
4	重度下降	15 ~ 29	3 次④	3 次④	4 次④
5	肾衰竭	< 15	4 次④	4 次④	4 次④

①为低风险,②为中风险,③为高风险,④为极高风险。

注:eGFR 为估算的肾小球滤过率;UACR 为尿白蛋白 / 肌酐比值;CKD 为慢性肾脏病。表格中的数字为建议每年随访的次数;背景颜色代表 CKD 进展风险。

3. 尿蛋白定量 包括 24h 尿蛋白定量等,能准确评估尿蛋白丢失情况,24h 尿蛋白定量超过 0.5g 常提示病情进展。

(二)血液检查

1. 肾功能检查 血肌酐、尿素氮可反映肾小球滤过功能,血肌酐升高常提示肾功能受损。估算 eGFR 可更准确评估肾功能,eGFR 下降表明肾脏功能减退。

2. 血糖测定 包括空腹血糖、餐后 2h 血糖、糖化血红蛋白。

3. 血生化检查 DKD 患者常伴有血脂异常,血清白蛋白降低提示可能存在大量蛋白丢失,电解质紊乱如高钾血症、低钙血症、高磷血症等在糖尿病肾病晚期较为常见,可有代谢性酸中毒等。

4. 其他 可有出凝血功能障碍,出血时间延长;缺铁时血清铁水平偏低。

(三)影像学检查

肾脏 B 超可观察肾脏大小、形态、结构及血流情况,早期显示肾脏大小正常,回声增多不均匀,晚期显示皮质变薄,皮髓质分界不清,双肾缩小等。对于病情复杂、超声检查不能明确诊断时,可进一步行 CT 或 MRI 检查,帮助了解肾脏及周围组织情况。

(四)肾穿刺活检

是诊断糖尿病肾病的金标准,通过肾穿刺获取肾组织,进行病理检查,可明确肾脏病变类型、程度及分期,为制定治疗方案和判断预后提供依据。

三、诊断标准

糖尿病肾病最新诊断标准如下:

1. 尿液指标 UACR ≥ 30mg/g,需在 3 ~ 6 个月内重复检测,且三次检测中有两次达到该标准,同时要排除感染等其他因素。

2. 肾功能指标 eGFR < 60mL/（min·1.73m²），且持续时间超过 3 个月。

3. 病因关联 有明确的糖尿病病史，且排除其他可导致肾脏损伤的原因。

4. 病理检查 肾穿刺活检若显示符合糖尿病肾病的病理改变，如肾小球基底膜增厚、系膜区增宽、结节性肾小球硬化等，可确诊糖尿病肾病。

四、治疗

糖尿病肾病的治疗是综合治疗，以延缓肾病进展及降低死亡风险。

（一）改变不良生活方式

合理控制体重、健康饮食、规律作息、戒烟限酒及适当运动等。在个人卫生方面，保持皮肤、口腔、呼吸道、阴部的清洁，防止继发性感染。遵循医嘱服药，定期监测血糖、血压和肾功能，及时调整治疗方案。

（二）医学营养治疗

限制蛋白饮食是治疗的重要环节，能够减少含氮代谢产物生成，延缓病情进展。对未开始透析治疗的患者，推荐饮食蛋白质摄入量为 0.8g/（kg·d）。对于血液透析及腹膜透析患者，需要增加蛋白摄入量，以免营养不良，建议蛋白质摄入量为 1.0 ～ 1.2g/（kg·d）。在低蛋白饮食中，约 50% 的蛋白质应为优质高生物价蛋白，如蛋、瘦肉、鱼、牛奶等。如有条件，在低蛋白饮食［0.8g/（kg·d）］的基础上，可同时补充适量［0.075 ～ 0.12g/（kg·d）］α-酮酸制剂或必需氨基酸。必需氨基酸可补充机体对必需氨基酸的需求，改善蛋白质合成，避免负氮平衡。强酮酸为氨基酸的前体，可利用体内的尿素通过转氨基作用转化为相应的氨基酸，故补充 α-酮酸具有减轻尿毒症毒素蓄积、改善蛋白质营养的优点。

每日摄入足量热量，一般为 30 ～ 35kcal/（kg·d），此外还需注意补充维生素及叶酸等营养素以及控制钾、磷等的摄入。磷摄入量一般应< 800mg/d。钠摄入量< 2g/d（< 90mmol/d 或氯化钠< 5g/d），有助于控制血压、降低心血管疾病风险及减少尿白蛋白。

（三）控制血糖

1. 血糖控制目标 优化血糖管理可延缓 DKD 进展。此外，在制定血糖控制目标时应根据年龄、糖尿病病程、预期寿命、合并症、并发症、低血糖风险等，制定个体化控制目标。

2. 降糖治疗 充分评估患者心肾功能、并发症、合并症情况，根据 eGFR 调整药物剂量；尽量避免使用低血糖风险较高的口服降糖药物。建议优先选择具有肾脏获益证据的药物，如 SGLT2i、GLP1RA。

（四）控制血压

1. 血压控制目标 一般患者血压控制在< 130/80mmHg，老年或伴有严重心

脑血管疾病患者，血压可适当放宽至＜140/90mmHg。

2. 降压药物选择　ACEI或ARB为首选，如卡托普利、厄贝沙坦，可降低血压、减少尿蛋白、保护肾功能。若血压控制不佳，可联合钙通道阻滞剂如硝苯地平，β受体阻滞剂如美托洛尔，利尿剂如呋塞米等。

（五）调节血脂

1. 血脂控制目标　总胆固醇＜4.5mmol/L，甘油三酯低＜1.7mmol/L；男性高密度脂蛋白胆固醇＞1.0mmol/L，女性高密度脂蛋白胆固醇＞1.3mmol/L；低密度脂蛋白胆固醇＜2.6mmol/L（合并心血管疾病者＜1.8mmol/L）。

2. 药物治疗　需根据eGFR水平选择调脂药种类及相应剂量。G1～2期患者使用他汀类药物无需调整剂量，G3期患者使用普伐他汀应减量，G4～5期患者使用辛伐他汀应减量，禁用氟伐他汀和瑞舒伐他汀。阿托伐他汀及依折麦布在使用时无需调整剂量。贝特类药物（如非诺贝特等）在轻中度肾功能不全时可减量使用，在严重肾功能不全时禁用。

（六）肾脏保护及并发症治疗

1. 控制蛋白尿　尽可能将蛋白尿控制在＜0.5g/24h，或明显减轻微量白蛋白尿，均可改善疾病长期预后，包括延缓病程进展和提高生存率。在使用ACEI或ARB基础上，若尿蛋白仍控制不佳，可加用醛固酮受体拮抗剂，如螺内酯，但要注意监测血钾。

2. 治疗并发症　贫血者可使用促红细胞生成素及铁剂纠正贫血；钙磷代谢紊乱者，可使用钙剂、磷结合剂及活性维生素D等调节。

（七）肾脏替代治疗

对于DKD 4期以上或预计6个月内需要接受透析治疗的患者，建议进行肾脏替代治疗准备，当eGFR＜15mL/（min·1.73m^2）时可安排肾脏替代治疗。肾脏替代治疗包括血液透析、腹膜透析和肾脏移植。

五、护理

（一）护理评估

1. 健康史评估　了解患者糖尿病的发病时间、治疗情况；询问家族中是否有糖尿病肾病等肾脏疾病病史；了解患者的饮食结构、运动量、吸烟饮酒等情况。

2. 身体状况评估

（1）症状评估：观察患者有无水肿，包括眼睑、下肢等部位；了解患者是否有乏力、腰酸、食欲减退等不适。

（2）生命体征：监测血压、心率、呼吸、体温等，高血压是糖尿病肾病的常见并发症，且会加重肾脏损害。

（3）肾功能检查：关注血肌酐、血尿素氮、肾小球滤过率等指标，评估肾脏功能受损程度。

（4）眼底检查：糖尿病视网膜病变常与糖尿病肾病并存，通过眼底检查可间接了解肾脏病变情况。

（5）并发症风险评估：评估患者有无胸闷、胸痛等；评估患者的口腔、皮肤、呼吸道等部位有无感染迹象；了解患者有无心慌、出汗、饥饿感等低血糖症状。

3. 心理社会评估　评估患者是否有焦虑、抑郁等情绪；了解患者的家庭支持情况。

4. 自我管理能力评估　患者对疾病知识的了解情况，判断患者是否能正确认识疾病；患者是否能定期监测血糖、血压；患者能否遵循糖尿病肾病的饮食原则；运动方式和强度是否合适。

（二）常用护理诊断 / 问题及措施

1. 营养失调（低于机体需要量）与蛋白质丢失、限制蛋白质摄入及食欲减退有关。

（1）饮食指导：告知患者优质低蛋白饮食的重要性，指导其根据肾功能状况合理控制蛋白质摄入量。避免食用高钾食物，如香蕉、橙子、蘑菇等，定期监测血钾水平。根据患者的营养状况和肾功能，制定个性化的饮食方案。在保证优质低蛋白饮食的基础上，增加富含维生素和膳食纤维的食物摄入。

（2）营养支持：对于血清白蛋白水平过低或营养不良严重的患者，可在医生的指导下给予营养支持治疗，如口服营养补充剂、静脉输注白蛋白等。同时，密切观察患者的营养状况和治疗效果，定期复查血清白蛋白、血红蛋白等指标。

（3）监测体重：定期测量患者的体重，并记录体重变化情况。根据体重调整饮食方案和营养支持措施，确保患者的营养摄入满足机体需求。

2. 体液过多　与肾小球滤过率下降、水钠潴留有关。

（1）病情观察：密切观察患者的生命体征，准确记录24h出入量，定期测量患者体重，了解水肿的变化情况。

（2）限制水钠摄入：严格控制患者的水钠摄入量，根据水肿程度和尿量进行调整。一般轻度水肿患者，水摄入量可控制在1500～2000mL/d；中度水肿患者，水摄入量限制1000～1500mL/d；重度水肿患者，水摄入量控制在500～1000mL/d。同时，严格限制钠盐摄入，每日不超过3g，避免食用腌制品、罐头食品等高钠食物。

（3）体位护理：协助患者采取舒适的体位，对于水肿严重的患者，可抬高下肢，以促进静脉回流。卧床休息时，可适当变换体位，预防压疮的发生。

（4）药物护理：遵医嘱给予利尿剂，如呋塞米、氢氯噻嗪等，并观察药物的疗效和不良反应。注意监测电解质水平，同时，观察患者的尿量和水肿消退情况，及时调整剂量。

（5）皮肤护理：保持患者皮肤清洁干燥，避免皮肤破损。穿着宽松、柔软的衣物，避免使用刺激性强的清洁剂。对于水肿部位的皮肤，可使用温水轻轻擦拭，避免用力揉搓。定期检查皮肤，如发现皮肤发红、破损等情况，应及时处理。

3. 有感染的危险　与机体抵抗力下降、营养不良、长期使用糖皮质激素或免疫抑制剂等有关。

（1）环境管理：保持病房环境清洁、安静、舒适，定期通风，保持室内空气新鲜。定期对病房进行消毒，限制探视人员，减少交叉感染的机会。

（2）个人卫生：指导患者注意个人卫生，保持口腔清洁，保持皮肤清洁干燥，定期洗澡，更换衣物和床单。女性患者应注意会阴部卫生，避免泌尿系统感染。

（3）饮食护理：加强营养支持，提高患者的机体抵抗力。在保证优质低蛋白饮食的基础上，增加富含维生素 C、维生素 E、锌等营养素的食物摄入，增强免疫力。

（4）病情监测：密切观察患者的生命体征，观察患者有无咳嗽、咳痰、尿频、尿急、尿痛、皮肤红肿热痛等感染症状，一旦发现异常，及时报告医生并协助处理。

（5）用药护理：对于使用糖皮质激素或免疫抑制剂的患者，严格遵医嘱给药，观察药物疗效和不良反应。

（6）预防接种：在病情稳定的情况下，根据患者的年龄、身体状况等，建议接种流感疫苗、肺炎疫苗等，以预防呼吸道感染的发生。

（三）其他护理诊断 / 问题

1. 活动无耐力　贫血、代谢紊乱、蛋白质丢失导致肌肉萎缩及乏力等。

2. 皮肤完整性受损的危险　水肿使皮肤张力增加，皮肤干燥、瘙痒，皮肤抵抗力下降等。

3. 睡眠形态紊乱　身体不适，如水肿、瘙痒、夜尿增多，以及心理压力等。

4. 有跌倒的危险　患者可能因水肿、乏力、低血糖、视力下降及使用利尿剂导致电解质紊乱等，影响身体平衡和反应能力。

（四）健康指导

DKD 的健康指导对于患者控制病情、延缓疾病进展至关重要，以下是一些主要方面：

1. 疾病知识指导　向患者及家属详细讲解 DKD 的发展过程及危害，介绍 DKD 不同阶段的症状表现，让患者能够自我观察，及时发现异常。

2. 饮食指导　遵循糖尿病饮食原则，控制碳水化合物摄入，蛋白质摄入以优质蛋白为主，如瘦肉、鱼类、蛋类、奶类等。根据肾功能状况调整摄入量，严格限制钠盐摄入，多吃富含膳食纤维的食物，如蔬菜、全谷物等，以利于控制血糖。

3. 运动指导　遵循糖尿病运动治疗原则，避免剧烈运动。运动时间一般在饭后1～2h，每次30～60min，每周运动3～5次。运动时随身携带糖果、饼干，以备低血糖时食用。

4. 用药指导　告知患者药物的名称、剂量、用法、作用及不良反应，强调遵医嘱服药的重要性，不可自行增减药量或停药，尤其是使用肾毒性药物时要特别谨慎。

5. 自我监测指导　教会患者正确监测血糖、血压并记录，定期复查肾功能、尿常规、血常规等指标，了解肾脏功能和疾病进展情况。

6. 心理指导　鼓励患者保持积极乐观的心态，通过听音乐、与朋友交流等方式缓解压力，避免焦虑、抑郁等不良情绪，必要时寻求医生帮助。

7. 生活习惯指导　保持规律作息，每天保证7～8h睡眠，避免熬夜和过度劳累。戒烟限酒，注意个人卫生，预防感染。

六、案例解析

·该患者可以诊断为糖尿病肾病吗？为什么？

可以诊断为糖尿病肾病。依据如下：

（1）患者有长达10年的2型糖尿病病史，且血糖长期控制不佳。

（2）出现了典型的糖尿病肾病临床表现，如泡沫尿（提示大量蛋白尿）、双下肢水肿。

（3）实验室检查结果支持诊断，尿常规显示尿蛋白（+++）、尿潜血（+）；肾功能指标血肌酐升高至150μmol/L，尿素氮10mmol/L，估算肾小球滤过率eGFR 45mL/（min·1.73m^2）提示肾功能受损；肾脏彩超显示双肾体积略缩小，实质回声增强，皮髓质分界欠清晰，符合糖尿病肾病的影像学改变。

·该患者主要的护理诊断/问题及依据有哪些，相应的护理措施是什么？

护理诊断/问题及依据：

（1）营养失调（低于机体需要量）依据为患者近3个月体重下降约2.5kg，且存在糖尿病、肾功能受损，营养物质代谢紊乱。

（2）知识缺乏：患者患糖尿病10年但血糖控制不佳，且新诊断为糖尿病肾病，可能缺乏疾病相关知识，包括饮食、运动、治疗及自我监测等。

护理措施：

（1）营养失调护理：制定个性化饮食计划，控制蛋白质摄入［优质低蛋白饮食，0.6～0.8g/（kg·d）］，合理分配碳水化合物、脂肪摄入，保证热量供应。

（2）知识缺乏护理：为患者及家属讲解糖尿病肾病的疾病知识、治疗方案、饮食运动注意事项、自我监测方法（如血糖、血压、体重等）。

·该患者在胰岛素治疗过程中，需要重点关注哪些不良反应？

重点关注的不良反应有：低血糖，体重增加，过敏反应，水肿。

第九节　糖尿病视网膜病变

案例导入

患者，男性，52 岁，已婚，因“视力下降、视物模糊 3 个月”于 2024 年 10 月 15 日入院。2024 年 7 月，患者因视力下降前往当地医院就诊，完善相关检查后诊断为“糖尿病视网膜病变（非增殖期）”，予改善微循环、营养神经等药物治疗，患者未规律服药。2024 年 10 月 13 日，患者因视力进一步下降至本院眼科就诊，10 月 15 日转入内分泌科治疗。患者 2 型糖尿病病史 10 年，高血压病史 5 年，血压控制尚可。体格检查：身高 170cm，体重 75kg，体重指数 25.95kg/m^2。T 36.5℃，P 80 次 / 分，R 18 次 / 分，BP 130/80mmHg。神志清楚，查体合作，自主体位。双眼视力：右眼 0.2，左眼 0.3。双眼结膜无充血，角膜透明，前房深浅正常，瞳孔圆，直径约 3mm，对光反射灵敏。眼底检查：双眼视网膜散在微血管瘤、出血、渗出，黄斑区水肿。检验检查：空腹血糖 9.8mmol/L，餐后 2h 血糖 14.5mmol/L，糖化血红蛋白 8.5%。眼底荧光血管造影（FFA）：双眼视网膜微血管瘤、出血、渗出，黄斑区渗漏。光学相干断层扫描（OCT）：双眼黄斑区视网膜增厚，视网膜下积液。入院后予胰岛素强化治疗控制血糖，羟苯磺酸钙胶囊口服改善微循环，甲钴胺营养神经，雷珠单抗注射液抗血管内皮生长因子（VEGF）药物治疗，待黄斑水肿消退后，拟行全视网膜激光光凝治疗。

1. 该患者诊断为糖尿病视网膜病变的依据是什么？
2. 该患者主要的护理诊断 / 问题及依据有哪些，相应的护理措施是什么？
3. 该患者使用抗 VEGF 药物治疗需要注意哪些事项？出院后如何进行随访？

糖尿病视网膜病变（diabetic retinopathy，DR）是糖尿病最常见的微血管并发症之一，也是成人失明的主要原因。糖尿病视网膜病变的发病机制复杂，高血糖、高血压、高血脂、胰岛素抵抗等均参与其中，且病情呈进行性发展。及时发现并干预糖尿病视网膜病变对于保护患者视力、提高生活质量至关重要。

一、临床表现

糖尿病视网膜病变（DR）以视网膜微血管进行性损伤为病理特征，分为 2 大类 6 期：

1. 非增殖性糖尿病视网膜病变（NPDR）

（1）Ⅰ期（轻度）：微血管瘤、小出血点。

（2）Ⅱ期（中度）：视网膜出血、硬性渗出和（或）棉绒斑。

（3）Ⅲ期（重度）：任一象限≥ 20 个出血点，或至少 2 个象限静脉“串珠样”改变，或视网膜内微血管异常。

2. 增殖性糖尿病视网膜病变（PDR）

（1）Ⅳ期（增生早期）：视网膜或视盘新生血管。

（2）Ⅴ期（纤维增生期）：纤维血管膜形成，伴视网膜前出血或玻璃体积血。

（3）Ⅵ期（增生晚期）：牵拉性视网膜脱离，合并纤维血管膜、视网膜前积血或玻璃体积血。

在早期，DR 常无明显症状，随着病变加重，患者可能出现视物模糊、视野缺损、飞蚊症等症状。体征方面，眼底检查可见微血管瘤、出血斑、硬性渗出、棉絮斑以及新生血管等典型表现。若未及时干预，DR 可能引发一系列严重并发症，包括玻璃体出血、牵拉性视网膜脱离、新生血管性青光眼以及糖尿病性黄斑水肿（diabetic macular edema，DME），最终导致不可逆的视力丧失甚至失明。此外，糖尿病还可引发黄斑病、白内障、青光眼、屈光改变、缺血性视神经病变等眼部并发症。

二、检验检查

（一）眼底检查

1. 检眼镜检查　通常需在散瞳后进行（闭角型青光眼患者禁忌散瞳），散瞳可扩大眼底可见范围，更易发现早期病变，是初步诊断糖尿病视网膜病变的重要手段。通过检眼镜，医生可直接观察眼底情况，如微血管瘤、出血、渗出、视网膜脱离等。小瞳孔眼底检查因眼底观察范围有限，易漏诊早期病变，故不适合用于糖尿病视网膜病变的诊断。

2. 眼底照相检查　可记录眼底病变情况，便于专家诊断及病变随访对比。包括散瞳和不散瞳两种方式，散瞳眼底照相应用更为广泛，能更清晰地显示眼底细节；非散瞳眼底照相主要用于糖尿病眼底病变的筛查。

3. 眼底荧光血管造影检查　可动态观察视网膜循环，尤其是视网膜微循环的变化，如微血管瘤、出血、荧光渗漏点、无灌注区及新生血管等，是糖尿病视网膜病变诊断分期及激光治疗的重要依据。检查时，需向患者静脉注射荧光素钠，然后使用特殊眼底照相机拍摄眼底血管的荧光影像。造影过程一般持续 10 ～ 15min，检查后患者尿液会呈黄绿色，这是正常现象，通常数小时后可自行消退。

（二）眼底光学相干断层扫描（OCT）检查

是一种无创检查技术，对糖尿病性黄斑病变具有重要诊断价值。OCT 通过对视网膜进行断层扫描，可清晰地显示视网膜各层结构，检测黄斑区是否存在水肿、神经上皮脱离等病变，目前已成为糖尿病黄斑水肿的常规检查方法。

（三）光学相干断层扫描血管成像（OCTA）检查

能够提供视网膜血管的三维图像，清晰地显示视网膜血管结构及血流情况，可发现早期视网膜微血管病变，如血管迂曲、微血管瘤形成、毛细血管无灌注区等，有助于糖尿病视网膜病变的早期诊断及病情监测。

三、诊断标准

糖尿病视网膜病变的诊断主要依据糖尿病病史、临床表现及相关辅助检查结果。

（一）糖尿病病史

患者有明确糖尿病诊断，且病程长短与糖尿病视网膜病变发生风险密切相关，病程越长，发病风险越高。

（二）临床表现

出现视力下降、视物模糊、变形、视野缺损、飞蚊症等症状，结合检眼镜检查发现微血管瘤、出血、渗出、新生血管、视网膜脱离等典型病变，可初步诊断。

（三）辅助检查

1. 眼底照相　可直观记录眼底病变情况，根据病变特征进行初步分期。

2. 眼底荧光血管造影　是诊断糖尿病视网膜病变分期的金标准，通过观察荧光素在视网膜血管中的充盈、渗漏及循环情况，明确病变程度及范围，为治疗提供重要依据。

3. OCT 检查　对糖尿病黄斑病变的诊断及病情评估具有重要价值，可准确测量黄斑厚度，判断是否存在黄斑水肿及水肿类型。

目前，糖尿病视网膜病变国际临床分级标准主要基于眼底检查结果，将其分为非增殖期和增殖期，具体见表 5.9.1。

表 5.9.1　眼底检查

病变严重程度	散瞳眼底检查所见
轻度非增殖期	仅有微动脉瘤
中度非增殖期	微动脉瘤，存在轻于重度非增殖期的视网膜病变
重度非增殖期	出现以下任一表现：① 4 个象限中每个象限均有 20 个以上视网膜内出血；② 2 个以上象限有明确的静脉串珠样改变；③ 1 个以上象限有显著的视网膜内微血管异常
增殖期	出现以下任一表现：①新生血管形成；②玻璃体积血；③视网膜前出血

四、治疗

糖尿病视网膜病变的治疗旨在控制病情进展、保护视力，需采取综合治疗措施。

（一）控制血糖

严格控制血糖是防治糖尿病视网膜病变的基础。通过饮食控制、合理运动及降糖药物应用，使血糖达标。对于新诊断2型糖尿病患者，若血糖较高，可考虑胰岛素泵强化治疗，减轻高糖毒性对视网膜的损害。同时，避免低血糖发生，因为血糖波动及低血糖均可能加重眼底病变。

（二）控制血压

高血压是糖尿病视网膜病变的重要危险因素，有效控制血压可延缓病变进展。糖尿病合并高血压患者，血压应控制在130/80mmHg以下。首选ACEI类或ARB类。若血压控制不佳，可联合钙通道阻滞剂、利尿剂、β受体阻滞剂等药物。

（三）调整血脂

对于伴有高甘油三酯血症的轻度非增殖期糖尿病视网膜病变患者，可使用非诺贝特等药物调脂治疗，以降低血脂水平，改善视网膜微循环。

（四）抗血小板治疗

阿司匹林可抑制血小板聚集，预防微循环血栓形成，对于无禁忌证的糖尿病患者，可考虑使用小剂量阿司匹林进行抗血小板治疗，但需注意出血风险。

（五）改善微循环

羟苯磺酸钙能降低血液高黏滞性，抑制血小板聚集因子合成与释放，减轻或阻止视网膜微血管渗漏，减少血管活性物质合成，阻止微血管基底膜增厚，从而改善视网膜微循环，可用于糖尿病视网膜病变的治疗。

（六）激光治疗

1. 全视网膜光凝　通过激光破坏视网膜缺血缺氧区域，减少新生血管生长因子产生，促使新生血管萎缩，降低玻璃体积血和视网膜脱离风险，主要适用于增殖期糖尿病视网膜病变及重度非增殖期糖尿病视网膜病变。

2. 黄斑区格栅样光凝　针对黄斑水肿，通过激光封闭渗漏血管，减轻黄斑水肿，适用于糖尿病黄斑水肿导致视力下降患者。

（七）玻璃体切割手术

对于严重增殖期糖尿病视网膜病变，玻璃体切割手术可清除积血，解除牵拉，复位视网膜，挽救部分视力。但手术效果因病情而异，且存在一定并发症风险，如感染、眼内出血、视网膜再次脱离等。

（八）抗血管内皮生长因子（VEGF）治疗

玻璃体内注射抗VEGF药物，如雷珠单抗、康柏西普、阿柏西普等，可抑制VEGF活性，减少新生血管形成，减轻黄斑水肿，提高视力。主要用于治疗糖尿病黄斑水肿及增殖期糖尿病视网膜病变。抗VEGF治疗效果显著，但需多次注射，且可能出现眼内炎、视网膜脱离等并发症，治疗过程中需密切观察。

（九）中医治疗

在中医理论中，糖尿病视网膜病变属“消渴目病”范畴。根据患者不同证型，可采用辨证论治。部分患者通过针刺、热敏灸、按摩眼周穴位等方法改善眼部血液循环，辅助治疗糖尿病视网膜病变。

五、护理

（一）护理评估

1. 病史　详细询问患者糖尿病病史及血糖控制情况，了解是否存在其他慢性疾病，以及既往眼部疾病史、手术史等。同时，询问患者家族中有无糖尿病及眼部疾病遗传史。

2. 身体状况

（1）视力及眼部症状：评估患者视力变化情况，是否出现视力下降、视物模糊、变形、视野缺损、飞蚊症等症状，观察眼部有无红肿、疼痛、分泌物增多等表现。

（2）全身状况：检查患者生命体征、营养状况等，评估是否存在糖尿病相关并发症表现。

3. 检验检查　熟悉患者各项检验检查结果，判断糖尿病视网膜病变严重程度及病情进展。

4. 心理社会状况　评估患者心理状态，了解其对疾病的认知程度及心理承受能力，同时关注患者家庭支持系统及社会支持情况。

（二）常见护理诊断/问题及措施

1. 感知紊乱-视力下降　与糖尿病视网膜病变导致视网膜结构和功能损害有关。

（1）生活护理：为患者创造安全舒适的居住环境，保持室内光线充足，物品摆放有序，避免患者因视力下降发生跌倒、碰撞等意外，协助患者完成日常生活活动。

（2）病情观察：密切观察患者视力变化，定期测量视力，若发现视力急剧下降或出现眼痛、头痛等症状，及时报告医生处理。

（3）眼部护理：指导患者注意眼部卫生，避免用手揉眼，遵医嘱按时使用眼药。

2. 焦虑　与担心视力进一步下降及疾病预后有关。

（1）心理疏导：主动与患者沟通交流，给予心理支持和安慰。向患者介绍糖尿病视网膜病变的相关知识，增强战胜疾病的信心。

（2）鼓励家属陪伴：鼓励患者家属多陪伴患者，给予关心和支持，营造良好家庭氛围，缓解患者焦虑情绪。

（3）放松训练：指导患者进行放松训练，如深呼吸、渐进性肌肉松弛、冥想等，帮助患者减轻焦虑，缓解心理压力。

3. 知识缺乏　缺乏糖尿病视网膜病变防治及自我护理相关知识。

（1）健康教育：采用多种形式向患者及家属介绍糖尿病视网膜病变相关知识。

（2）饮食指导：根据患者病情及身体状况，制定个性化饮食计划。指导患者遵循糖尿病饮食原则，控制总热量，注意饮食均衡，保证营养供给。

（3）运动指导：指导患者遵循糖尿病运动原则，运动时需注意安全，随身携带糖果，防止低血糖发生。运动前后监测血糖，根据血糖变化调整运动方案及降糖药物剂量。

（三）其他护理诊断 / 问题

1. 有跌倒的危险　与视力下降导致视觉感知障碍有关。

2. 潜在并发症（眼部感染、出血）　与眼部手术、治疗及患者自身抵抗力下降有关。

（四）健康指导

1. 疾病知识指导　向患者及家属讲解糖尿病视网膜病变的发生发展过程、危害及防治方法，使其认识到早期诊断、积极治疗及良好自我管理对控制病情、保护视力的重要性。定期筛查，强调糖尿病患者定期进行眼底检查的必要性。

2. 用药指导

（1）降糖药物：告知患者各种降糖药物的作用、用法、不良反应及注意事项。指导患者按时按量服药，不可随意增减药量或停药。

（2）降压、调脂药物：指导患者正确服用药物，观察药物疗效及不良反应。如服用 ACEI 类药物可能出现干咳症状，服用 ARB 类药物可能出现头晕、低血压等，若出现不良反应，及时告知医生。

（3）眼部用药：详细介绍眼部使用的眼药水或其他药物作用、使用方法及注意事项，指导患者正确滴眼药水。

3. 心理社会支持

（1）心理调适：关注患者心理状态，鼓励患者积极面对疾病，保持乐观心态。

（2）社会支持：鼓励患者家属关心、陪伴患者，给予生活照顾和精神支持。同时，鼓励患者多参加社会活动。

六、案例解析

案例特点

1. 诊断　该患者血糖升高伴视力下降 3 个月，曾诊断为非增殖期糖尿病视网膜病变（NPDR），未规律用药导致病情进展。实验室检查提示糖化血红蛋白 8.5%（长期血糖控制差）；FFA 及 OCT 提示黄斑水肿、视网膜微血管病变，眼科特征有视力损害，右眼 0.2，左眼 0.3；眼底见微血管瘤、出血、渗出及黄斑水肿。其符合诊断标准。

2. 主要护理问题

（1）有受伤的危险：视力下降。

（2）焦虑：担心视力丧失。

3. 护理措施及依据

（1）控制血糖：定期监测血糖，依据糖尿病饮食、运动原则进行管理，遵医嘱使用控制血糖药物。

（2）眼部护理：每日评估视力变化，记录主诉（如视物变形、闪光感）；雷珠单抗注射后观察眼压、疼痛及感染征象；激光治疗后避免揉眼、剧烈运动，使用抗生素滴眼液预防感染。抗 VEGF 治疗需警惕眼内炎，激光术后需预防出血及视网膜脱离。

（3）用药护理：简化用药流程，做好用药指导，强调不要随意停药、漏药等。

（4）心理支持：向患者沟通疾病进展与失明风险，增强治疗信心；指导患者自我监测血糖、制定随访计划（每 3 个月复查 HbA1c，每年眼底检查）。

第十节　糖尿病神经病变

案例导入

患者，男性，75 岁，已婚。发现血糖升高 30 年，双下肢感觉异常 1 年。患者 30 年前因口干、多饮、多尿于当地医院就诊，测空腹血糖≥ 20mmol/L，确诊“2 型糖尿病”，长期使用“重组赖脯胰岛素 8 ～ 12IU（三餐前）+ 甘精胰岛素 18IU（睡前）”控制血糖，自诉空腹血糖波动于 8 ～ 10mmol/L，未规律监测餐后血糖及糖化血红蛋白。1 年前逐渐出现双下肢远端对称性麻木、触觉减退，无疼痛、间歇性跛行及足部溃疡。本次入院测随机血糖 15.2mmol/L，HbA1c 9.8%，为进一步治疗收治入院。病程中无心悸、手抖、意识障碍、视物模糊，无皮肤溃烂或变色。既往史：否认高血压、冠心病病史。

体格检查：T 36.7℃，P 88 次 / 分，R 18 次 / 分，BP 150/85mmHg。专科查体：双下肢远端触觉减退，踝反射消失，趾腱反射减弱，足部皮肤完整无溃疡，无骨质破坏。辅助检查：血糖 15.2mmol/L，HbA1c 9.8%，尿酮体（–），血常规正常，Scr 78μmol/L。肌电图：双侧腓总神经传导速度减慢，符合糖尿病周围神经病变。

诊断：2 型糖尿病伴周围神经病变、糖尿病足 0 期（无溃疡，高危足）、高血压 1 级。

治疗经过：胰岛素强化治疗［重组赖脯胰岛素 8 ～ 12IU（三餐前）+ 甘精胰岛素 20IU（睡前）］、联合二甲双胍 500mg bid、阿卡波糖 50mg tid；甲钴胺 500μg tid、硫辛酸 600mg qd、依帕司他 50mg tid、普瑞巴林 75mg qd 镇痛。

1. 该患者为何长期使用胰岛素仍发生并发症？

2. 无症状的神经病变是否需要干预？

3. 如何打破"高血糖-神经损伤-疼痛-活动减少"的恶性循环？

糖尿病神经病变（diabetic peripheralneuropathy，DPN）是糖尿病最常见的慢性并发症之一，分为弥漫性神经病变、单神经病变、神经根或神经丛病变，而弥漫性神经病变又分为远端对称性多神经病变（distal symmetric polyneuropathy，DSPN）和自主神经病变（DAN）。DSPN 也被称为糖尿病周围神经病变（diabetic peripheralneuropathy，DPN），包括小纤维神经病变（small fiber neuropathy，SFN）、大纤维神经病变和混合纤维神经病变，详细分型见图片 5.10.1。在糖尿病病程达到 15 ～ 20 年的患者中，约有 30% ～ 50% 的患者表现出临床症状的周围神经病变。尽管其具体发病机制尚未完全明确，但可能与糖代谢和脂代谢异常导致的微血管和大血管病变、神经细胞损伤，以及可能的自身免疫反应有关。神经病变的发生率与病程的长短和检测手段有关，约 60% ～ 90% 的患者通过神经功能检查可发现不同程度的神经病变，其中 30% ～ 40% 的患者没有明显症状。吸烟、年龄≥ 40 岁以及血糖控制不良的糖尿病患者，其神经病变的发生率较高。

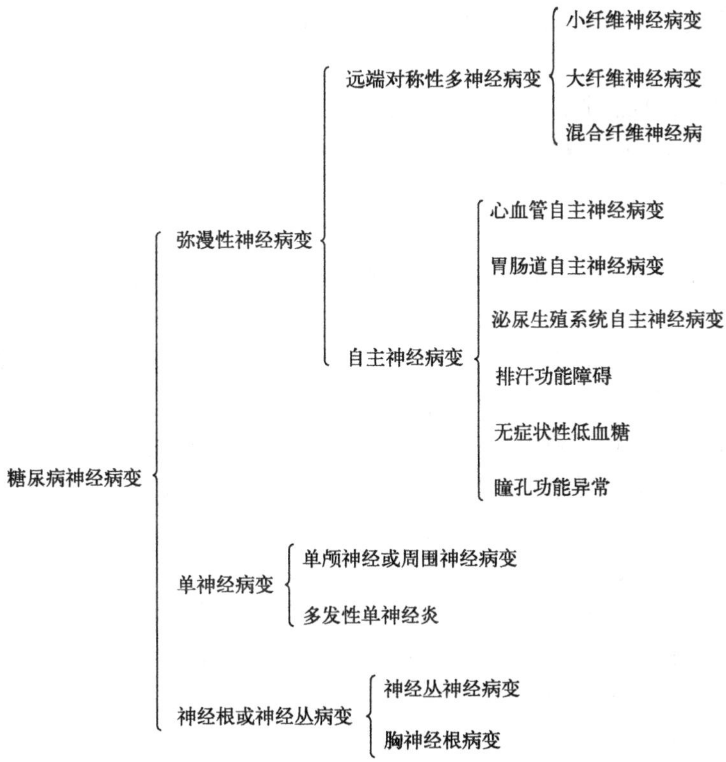

图 5.10.1　糖尿病神经病变的分型

一、临床表现

（一）弥漫性神经病变

1. DSPN　此类神经病变以糖尿病的代谢障碍为基础，是弥漫性神经病变最常见的类型。常起病隐匿，具有对称性、多发性，先远端、后近端的临床特点。病变广泛，病情波动大，呈逐渐加重的趋势，少有完全缓解者。症状以感觉障碍为主，运动障碍往往较轻，常伴有自主神经受损。典型表现为短袜及手套样分布的感觉障碍，主要表现为麻木感，可伴有不同程度的疼痛，其性质多种多样，如针刺痛、烧灼痛等，还可有感觉异常，如蚁爬感、自觉肢体发凉或灼热、共济失调、步态不稳（“北京鸭”步），或有踩棉花样感等。一般从肢体远端开始，首先累及足趾，随病情逐步进展至全脚及小腿，上肢累及出现较晚，少累及躯干。查体可发现不同程度的腱反射减弱，触觉及痛觉、温度觉减退等。电生理表现为感觉传导和运动传导异常。

2. 自主神经病变　可累及心血管系统、消化系统、泌尿生殖系统、血管舒缩功能、瞳孔、汗腺等自主神经，临床表现多种多样。

（1）消化系统自主神经病变：患者常表现为胃轻瘫和肠麻痹，因胃排空时间延迟及胃内容物滞留，导致恶心、呕吐、腹部不适及麻痹性肠梗阻等症状。糖尿病的另一肠道并发症包括阵发性夜间腹泻（糖尿病性腹泻）、腹泻与便秘交替出现，以及结肠扩张等问题。

（2）神经源性膀胱：其特点是排尿功能逐渐丧失。需要通过定量评估来检测尿流量的减少、尿潴留和尿失禁。尿潴留可能导致尿路感染，进而引发肾盂肾炎、肾衰竭。

（3）心血管反射功能不足：心血管自主神经病变表现为心血管运动反射功能的损害。最早的临床特征是缺乏正常的脉搏频率调节，进入晚期阶段，可能导致卧位高血压、夜间高血压及直立性低血压，此外，还可能引发无痛性心肌梗死、猝死以及难治性心力衰竭。该病还会影响代谢调节，导致低血糖感知减退或完全无反应，患者可能无法自行从低血糖中恢复。

（4）生殖系统功能障碍：女性患者常见性冷淡和外阴瘙痒症。男性患者则可能出现阳痿和早泄，通常表现为阴茎难以变硬或无法持久勃起。糖尿病引起的勃起障碍通常是多因素综合作用的结果，包括糖尿病自主神经病变、血管因素、血糖控制、抑郁和焦虑等。

（5）排汗功能异常：无汗症常见于下肢远端，而上半身则出现躯干和头面部的代偿性过度出汗。患者的下肢（如腿部和足部）皮肤通常干燥、发凉、无汗并可能出现干裂，而上半身则可能出现大量出汗。

（6）周围血管：血管的舒缩幅度减小，运动张力降低；动静脉分流开放，导致周围皮肤的血流量增加，静脉和毛细血管丛扩张，血压升高，从而引发周围皮肤水肿。

（二）单神经病变

此类神经病变常以糖尿病微血管病变为基础，其病理特征为神经损害部位的局灶性血管病变。常见于老年人，一般可自行恢复。

1. 颅神经病变　最常见的是动眼神经的单发性病变，而展神经及面神经也可受累，出现复视、面瘫等，统称为糖尿病性眼肌病变。眼肌麻痹常为突发性，在清晨起床时发现，伴有眶后的剧痛，而不伴瞳孔的改变。

2. 四肢及躯干单神经病变　较少见，任何周围神经均可累及，根据患病率的高低，糖尿病神经病变通常依次影响的神经为：肌神经、坐骨神经、正中神经、尺神经、桡神经、腓神经，以及股部单侧皮神经等。损害通常发生在受压部位，且病程常急性起病。体检时可发现肌无力和感觉过敏，典型症状为突发性的“垂足”或“垂腕”。

3. 下肢近端运动神经病变　又称糖尿病性肌萎缩，表现为髂腰肌、股四头肌、内收肌等肌群出现左右不对称的肌力下降、肌肉萎缩和肌痛等症状。出现近端肌无力时，患者无法自行从坐姿站立，必须借助双手支撑才能起身。

（三）糖尿病神经根神经病变

糖尿病神经根神经病变，又称糖尿病性肌萎缩症或糖尿病性多神经根神经病变，通常累及腰骶神经丛，主要发生在 T2DM 患者中。患者通常表现为大腿单侧剧烈疼痛和体重减轻，然后是运动无力、肌萎缩，该疾病通常是自限性的。

二、检验检查

（一）糖尿病周围神经病变的筛查

远端对称性多神经病变是糖尿病周围神经病变的最常见类型。2 型糖尿病确诊时、1 型糖尿病在诊断后 5 年，至少每年筛查一次，高危患者（HbA1c ＞ 9% 或病程＞ 10 年）应每 6 个月筛查一次。有典型症状的患者易于发现和诊断，而无症状者则需要通过体格检查或神经电生理检查来确诊。在临床实践中，常结合踝反射、针刺痛觉、振动觉、压力觉、温度觉等五项检查来筛查糖尿病周围神经病变（DPN）。最常用的方法包括使用 128Hz 音叉评估振动觉（大纤维功能）以及用 10g 尼龙丝评估压力觉，以确定足溃疡和截肢的风险。这些方法特别适合基层医疗单位或大规模人群筛查。

（二）感觉神经功能检查

1. 体格检查

（1）使用 128Hz 的音叉敲击后，将其放置在患者的踝关节处，检查患者对音叉振动的感知。

（2）用棉花捻成细长形状，轻轻划过患者的皮肤（特别是足底），检查患者的轻触觉，或使用单根尼龙丝进行触觉半定量检查，让患者平卧并闭上眼睛，询问其是否感到足趾被拨动，或者能否识别被拨动的是哪个足趾，从而检查患者的本体感觉。

（3）使用冷或温热物体（如金属块或温热毛巾）接触皮肤，检查患者对冷、热的感觉。

（4）用大头针的钝端接触皮肤，检查患者对针刺的痛觉反应。

2. 肌电图电生理检查、定量感觉测定（QST）

（三）运动神经功能检查

检查患者四肢的活动灵活性、协调性以及步态；观察是否存在肌肉萎缩；评估膝腱反射和跟腱反射的存在情况。肌电图检查则用于评估不同肌肉中运动神经的传导速度和潜伏期。

（四）自主神经功能检查

1. 心率

（1）静息时心率测定：心率超过 90 次 /min。

（2）深呼吸时心率变化：每分钟进行 6 次深呼吸，同时记录心电图，计算深呼吸期间最大与最小心率之差，正常情况下应≥ 15 次 /min，若心脏自主神经病变则≤ 10 次 /min。

（3）瓦氏试验：深吸气后尽量屏气，然后在 15s 内以 40mmHg 压力吹气，同时记录心电图，正常人最大与最小心率之比应≥ 1.21，若心脏有自主神经病变则≤ 1.1。

2. 血压

（1）握拳试验：持续用力握拳 5min 后立即测量血压，正常人收缩压应升高≥ 16mmHg，若收缩压升高≤ 10mmHg，提示存在心血管自主神经病变。

（2）直立性低血压：首先测量静卧时的血压，然后让患者立即站立，3min 内快速测量血压，若收缩压下降≥ 30mmHg（正常人≤ 10mmHg），则可诊断为直立性低血压，若下降范围在 11 ～ 29mmHg 则为早期病变。

（3）24h 动态血压监测：有助于检测夜间高血压。

3. 膀胱残余尿　使用 B 超测量膀胱中的残余尿量，若排尿后残余尿量＞100mL，可诊断为尿潴留。

三、诊断标准

（一）糖尿病周围神经病变

有明确的糖尿病病史，且在确诊糖尿病时或确诊之后出现的神经病变；有神经病变的临床症状，如疼痛、麻木、感觉异常等，5 项检查（踝反射、振动觉、压力觉、温度觉、针刺痛觉）中任一项异常可以诊断：若无临床症状，则5项检查中任意2项异常也可诊断。

此外，需排除其他原因所致的神经病变，包括具有神经毒性的药物、维生素 B_{12} 缺乏、颈腰椎疾病、脑梗死、慢性炎症性脱髓鞘性神经病变、遗传性神经病变和血管炎、感染及肾功能不全引起的代谢毒物对神经的损伤。

如根据以上检查仍不能确诊，在需要进行鉴别诊断时，可以进行神经电生理检查。

（二）糖尿病自主神经病变

1. 糖尿病性心脏自主神经病变　目前尚无统一的诊断标准，常用的检查项目包括心率变异性、Valsalva 试验（最长 R-R 间期与最短 R-R 间期之比）、握拳试验（持续握拳 3min 后测量血压）、直立性血压变化测定、24h 动态血压监测以及频谱分析等。

2. 其他糖尿病自主神经病变　目前同样缺乏统一的诊断标准，诊断通常依赖于患者的临床症状、特点及相关功能检查，往往通过排除其他可能的病因来进行临床诊断。

四、治疗

（一）周围神经病变治疗

在周围神经病变的治疗中，疼痛和其他令人不适的感觉症状是最主要的干扰因素，治疗目标是缓解症状并防止周围神经病变进一步恶化。

1. 病因治疗　纠正高血糖及其他代谢紊乱是治疗的基础。

2. 针对神经病变的发病机制治疗

（1）抗氧化应激：通过抑制脂质过氧化，增加神经营养血管的血流量，改善神经 Na^+-K^+-ATP 酶活性，保护血管内皮功能。常用药物包括硫辛酸。

（2）改善微循环：周围神经血流减少是导致糖尿病周围神经病变的重要原因。通过扩张血管、改善血液高凝状态和微循环，可以提高神经细胞的血氧供应，改善临床症状。常用药物包括前列腺素 E1、贝前列素钠、西洛他唑、己酮可可碱、胰激肽原酶、钙通道阻滞剂和活血化瘀类中药等。

（3）改善代谢紊乱：通过抑制醛糖还原酶、糖基化产物、蛋白激酶 C、氨基己糖通路和血管紧张素转换酶来改善代谢紊乱。常用药物包括醛糖还原酶抑制剂，如依帕司他。

3. 对症治疗

（1）一线药物：普瑞巴林、加巴喷丁、度洛西汀。

（2）二线药物：卡马西平（限闪电样疼痛）。

4. 其他　补充 B 族维生素、营养神经（如胞磷胆碱）、抗凝治疗（如阿司匹林）、活血化瘀（如复方丹参或川芎嗪注射液）等，可有效改善感觉异常、肢体麻木和疼痛等症状。

（二）自主神经病变治疗

1. 控制代谢紊乱　控制高血糖及其引起的其他代谢紊乱，避免病情进一步发展。

2. 胃轻瘫的治疗　胃轻瘫患者应采取少量多餐的饮食方式，减少食物中脂肪的含量。可使用胃动力药物治疗，如普芦卡必利（新型 5-HT4 激动剂）、多潘立酮或甲氧氯普胺（胃复安）。小剂量红霉素（0.3 ～ 0.4g/d）可增强胃肠蠕动，静脉滴注红霉素可有效治疗胃轻瘫。

3. 糖尿病肠病的治疗

（1）合并腹泻或大便失禁：对因治疗，若小肠细菌过度生长，可口服广谱抗生素；如胰酶缺乏则长期补充胰酶；若存在大便失禁，则应用生物反馈技术重新训练直肠感觉；对于胆酸吸收不良，可使用考来烯胺或洛哌丁胺；口服可乐定可缓解腹泻，作为 5-羟色胺拮抗剂，它通过促进肌间神经丛中乙酰胆碱的释放起作用。

（2）糖尿病性便秘：增加膳食纤维摄入，应用生物反馈技术，结合胃肠动力药物和导泻药物进行治疗。

4. 神经源性膀胱治疗　可以使用 α_1-受体阻滞剂等药物；通过有规律的膀胱排空训练，可以改善症状。老年患者则可通过膀胱造瘘手术进行治疗。

5. 心血管反射功能不足（直立性低血压）　直立性低血压主要依靠预防措施，包括使用弹力绷带或穿弹力袜进行下肢加压包扎。对于严重的直立性低血压患者，可口服氟氢化可的松，以增加外周血管的紧张性和血流量。避免使用扩张小动脉的降压药，降压药物的剂量应根据立位血压调整，而非卧位血压。

6. 糖尿病勃起功能障碍的治疗　包括以下几种方法。

（1）心理治疗：对于伴随心理障碍的患者，心理治疗是必要的。

（2）雄激素补充治疗：针对血清睾酮水平降低的糖尿病勃起功能障碍患者，可考虑睾酮补充治疗。

（3）口服药物：常用的口服药物包括西地那非、曲唑酮和阿扑吗啡等。

（4）局部用药：可使用前列腺素 E1 或酚妥拉明等药物。

（5）其他治疗方法：包括真空负压装置和阴茎假体植入等治疗方式。

五、护理

（一）护理评估

1. 病史　了解患者糖尿病的病程、血糖控制情况、治疗史。评估患者的神经病变症状，包括麻木、刺痛、灼热感、肌肉无力、行走困难等。询问患者症状的发作规律、加重和缓解的因素。

2. 身体状况

（1）全身状态：检查足部是否存在溃疡、干裂、足部变形、足趾畸形等。

（2）检查神经：评估下肢的感觉、肌力、神经传导速度等，判断神经损伤的程度。

（3）运动功能检查：评估步态、走路困难等，观察是否存在肌肉萎缩和关节僵硬。

3. 检验检查

（1）检测血糖、HbA1c 水平、血脂、血压等：评估糖尿病的控制情况。

（2）神经电生理检查：检查周围神经传导速度。

（3）足部检查的辅助检查，如血流动力学监测。

（二）护理诊断

1. 慢性疼痛　与周围神经病变引起的手脚无力、麻木感和疼痛相关。

（1）药物治疗：根据医嘱给予镇痛药物，如普瑞巴林、加巴喷丁等，观察药物疗效。

（2）非药物干预

① 冷敷 / 热敷：根据患者的疼痛类型（如神经痛），应用冷敷或热敷来缓解局部疼痛。

② 局部按摩：轻柔按摩可帮助缓解肌肉紧张，缓解部分神经病变引起的不适感。

③ 放松训练：鼓励患者进行深呼吸、冥想等放松训练，减轻疼痛带来的焦虑和紧张。

④ 疼痛评估：使用视觉模拟量表（VAS）等工具定期评估疼痛的严重程度，根据结果调整治疗方案。

2. 皮肤完整性受损　与足部感觉丧失、血液循环不良有关。

（1）每日足部检查：每天检查患者的足部，观察是否有红肿、溃疡或裂口等损伤，及时报告医生。

（2）足部护理

① 清洁与干燥：每日清洗足部，特别是趾间，擦干并保持干燥，避免使用过热的水，防止皮肤干裂。

② 避免摩擦：为患者提供合适的鞋子和袜子，避免穿紧窄、不合脚的鞋子，减少对足部的摩擦和压力。

③ 避免赤脚走路：提醒患者避免赤脚走路，尤其在环境不确定的地方，以减少受伤风险。

④ 足部防护：教育患者如何正确保护足部，使用护垫、鞋垫等防止压力集中在特定部位。

⑤ 保持良好的血液循环：鼓励患者做一些轻度活动，如简单的足部屈伸运动，促进足部血液循环。

3. 活动能力受限　与神经病变、肌肉萎缩、疼痛相关。

（1）适度锻炼：根据患者的体力状况，制定适当的运动计划，促进下肢的血液循环和肌肉力量恢复。可以进行步态训练、膝关节活动训练等。

（2）关节活动度训练：对出现关节僵硬的患者，指导其进行关节活动度训练，预防关节变形、肌肉萎缩。

（3）肌肉力量训练：鼓励患者进行适度的肌肉力量训练，如下肢肌肉增强练习，帮助患者恢复肌肉的力量。

（4）辅助器具使用：对于运动困难的患者，提供助步器、手杖等辅助器具，以提高行走的稳定性和安全性。

（5）定期评估运动功能：通过观察患者的步态、活动能力和肌力，定期评估运动功能的变化，及时调整锻炼方案。

（三）其他护理诊断

1. 焦虑　与血糖控制不理想，病情反复有关。

2. 知识缺乏　缺乏与糖尿病周围神经病变相关的知识。

（四）健康教育

1. 糖尿病管理教育　教育患者如何管理血糖水平，强调血糖控制对减少神经病变发生和进展的重要性。指导患者正确使用药物，并了解药物可能的不良反应。

2. 足部自我护理指导　教育患者如何检查自己的足部，尤其是在感觉丧失的情况下，注意足部的任何细小伤口或异常变化。

3. 疼痛缓解指导　教育患者识别和缓解糖尿病周围神经病变引起的疼痛，包括使用药物和非药物疗法。提供疼痛管理的心理技巧，如放松训练、冥想等。

4. 饮食与运动指导　提供关于低糖饮食、均衡膳食和适度运动的指导，帮助患者控制体重、改善血糖和促进血液循环。

5. 情绪管理与心理支持　帮助患者认识到糖尿病周围神经病变可能带来的长期影响，鼓励患者与家人和朋友保持沟通，寻求支持。推荐患者参与糖尿病支持小组或心理疏导，以增强其心理韧性。

六、案例解析

• 为何长期使用胰岛素仍发生并发症？

1. 血糖控制不达标　该患者 HbA1c 9.8%（＞ 7% 目标值），提示长期血糖控制不佳。胰岛素剂量可能未个体化调整（如甘精胰岛素剂量不足），或存在饮食不规律、胰岛素注射技术问题。餐后血糖未监测，可能持续存在血糖波动（“血糖漂移”），加剧神经损伤。

2. 胰岛素治疗的局限性　胰岛素治疗仅解决高血糖，但无法逆转已形成的晚期糖基化终末产物（AGEs）对神经的损害。

3. 综合管理缺失　未早期干预神经病变危险因素；未使用抗氧化应激（硫辛酸）或醛糖还原酶抑制剂（依帕司他）等针对神经病变的病因治疗。

• 无症状的神经病变是否需要干预?

需积极干预，理由包括：

1. 隐匿性进展风险　无症状神经病变仍存在神经纤维退化，若不干预，可能进展至疼痛、足溃疡甚至截肢。本例患者虽无疼痛，但已出现触觉减退和反射消失，属于“无痛性神经病变”，足部感觉缺失更易发生无感知性创伤。

2. 早期干预获益　《中国糖尿病神经病变诊疗指南》建议，所有 2 型糖尿病确诊时、1 型糖尿病确诊 5 年后，需每年筛查神经病变，无论有无症状。早期使用甲钴胺、α-硫辛酸可延缓神经传导速度下降，降低足溃疡风险。

3. 预防性管理　无症状者需加强血糖控制、足部护理教育，并定期评估振动觉 / 压力觉（如 10g 尼龙丝试验）。

• 如何打破“高血糖–神经损伤–疼痛–活动减少”的恶性循环？

1. 严格血糖控制　目标 HbA1c ≤ 7%，老年患者可放宽至≤ 8%，但需避免低血糖；本例采用“基础-餐时胰岛素 + 二甲双胍 + 阿卡波糖”，兼顾空腹及餐后血糖，减少波动。

2. 阶梯式镇痛治疗　一线药物：普瑞巴林 / 加巴喷丁（本例选用普瑞巴林，因其对中枢敏化疼痛更有效）。二线药物：度洛西汀、三环类抗抑郁药。难治性疼痛：联合阿片类药物（如曲马多），但需警惕成瘾性。

3. 神经修复与代谢干预　联合甲钴胺、α-硫辛酸、依帕司他多靶点治疗。

4. 运动康复与心理支持　疼痛缓解后，逐步进行有氧运动，改善神经营养和胰岛素敏感性；认知行为疗法缓解疼痛相关的焦虑 / 抑郁。

5. 多学科协作　内分泌科、神经内科、康复科等专科医护人员及足病师联合干预。

第十一节　糖尿病下肢动脉病变

案例导入

患者，女性，72 岁，因“左下肢疼痛不适 1 周”入血管外科。既往有 2 型糖尿病、糖尿病足病史。本次 1 周前出现左小腿及足背疼痛，活动后加重、休息无缓解，伴精神、食欲、睡眠差，口渴多饮（日饮＞ 2000mL）、夜尿增多。

体格检查：身高 153cm，体重 64kg，BMI 27.4kg/m^2；T 36.8℃，P 86 次 /min，

R 20 次 /min，BP 144/80mmHg，随机血糖 16mmol/L。左下肢足背皮温降低、皮色发白，足背动脉未扪及，对侧肢体正常。

辅助检查：2024 年 4 月 15 日下肢动脉彩超示左下肢多动脉血栓、狭窄及斑块形成。入院后检查，C 反应蛋白 22.25mg/L，血红蛋白 94g/L（贫血），糖化血红蛋白 11.8%，甘油三酯 2.97mmol/L，总胆固醇 6.42mmol/L（血脂异常）；CTA 示双下肢动脉粥样硬化、部分分支狭窄闭塞，腹主动脉及髂动脉病变。

治疗及出院：予阿司匹林抗血小板聚集、罂粟碱扩血管、曲马多镇痛等治疗后，左下肢疼痛缓解（评分 1 分）。因患者高龄、一般情况差，家属暂不考虑手术，住院 1 周后出院。出院医嘱为糖尿病饮食，长期口服阿司匹林（100mg/d）、阿卡波糖（100mg TID），定期复查。

1. 该患者可以诊断为糖尿病下肢动脉病变吗？为什么？到达第几阶段了？

2. 该患者主要的护理诊断 / 问题及依据有哪些，相应的护理措施是什么？

3. 该患者出院后需要注意哪些方面？

糖尿病下肢血管病变是糖尿病常见的严重并发症，以下肢动脉粥样硬化、微循环障碍及神经病变为特征，严重可致足部溃疡、坏疽甚至截肢。我国 50 岁以上 2 型糖尿病患者中，下肢动脉病变（LEAD）患病率达 21.2%，显著高于非糖尿病人群，且更易累及股深动脉、胫前动脉等中小动脉。

该病危害深远，患者因间歇跛行行动受限、静息痛卧床，截肢风险是非糖尿病人群的 40 倍。患者在截肢后生活自理能力下降，焦虑抑郁风险增加。2021 年全球糖尿病相关医疗支出中，下肢血管病变占比显著，预计 2045 年相关费用将突破 1.05 万亿美元。此外，LEAD 患者心脑血管事件（心肌梗死、卒中）发生率及死亡率显著升高。

糖尿病下肢血管病变的核心机制为高血糖诱发内皮功能障碍、炎症反应及氧化应激，加速动脉粥样硬化；多元醇通路激活、晚期糖基化终末产物（AGEs）积累进一步损伤血管。同时，糖尿病周围神经病变（DPN）与血管病变相互作用，神经缺血和代谢异常加剧血管损伤，增加足部溃疡与感染风险。

一、临床表现

患者可出现间歇性跛行（IC），静息痛，缺血部位出现溃疡或坏疽，部分合并局部感染。查体可发现皮肤营养不良、毳毛少、肌肉萎缩，皮肤干燥、弹性差，双足（趾）皮温下降，严重时足趾皮肤青紫，足背动脉、胫后动脉搏动减弱或消失。根据临床表现可以划分为 4 个阶段：

1. 第 1 阶段（无临床症状的阻塞性动脉病变）

症状：多数患者无明显不适，或仅觉患肢怕冷、肢端麻木、蚁行感，行走易疲劳。

体征：静息时可触及足背动脉、胫后动脉搏动，但行走后搏动减弱或消失。

2. 第 2 阶段（间歇性跛行）

典型表现：行走时诱发腓肠肌疼痛、酸胀，被迫停步休息后缓解，再次行走时症状重复（“行走-疼痛-休息-缓解”循环）。

特点：糖尿病患者此阶段持续时间短，因周围神经病变可能掩盖疼痛，易漏诊。

3. 第 3 阶段（缺血性静止性疼痛）

症状：休息时出现持续性烧灼样疼痛，夜间加重，肢体下垂可缓解，抬高则加重。

体征：足部皮温降低、皮肤苍白或发绀，足背动脉搏动明显减弱或消失。

4. 第 4 阶段（溃疡 / 坏疽期）

症状：肢端因严重缺血出现破溃、感染，形成难愈性溃疡，严重者发展为干性或湿性坏疽，常需截肢。

高危因素：年龄＞ 65 岁、糖尿病病程＞ 10 年、吸烟、高血压、血脂异常、高同型半胱氨酸血症等。

二、检验检查

（一）体格检查

1. 肢体抬高试验（Buerger 试验）　双下肢抬高 30°，持续 30s，放平后 10s 内毛细血管未充盈提示下肢缺血。

2. 静脉充盈时间（VFT）　下肢抬高 45°，1min 后下垂，足背静脉充盈时间＞ 20s 提示动脉灌注不足。

3. 动脉搏动检查　足背动脉、胫后动脉搏动减弱或消失是重要体征。

（二）辅助检查

1. 皮肤温度检查　红外线皮肤温度检查是一种简单、实用的评估局部血供的方法。

2. 踝肱指数（ABI）正常值为 0.9 ～ 1.3，＜ 0.9 提示缺血（轻度 0.7 ～ 0.89，中度 0.4 ～ 0.69，重度＜ 0.4）。ABI ＞ 1.3 提示动脉钙化，需结合趾肱指数（TBI）进一步评估。

3. 足趾收缩压（TSBP）　TSBP 对判断足部溃疡的预后有很大价值，正常的 TSBP ＞ 50mmHg。TSBP ≥ 30mmHg，足部病变愈合率为 92%; TSBP ＜ 30mmHg，足部溃疡几乎没有愈合的可能。这是考虑血管外科治疗的一个指标，但临床应用较少。

4. 经皮氧分压（transcutaneous oxygenpressure，$TcPO_2$）　正常人足背 $TcPO_2$ ＞ 40mmHg，足背 $TcPO_2$ ＜ 30mmHg 提示血供不足，＜ 20mmHg 预示溃疡难以

愈合。

5. 血管彩色多普勒　无创筛查动脉硬化斑块、狭窄或闭塞的首选方法。

6. 血管影像检查　CTA/MRA 可清晰显示血管狭窄部位及程度，指导手术方案。DSA（数字减影血管造影）为诊断金标准，可同时行介入治疗。

三、诊断标准

糖尿病合并 LEAD 的诊断依据包括：

1. 符合糖尿病诊断标准。

2. 存在下肢动脉狭窄 / 闭塞的临床表现。

3. 静息 ABI ≤ 0.90，或运动后 ABI 下降≥ 15% ～ 20%。

4. 血管影像学检查（超声、CTA、MRA 或 DSA）证实下肢动脉狭窄 / 闭塞。

5. 严重肢体缺血诊断：静息痛、溃疡或坏疽，伴 ABI ＜ 0.40、踝动脉压＜ 50mmHg 或 $TcPO_2$ ＜ 30mmHg。

四、治疗

LEAD 的治疗目的是预防全身动脉粥样硬化疾病的进展，降低心血管事件及死亡的发生，预防缺血导致的溃疡和肢端坏疽，预防截肢或降低截肢平面，改善间歇性跛行患者的功能状态。

（一）生活方式干预

通过饮食、运动等生活方式干预，戒烟限酒，控制血糖、血压、血脂、体重等。

1. 饮食管理　控制总热量，碳水化合物占 45% ～ 60%，优质蛋白占 15% ～ 20%，脂肪＜ 30%（饱和脂肪酸＜ 12%），每日盐摄入＜ 5g，增加膳食纤维摄入。

2. 运动康复　足部皮肤完整者，每周 3 ～ 5 次平板运动或步行，每次 30 ～ 45min（以诱发轻度跛行为度）。

3. 控制危险因素　戒烟限酒，HbA1c ＜ 7%（高龄者可放宽至＜ 8%），血压＜ 140/90mmHg，LDL-C ＜ 1.8mmol/L。

（二）药物治疗

1. 抗血小板药物　阿司匹林 75 ～ 160mg/d 或氯吡格雷 75mg/d，预防血栓形成。

2. 扩血管药物　西洛他唑（改善间歇性跛行）、前列地尔（改善微循环）。

3. 调脂治疗　他汀类药物（如阿托伐他汀）降低 LDL-C。

4. 降压治疗　首选 ACEI/ARB（如依那普利、缬沙坦），保护血管内皮。

5. 改善神经病变　α-硫辛酸、甲钴胺。

（三）血管重建手术

1. 手术指征 在保守治疗 6 周后仍不见好转时考虑手术治疗。

2. 术式选择

（1）腔内治疗（首选）：球囊扩张、支架植入（药物涂层器械可提高远期通畅率）。

（2）外科手术：动脉旁路移植（适用于长段闭塞）。

（3）杂交手术：联合腔内与外科技术，提高复杂病变疗效。

（四）伤口护理与感染控制

1. 清创 清除坏死组织，避免使用刺激性消毒剂直接冲洗创面。

2. 抗感染 根据细菌培养结果选用敏感抗生素（如万古霉素、头孢哌酮舒巴坦）。

3. 负压治疗 适用于 Wagner 2 ～ 4 级溃疡，促进肉芽组织生长。

（五）干细胞治疗

干细胞移植治疗为糖尿病下肢血管病变中的最新研究进展，应用前景广阔，可促进血管新生和神经修复。

（六）其他

物理治疗和运动康复有助于改善血液循环和神经功能，降低截肢风险。疼痛评估后根据镇痛原则对症治疗。

五、护理

（一）护理评估

1. 病史 详细询问患者的既往史、家族史，患病时间、主要症状及其特点，如有无间歇性跛行、静息痛、溃疡等；询问患病后检查和治疗经过，目前用药情况和病情控制情况；评估溃疡面积、深度、有无潜行和窦道，近期血糖控制情况等。

2. 危险因素评估 包括患者年龄、性别、家族史；了解患者有无肥胖、血脂异常、高血压、血糖控制情况；疼痛是否影响睡眠；有无吸烟、饮酒等不良生活习惯，有无运动习惯；工作和生活压力情况、性格特征。

3. 心理-社会状况 评估患者患病后对日常生活的影响，是否有睡眠、活动量及活动耐力的改变。评估患者的精神心理状态，如有无焦虑、抑郁情绪，对疾病不够重视或失去信心等。注意患者及家属对疾病知识的了解程度。

4. 身体状况 评估生命体征，观察有无体温升高、脉搏加快、脉压增大；评估疼痛情况；评估营养状态，体重指数，观察有无水肿、贫血等。评估下肢皮肤是否发白、少汗，有无皮肤发青发黑，胫骨前皮肤有无色素沉着、毛发有无异常减少，足趾皮肤有无溃疡。有无足背动脉波动减弱或消失、下肢周径测量是否有异常增大。

5. 检验检查　专科检查（动脉硬化检测、ABI 测定、经皮氧分压检测、温度觉测定、眼底检查）。心脏、下肢血管彩超有无异常。血脂、糖化血红蛋白、肝肾功能有无异常。

（二）常用护理诊断 / 问题及措施

1. 舒适的改变　与下肢疼痛有关。

（1）休息与体位：疼痛发作时卧床，患肢平放或略下垂（避免抬高加重缺血）。

（2）疼痛管理：遵医嘱使用曲马多等镇痛药物，配合深呼吸、听音乐等方式分散注意力。

（3）用药观察：扩血管药物（如罂粟碱）可能引起头晕、低血压，监测血压变化。

（4）外科治疗：做好术前术后配合。

2. 营养失调　与代谢紊乱、饮食控制不当有关。

（1）饮食指导：遵照糖尿病饮食治疗原则，制定个性化食谱（如肥胖者每日热量 25 ～ 30kcal/kg，消瘦者 35 ～ 40kcal/kg），优先选择低 GI 食物。

（2）监测指标：每周测体重，定期复查血脂、肝肾功能。

（三）其他护理诊断 / 问题

1. 活动无耐力　与下肢血管狭窄供血不足有关。

2. 知识缺乏　缺乏下肢动脉病变预防及自我护理相关知识。

（四）预防与康复

1. 一级预防　筛查糖尿病 LEAD 的高危因素，并给予 LEAD 相关知识的教育，及早纠正不良生活方式，如戒烟、限酒、控制体重等。严格控制血糖、血压（＜ 140/90mmHg，但根据直立性低血压和其他不良反应风险可适当放宽）、血脂（LDL-C 目标值＜ 1.8mmol/L 并至少较基线降低 50%；能耐受高强度他汀类药物，无论是否添加依折麦布，建议目标水平＜ 1.4mmol/L）。

2. 二级预防　在一级预防的基础上，对于有症状的 LEAD 患者，建议单用抗血小板治疗，给予阿司匹林 75 ～ 160mg/d 或氯吡格雷 75mg/d，且后者更优。指导患者门诊复查凝血及血常规，注意观察是否有胸痛、胸闷、呼吸困难、大小便出血、牙龈出血，全身皮肤黏膜瘀斑瘀点情况，若出现以上情况应停用阿司匹林并及时复诊。监测血糖做好记录，空腹血糖控制在 7mmol/L 以内，餐后 2h 血糖控制在 10mmol/L 以内，每 3 个月监测 1 次糖化血红蛋白、微量蛋白尿，防止低血糖。血脂异常者 1 ～ 2 个月监测 1 次，如无异常每 6 ～ 12 个月监测 1 次。控制体重、血压，每年专科体检 1 ～ 2 次，尽早防治并发症。

3. 康复治疗

（1）物理治疗：气压治疗、红外线照射治疗。

（2）心理支持：认知行为疗法缓解疾病相关焦虑。

（3）社会支持与资源：糖友会等社会公益组织增强社会支持，家庭日常护理培训增强家庭支持系统。

4. 结构化教育　指导患者自我管理，掌握所用药物名称、剂量、剂型、给药频次，观察不良反应，掌握规范的注射方法；正确饮食、运动、皮肤护理、足部护理，保持口腔清洁；正确处理疾病与生活、工作的关系，促进自我管理能力提升。

六、案例解析

（一）案例特点

1. 诊断　患者有2型糖尿病史，左下肢静息痛、皮温降低、动脉搏动消失，血管彩超及CTA证实多节段动脉狭窄/闭塞，符合糖尿病下肢动脉病变（第3阶段：缺血性静息痛）。

2. 治疗　予阿司匹林抗血小板聚集、罂粟碱扩张血管、曲马多镇痛，因高龄及手术风险暂保守治疗。

3. 护理问题　该患者的主要护理问题为舒适度改变，营养失调（低于机体需要量），潜在并发症（糖尿病足等）。

（二）护理措施及效果

1. 遵医嘱给予抗血小板聚集、扩血管改善微循环、镇痛等对症治疗，患者疼痛改善，无消化道出血、无便秘、头痛、低血压等不良反应。

2. 饮食护理　给予个体化糖尿病饮食（营养餐），每日3餐，每天饮水1500～2000mL，保证食物中粗纤维的摄入，以保持大便通畅。患者在住院期间能按照医嘱按时按量进餐，患者及家属能说出正确的烹饪方法及每天摄入主食及副食的量。

3. 药物护理　遵医嘱正确使用药物，观察药物不良反应，患者及家属能说出常用药物的量、频次、方法、注意事项，并知晓患者的血糖控制标准。

4. 低血糖护理　患者住院期间无低血糖发生，能说出低血糖症状及处理的方法。

5. 疼痛护理　患者住院期间给予疼痛评分5分，为中度疼痛，医嘱给予曲马多缓释片镇痛，同时给予指导深呼吸及冥想等镇痛方法后患者症状缓解。

6. 运动护理　住院期间给予运动相关知识宣教，但因疼痛明显且住院时间短，暂未掌握。

7. 出院指导　该患者回当地保守治疗。嘱患者坚持糖尿病饮食，注意休息，出院1个月后复查下肢血管彩超，在家自行监测血糖、血压、体重，注意观察皮肤黏膜有无出血点、牙龈刷牙是否有出血，有无胸痛、胸闷、呼吸困难，大便是否呈黑色，如有异常立即停止阿司匹林并及时复诊，居家血糖监测每日4～6次，达标后可改为每周测一天（4～6次），出院后1～2个月门诊随诊。该患者于2024年7月2日在我院门诊复查，下肢彩超报告同前，空腹血糖7.1mmol/L，餐后两小时血糖11mmol/L，患者自述日常活动无明显疼痛，但长距离行走后仍有疼痛，不过尚可忍受。

第十二节　糖尿病足

案例导入

患者，男性，59岁，已婚，因“口干多饮多尿十余年，右足第4趾溃烂十余天”于2024年10月15日入院。患者十年前在当地医院诊断2型糖尿病，予以二甲双胍缓释片、格列齐特降血糖治疗，控制不佳。十余天前因右足趾疼痛于当地医院抗生素治疗，效果不佳，近3天足趾皮肤溃烂，病情加重，为求进一步治疗，特来我院就诊。体格检查：身高160cm，体重65kg，体重指数25.4kg/m^2；T 38.5℃，P 98次/min，R 18次/min，BP 117/60mmHg；患者神志清楚，查体合作、慢性病容，右足第4趾皮肤缺损，组织溃烂，残段呈黑灰色，内可见脓性分泌物，活动受限，有恶臭，右足足背动脉搏动弱。检验检查：随机血糖23.2mmol/L，糖化血红蛋白7.5%，白细胞10.43×10^9/L，中性粒细胞绝对值8.47×10^9/L，C反应蛋白测定62.92mg/L。右足正斜位片示右足第4趾骨周围骨质密度不均匀降低，右足余部未见明显骨质异常征象，关节间隙可。双下肢动脉彩超示双下肢动脉硬化并多发斑块形成。ABPI：右1.85，左1.9，TBPI：右0.69，左0.63。入院后予以胰岛素泵强化降糖，万古霉素、头孢哌酮舒巴坦抗感染，前列地尔改善循环，甲钴胺营养神经，局部清创等对症治疗。2024年10月17日于床旁行第4趾截趾术，10月30日患者出院。出院后继续胰岛素降糖，利奈唑胺抗感染，伤口清创换药。

1. 该患者可以诊断为糖尿病足吗？是几级呢？
2. 该患者主要的护理诊断/问题及依据有哪些，相应的护理措施是什么？

糖尿病足是指糖尿病患者下肢远端神经异常和（或）不同程度周围血管病变相关的足部感染、溃疡和（或）深部组织破坏，是糖尿病最严重和治疗费用最高的慢性并发症之一，严重者可导致截肢。糖尿病足的基本发病因素是神经病变、血管病变和感染，常见诱因包括搔抓足趾趾间或足部皮肤导致的皮肤溃疡、破溃，以及烫伤、碰伤、磨损等损伤。根据病变性质，可分为神经性（压力性）足溃疡、缺血性足溃疡和神经缺血性（混合性）足溃疡，临床上混合性比较多见。

在整个糖尿病人群中，大约有15%～20%的人存在糖尿病足的风险。在我国，糖尿病足的具体发病率约为2%～3%。

糖尿病足的发生受到多种因素的影响，包括糖尿病病程、血糖控制水平、足部病变、外伤、感染等，病程越长，发生糖尿病足的概率越高。如果糖尿病患者血糖控制不佳，可能会导致下肢血管以及神经病变，从而增加发生糖尿病足的概率。此外，足部畸形、活动受限、骨质疏松等情况，以及足部外伤和感染，都可能导致糖尿病足的发生。

糖尿病足有很多分级方法，目前临床上最常用的分级方法是 Wagner 分级法。Wagner 分级法将糖尿病足分为 0～5 级共六级。

0 级：有发生足溃疡的风险，但目前足部皮肤完整，无破损、溃疡等改变。

1 级：患者的足部已经发生较为表浅的溃疡，没有感染征象。

2 级：患者足部出现较深的溃疡改变，溃疡周围发生感染，表现为红肿、渗液等，但没有骨髓炎、深部脓肿形成。

3 级：患者不仅出现深部溃疡，伴随出现脓肿、骨髓炎等并发症。

4 级：由于缺血可出现局限性的坏疽，可发生于脚趾、足跟、足背等部位，合并神经病变。

5 级：患者全足发生坏疽，病情十分严重。

一、临床表现

（一）神经病变方面

1. 感觉障碍

（1）患者可能出现麻木、刺痛、灼热或疼痛等感觉异常，这些症状在足部或脚部其他部位尤为明显。

（2）感觉减退或消失，患者对冷、热、触觉等刺激的反应变得迟钝或无反应，增加了受伤和感染的风险。

2. 运动障碍　神经受损导致足部肌肉无力、萎缩，患者行走时容易感到疲劳、不稳，甚至出现跛行。

病情严重时，患者可能出现行走困难等运动障碍，影响日常生活。

3. 自主神经病变

（1）自主神经受损导致排汗异常，足部皮肤干燥、皲裂，增加了感染的风险。

（2）血管舒缩功能障碍，可能出现足部皮肤发凉、无汗等症状。

4. 反射障碍　下肢神经病变可能导致膝腱反射、踝反射等减弱或消失，影响患者的运动功能。

5. 疼痛异常　部分患者可能出现烧灼感、针刺感或电击样疼痛，尤其是在夜间，严重影响睡眠质量。

6. 足部畸形　患者可能出现足部畸形，如爪状趾、高弓足等，进一步影响足部的正常功能和稳定性。

（二）血管病变方面

1. 血流减少　糖尿病患者常伴有动脉硬化和血管狭窄或闭塞，导致足部血流减少，组织供血不足。

2. 间歇性跛行　患者行走一段距离后出现疼痛，休息后缓解的间歇性跛行症状。

3. 静息痛　在静息状态下，患者也可能感到足部疼痛。

4. 皮肤改变　皮肤干燥、变薄、失去弹性，足部毛发脱落，趾甲变厚且生长缓慢。

5. 溃疡和坏疽　严重的血管病变可导致足部组织缺血、缺氧，形成难以愈合的溃疡。如果溃疡得不到及时治疗，可能进一步恶化导致坏疽。

二、检验检查

（一）糖尿病检验检查

空腹血糖、餐后 2h 血糖、糖化血红蛋白检测情况，控制血糖对于预防糖尿病并发症具有重要意义。

（二）神经病变相关检查

神经传导速度（NCV）和肌电图（EMG）、自主神经功能测试、感觉阈值测试、神经活检、足部感觉测试、MRI 或 CT 检查。具体详见本章第十节、第十一节。

（三）血管病变相关检查

血糖水平、血脂检测、血压测量、下肢动脉超声、荧光造影血管成像、CT 或磁共振成像等。

三、诊断标准

（一）病史采集

询问患者病史以及血糖控制情况。了解患者足部是否存在疼痛、麻木、感觉异常等神经病变症状，以及是否有破溃、感染、坏疽等表现。

（二）足部外观检查

对足部进行详细的局部检查，观察皮肤颜色、温度、湿度以及是否存在肿胀、畸形等。注意检查是否有伤口、溃疡、水疱等，以及伤口的大小、深度、位置和周围组织的情况。

（三）神经功能检查

评估神经功能，包括温度觉、触觉和振动觉检查。

（四）血管功能检查

检查足部动脉搏动情况，如足背动脉和胫后动脉的搏动是否减弱或消失，以评估下肢血管状态。还可以进行下肢血管超声检查或造影，以评估血管狭窄或闭塞情况。踝肱指数测定也是常用的方法，通过测量踝部和上臂的血压比值来评估下肢血管功能。

（五）综合判断

结合患者的病史、临床症状、体格检查和实验室检查结果，由专业医生进行综合判断。糖尿病患者如果具备以下情况中的前两条，并结合后几条中的任何一条，即可确诊为糖尿病足。

1. 有肢端血管和（或）神经病变和（或）合并感染者。
2. 肢端有湿性坏疽或干性坏疽的临床表现和体征，并符合0～5级坏疽标准者。
3. 踝/臂血压指数小于0.9者。
4. 超声彩色多普勒检查提示肢端血管变细，血流量减少造成缺血或坏疽者。
5. 血管造影证实，CTA、MRA提示血管腔狭窄或阻塞，并有临床表现者。
6. 电生理检查可见周围神经传导速度减慢或肌电图、体感诱发电位异常改变者。
7. X线检查可见骨质疏松脱钙、骨质破坏、骨炎或关节病变、手足畸形等改变者。

四、治疗

（一）控制血糖

良好的血糖控制有助于保护血管内皮功能，减轻糖尿病患者的动脉硬化程度，改善足背动脉血流情况，减少感觉神经病变的发展，缓解临床症状，延缓糖尿病足的发生、发展。糖尿病足患者降糖治疗遵循糖尿病治疗的基本原则和方法，但是需要注意的是严重感染患者，其能量消耗大，在急性感染期饮食可以适当放宽。对于有多种糖尿病慢性并发症的患者，如合并肾病、心血管病的患者，要特别注意在血糖监测的基础上调整胰岛素剂量，并加强健康教育，管理好患者饮食，严防低血糖的发生。对于营养不良如低蛋白血症、贫血和低脂血症的患者，应加强营养支持，必要时输注白蛋白。

（二）抗感染治疗

糖尿病足感染的抗生素选择需综合考虑感染的严重程度、病原菌类型、药敏试验结果以及患者的个体情况。以下是基于最新指南和研究的建议。

1. 初始经验性治疗　在病原菌培养和药敏试验结果未明确前，可根据感染的严重程度和临床表现进行经验性治疗。

（1）轻度感染：通常由革兰阳性球菌（如金黄色葡萄球菌）引起，可选择窄谱抗生素，如青霉素类或第一代头孢菌素。

（2）中度和重度感染：可能涉及革兰阴性菌（如铜绿假单胞菌、大肠埃希菌）和厌氧菌，建议使用广谱抗生素，如第三代头孢菌素（如头孢他啶）、哌拉西林/他唑巴坦、碳青霉烯类（如美罗培南）。

（3）复杂感染或耐药菌感染：可考虑联合使用抗生素，如碳青霉烯类联合氨基糖苷类（如阿米卡星）。

2. 病原菌培养和药敏试验　是调整抗生素的关键依据。在经验性治疗后，应根据药敏结果选择最敏感的抗生素。常见的病原菌包括：

（1）革兰阳性菌：以金黄色葡萄球菌为主，对万古霉素、利奈唑胺高度敏感。

（2）革兰阴性菌：以铜绿假单胞菌和肺炎克雷伯菌为主，对碳青霉烯类和哌拉西林/他唑巴坦敏感。

3. 特殊类型感染

（1）骨髓炎：抗生素选择需基于深部组织或骨组织培养结果，推荐使用生物利用度高、骨渗透性好的抗生素，如万古霉素、利奈唑胺、氟喹诺酮类。

（2）合并厌氧菌感染：需联合使用抗厌氧菌药物，如甲硝唑。

4. 抗生素使用原则

（1）窄谱优先：尽量选择窄谱抗生素，以减少耐药风险。

（2）疗程：轻度感染疗程通常为 1 ～ 2 周；中重度感染或复杂感染可能需要 3 ～ 4 周。

（3）停药时机：感染症状消失、脓性分泌物减少且培养结果阴性时可考虑停药。

5. 个体化治疗

（1）患者因素：考虑患者的肝肾功能、既往抗生素使用史、合并症（如周围动脉病变）等因素。

（2）经济性和安全性：选择性价比高、不良反应小的抗生素。

6. 其他注意事项

（1）不建议预防性使用抗生素：对于无感染的足部创面，使用抗生素更容易导致细菌产生耐药。

（2）抗生素不能代替清创：彻底的清创是成功治疗糖尿病足感染的基础。

总之，糖尿病足感染的抗生素治疗需结合临床经验和个体化方案，同时强调病原菌培养和药敏试验的重要性，以确保治疗的有效性和安全性。

（三）创面处理

糖尿病足清创治疗是治疗糖尿病足的重要措施之一，目的是清除伤口内的坏死组织、细菌和污染物，促进伤口愈合。以下是糖尿病足清创治疗的主要步骤和注意事项：

1. 评估伤口　清创前对糖尿病足伤口进行全面评估，包括伤口的大小、深度、感染情况、周围组织的健康状况等，以制定合适的治疗方案。

2. 清创步骤

（1）清洗伤口：使用生理盐水或其他温和的清洁剂清洗伤口，去除伤口表面的污垢和细菌。

（2）消毒：选择生理盐水、碘伏消毒液等对局部进行消毒，避免手术过程中发生感染。

（3）去除坏死组织：使用手术器械或其他工具去除伤口内的坏死组织，包括腐肉、脓液和死骨等，以减少感染的风险，并为伤口愈合创造良好的条件。清创时应采取蚕食性清创方法，不要一下全部清理完，原则上是从外到内进行清创，一层一层缓慢向里进行。

（4）止血：在清创过程中，可能会出现出血。医生会使用适当的方法止血，如压迫、电凝或使用止血药物等。

（5）湿敷创面：在清创之后，需要用温和的药物来对创面进行湿敷，以提高创面皮肤的免疫力和抵抗力，从而改善创面的环境。

（6）选择合适的敷料：根据伤口的情况，医生会选择合适的敷料来保护伤口，并促进伤口愈合。常见的敷料包括纱布、海绵、水胶体敷料等。外敷具有祛腐生肌效果的中药膏对创面的治疗帮助更大。

（7）包扎：一般在清创后，需要选择纱布对局部进行包扎，以免护理不当，诱发病原菌感染，造成病情反复发作。包扎时要做好固定，并注意避免包扎过紧而影响血液循环。

3. 定期换药和观察　清创后，需要定期更换敷料，观察伤口的愈合情况，并根据需要进行进一步的清创或其他治疗。换药的频率根据病足的程度来决定。

4. 注意事项

（1）糖尿病足清创需要由经验丰富专业人员进行。

（2）在清创过程中，患者可能会感到疼痛，医生应根据情况给予适当的镇痛治疗。患者在清创后需要保持伤口清洁、干燥，避免受伤和感染，配合治疗，促进伤口愈合。

（3）糖尿病足清创治疗需要综合考虑患者的伤口情况、血糖水平等因素，制定个性化的治疗方案。

五、护理

（一）护理评估

1. 病史　详细询问患者的既往史、患病时间、主要症状及其特点；询问患病后检查和治疗经过，目前用药情况和病情控制情况；评估溃评估患者足部情况，包括伤口的位置，分级，大小（长×宽×深），基底部颜色及比例，渗出液（色、性状、量），气味评分，有无潜行、窦道、瘘管等。

2. 危险因素评估　询问患者的年龄、性别，有无家族史，有无肥胖、血脂异常、高血压，血糖控制情况，疼痛是否影响睡眠，有无吸烟、饮酒等不良生活习惯。

3. 心理-社会状况　评估患者患病后对日常生活的影响，是否有睡眠、活动量及活动耐力的改变。评估患者的精神心理状态，如有无焦虑、抑郁情绪，对疾病不够重视或失去信心等。注意患者及家属对疾病知识的了解程度。

4. 身体状况　评估生命体征，观察有无体温升高、脉搏加快、脉压增大；评估疼痛情况；评估营养状态，体重指数，观察有无水肿、贫血等。下肢触诊有无足背动脉波动减弱或消失（用 10g 尼龙丝检查）。

5. 检验检查　专科检查（动脉硬化检测、ABI 测定、经皮氧分压检测、温度觉测定），下肢血管彩超有无异常。血脂、糖化血红蛋白、肝肾功能有无异常。

（二）常用护理诊断 / 问题及措施

1. 皮肤完整性受损　与糖尿病患者血糖控制不佳，皮肤容易干燥、瘙痒及足部长期受压、摩擦有关。

（1）保持足部清洁卫生：每天用温水和温和无刺激的清洁剂清洗双脚，特别注意脚趾缝隙和指甲周围的清洁。水温不宜过高，避免泡脚或用热水泡脚，洗完后用柔软的毛巾彻底擦干，特别是脚趾间。

（2）避免使用刺激性的清洁剂和护肤品。

（3）定期修剪趾甲，避免趾甲过长，修剪时要小心，避免剪伤皮肤。

（4）选择宽松、舒适的鞋子和袜子，避免穿高跟鞋、尖头鞋和紧口鞋。袜子要选择棉质、柔软的，避免过紧或有粗糙接缝。

（5）定期去角质，防止角化脚冠，减少皮肤刺激。

2. 感染风险　与糖尿病患者自身免疫力下降有关。

（1）每天检查足部，观察皮肤有无破损、红肿、溃疡等情况。注意检查脚趾间、足底等部位，发现问题及时处理。

（2）一旦发现感染迹象，如红肿、疼痛加剧、分泌物等，应立即就医，使用抗生素治疗。

3. 疼痛　与糖尿病足有关。

（1）评估疼痛的程度和性质，给予相应的镇痛治疗。

（2）分散患者的注意力，如听音乐、看电视等，以减轻疼痛感。

（3）指导患者采取舒适的体位，如卧位、坐位等，以减轻疼痛。

4. 其他措施

（1）严格控制血糖：通过合理的饮食和药物治疗等手段，保证血糖在正常范围内，减少给足部带来的影响。

（2）保持适度运动：适量运动可以促进血液循环、提高代谢能力、降低体重等。建议选择散步或者游泳等低强度运动，并注意避免脚部受伤，当患者足部病情不能下床活动时，可采取床上蹬单车动作或者上下交替抬腿运动。

（3）避免吸烟和喝酒：烟草和酒精会对血管产生损害，加重糖尿病患者的足部问题。

（三）健康指导

1. 控制血糖　通过合理的饮食、适当的运动和药物治疗等手段，尽量保持血糖稳定，这是预防和治疗糖尿病足的基础。避免过度饮食或暴饮暴食，养成规律的生活习惯。

2. 足部检查与护理　每天检查足部，注意有无红肿、皲裂、水疱、挤压伤、脚癣、抓伤或足趾变形、肤色发暗等情况。使用镜子或请家人帮忙，确保检查全面。保持足部清洁，每日用温水和柔和的肥皂清洗，避免使用高温水，以防烫伤。洗脚后，用纯棉毛巾轻轻擦干，特别是趾缝间，保持干燥。

3. 正确修剪趾甲　趾甲应定期修剪，避免过长或过短，以免损伤甲沟皮肤造成感染。修剪时，使用专门的趾甲修剪工具，并保持工具的清洁和锋利。在洗脚后，趾甲变软时进行修剪更为合适。

4. 选择合适的鞋袜　选择质地柔软、透气性好、尺码合适的鞋子，避免过紧或过松的鞋子对足部造成压迫。袜子应选择吸水性、透气性好、松软、暖和的材质，如纯羊毛或棉制品。避免赤足行走或穿凉鞋，以减少足部受伤的风险。

5. 改善足部血液循环　可以通过穿着合适的鞋子、使用足部按摩、进行适当的低强度运动，如散步、提足跟-足尖运动等，来改善足部血液循环。避免长时间站立或久坐不动，以免加重足部负担。

6. 预防外伤和感染　糖尿病患者足部感觉可能减退，因此要避免使用电热毯、热水暖脚器等加热设备，防止皮肤被烫伤。如果出现外伤，应及时就医处理，遵医嘱使用药物以控制感染，防止病情恶化。

7. 定期就医检查　定期进行足部专业检查，如神经传导速度测定、足底皮肤温度测定等。同时，进行视力和肾功能的检查，了解自己的身体状况。如有异常，及时在医生指导下进行治疗。

六、案例解析

（一）案例特点

1. 诊断　该患者有糖尿病，右足第4趾皮肤缺损，组织溃烂，且有血管病变，符合糖尿病足病的诊断标准。

2. 治疗　该患者入院后予以胰岛素泵强化降糖，万古霉素、头孢哌酮舒巴坦抗感染，前列地尔改善循环，甲钴胺营养神经，局部清创等对症治疗。

3. 护理问题　该患者主要护理问题为皮肤完整性受损，有感染的风险，缺乏糖尿病足相关知识等。

（二）护理措施及效果

（1）积极控制血糖：该患者使用胰岛素泵强化降糖治疗，应告知患者使用胰岛素泵的注意事项，并指导患者通过合理的饮食和药物治疗等手段，养成规律的生活习惯，避免暴饮暴食。该患者需控制总热量，同时保证富含优质蛋白的摄入，每天饮用一杯牛奶，食用一个蛋黄、多个蛋白，并多吃鱼肉等食物。运动时需要注意不要使脚部着地，建议选择卧位升抬腿，卧位踩单车等运动，避免足部受压。

（2）足部护理：保持足部清洁，定期检查足部，正确修剪趾甲，选择合适的鞋袜，进行适量的非负重运动；同时注意足部保暖，避免使用加热设备以防皮肤烫伤。

（3）避免吸烟：吸烟会影响血液循环，加重糖尿病足的病情，因此应劝诫患者戒烟。

（4）注意安全：预防跌倒摔伤，促进下肢血液循环，预防静脉血栓。

第十三节　肥胖症

案例导入

患者，女性，24岁，未婚，因“进行性体重增加8年”入院。患者8年前开始体重逐渐增加，尤其是腹部和臀部脂肪堆积明显，体重增加约30kg。入院查体：体温36.1℃，脉搏84次/min，呼吸20次/min，血压133/91mmHg，身高164cm，体重90kg，BMI 33.5kg/m^2，腰围100cm，臀围115cm，腰臀比1.15，神志清楚，发育正常，营养肥胖。专科查体：面圆，稍红，颈部、腋下可见少量色素沉着，颈后可见脂肪垫，腹部无紫纹。辅助检查：血糖、血脂、尿酸及肝肾功能正常，肝胆胰脾门脉B超提示肝脏脂肪沉积，胆囊多发息肉样病变；甲功三项、性激素六项未见异常，标准小剂量地塞米松抑制试验皮质醇能被抑制，立位2h测定肾素-血管紧张素-醛固酮系统，排除醛固酮增多症。考虑患者为“单纯性肥胖”，予司美格鲁肽皮下注射控制体重，补充维生素 D 等治疗。

1. 该患者诊断单纯性肥胖的原因有哪些？

2. 司美格鲁肽注射液的使用注意事项有哪些？

3. 该患者主要护理问题 / 诊断是什么，相应的护理措施是什么？

随着经济发展和生活方式改变，肥胖患病率呈快速上升趋势。肥胖症是一种由于体内脂肪堆积过多或分布异常，导致体重增加并可能对健康产生负面影响的慢性代谢性疾病，其发生与遗传、环境、生活方式等多种因素相关。肥胖不仅影响外观，还会导致多种严重疾病，如代谢综合征、心血管疾病、肿瘤等，并引发心理社会问题，它已成为全球性公共卫生问题。能量摄入失衡、遗传、环境、内分泌异常、心理因素及药物因素等均可导致肥胖发生。根据其发病原因，可分为单纯性肥胖症和继发性肥胖症两大类。单纯性肥胖症指单纯由遗传及生活行为因素所造成的肥胖。继发性肥胖是指由于其他明确诊断的疾病，或因为其他药物和治疗手段导致的肥胖，约占肥胖症的 1%。

按中国肥胖症诊断标准，体重指数（BMI）24.0 ～ 27.9kg/m^2 为超重，BMI ≥ 28.0kg/m^2 为肥胖。目前我国超重患病率已超过 34.3%，肥胖症患病率超过 16.7%，超重和肥胖人群已超过总人数一半，已成为世界上发病率最多和增长速度最快的国家。肥胖症已成为我国第六大致死致残的主要危险因素，通过健康饮食、适量运动及早期干预，可以有效预防和管理肥胖及其相关疾病。

一、临床表现

（一）典型体征与外观特征

1. 整体外观特征

（1）体重显著增加：体重明显超过正常范围，BMI ≥ 28.0kg/m^2（中国标准）或 BMI ≥ 30.0kg/m^2（国际标准）。

（2）体型改变：脂肪主要堆积在腹部和内脏，导致腰围明显增粗，形成中心性肥胖（苹果型体型）；脂肪主要堆积在臀部和大腿，上半身不胖下半身胖，形成外周性肥胖（梨型体型）。

2. 局部改变

（1）腹部膨隆：腹部脂肪堆积，腰围显著增加。

（2）双下巴：颈部脂肪堆积，形成明显的双下巴。

（3）皮肤皱褶增多：皮肤因脂肪堆积形成明显皱褶，常见于腹部、腋下、腹股沟、乳房下及颈部。

（4）膨胀纹：皮肤出现紫红色或白色条纹，常见于腹部、大腿、臀部及乳房。

3. 皮肤改变

（1）黑棘皮病：皮肤皱褶处（如颈部、腋下、腹股沟）出现灰褐色或黑色天鹅绒样增厚斑块。

（2）擦烂红斑：皮肤皱褶处出现红斑、糜烂、瘙痒或疼痛，可能继发细菌或真菌感染。

（3）毛囊炎：毛囊周围出现红色丘疹或脓疱，常见于腹部、大腿及臀部。

4. 面部特征

（1）面部圆润：面部脂肪堆积，面部轮廓变圆。

（2）眼睑浮肿：眼睑因脂肪堆积和体液潴留出现水肿。

（3）鼻翼增宽：鼻翼因脂肪堆积显得宽大。

5. 四肢特征

（1）四肢粗壮：上臂、大腿脂肪堆积，手臂、腿部显得粗壮。

（2）手指粗短：手指因脂肪堆积显得粗短。

6. 其他特征

（1）行动迟缓：因体重增加，行动变得迟缓，步态可能不稳。

（2）呼吸困难：肥胖者可能因胸壁脂肪堆积和腹部脂肪压迫膈肌，出现呼吸急促或困难。

（3）多汗：肥胖者因代谢率增加和皮肤皱褶处散热不良，容易出现多汗。

（二）心血管系统表现

1. 高血压　血容量增加和肾素-血管紧张素系统激活导致血压升高。

2. 冠心病与心力衰竭　动脉粥样硬化加速，胸痛、呼吸困难，活动后加重。

3. 静脉系统疾病　下肢静脉曲张、深静脉血栓风险增加。

（三）呼吸系统表现

1. 阻塞性睡眠呼吸暂停　夜间打鼾、呼吸暂停、白天嗜睡，严重者出现低氧血症。

2. 哮喘与低通气综合征　肥胖相关性哮喘，脂肪组织炎症加剧气道高反应性；肥胖低通气综合征，慢性高碳酸血症，肺功能受限。

（四）骨骼肌肉系统表现

1. 骨关节炎　膝关节、髋关节负重增加，导致疼痛、活动受限。

2. 痛风　高尿酸血症诱发痛风性关节炎，足部第1跖趾关节常见。

（五）内分泌与生殖系统异常

1. 多囊卵巢综合征　女性月经紊乱、多毛、不孕，与高雄激素血症相关。

2. 性功能减退　男性睾酮水平降低，女性雌激素代谢异常。

（六）消化系统表现

1. 胃食管反流病　腹内压增高导致反酸、烧心。

2. 胆石症　胆固醇代谢异常增加胆囊结石风险。

（七）心理社会影响

1. 抑郁与焦虑 因体型歧视、社交回避导致心理负担。

2. 认知功能下降 慢性炎症可能影响记忆力和注意力。

（八）特殊人群表现

1. 儿童肥胖 性早熟、生长板提前闭合，最终身高低于遗传潜力。

2. 老年肥胖 肌肉减少性肥胖，肌力下降与跌倒风险增加。

二、检验检查

（一）体格检查

1. 体重与身高 计算 BMI，评估肥胖程度。

2. 腰围与臀围 肋骨下缘至髂前上棘之间的中点的径线（腰围）与骨盆最突出点的径线（臀围）的比值。正常腰围男性小于 90cm、女性小于 85cm，腰臀比（WHR）男性不超过 0.9、女性不超过 0.85。

（二）实验室检查

1. 糖代谢指标 空腹、餐后 2h 胰岛素和血糖、糖化血红蛋白，评估糖代谢异常、胰岛素抵抗及糖尿病风险。

2. 血脂指标 胆固醇、甘油三酯、低密度脂蛋白胆固醇、高密度脂蛋白胆固醇，评估脂代谢异常。

3. 尿酸水平 评估高尿酸血症及痛风风险。

4. 肝功能 谷丙转氨酶、谷草转氨酶、谷丙转氨酶，评估脂肪肝及肝功能损害。

5. 肾功能 血肌酐、尿素氮、尿常规，评估肾功能及尿酸性肾病风险。

6. 激素水平 甲状腺功能，排除甲状腺功能减退；性激素水平，评估性激素紊乱；皮质醇，评估皮质醇水平是否升高。

7. 炎症标志物 C 反应蛋白、白细胞计数，评估慢性低度炎症。

（三）影像学检查

1. 腹部超声

（1）脂肪肝：评估肝脏脂肪浸润程度。

（2）胆囊结石：肥胖者胆囊结石风险增加。

2. 心脏超声 心脏结构及功能，评估左心室肥厚、心功能不全等肥胖相关心脏病变。

3. 骨关节影像

（1）X 线检查：评估骨关节炎、关节破坏及痛风石。

（2）MRI 检查：评估软组织病变，如脂肪浸润、肌腱炎。

4. 腹部CT或MRI及双能X线吸收法

（1）内脏脂肪评估：通过CT或MRI定量评估内脏脂肪含量。

（2）体成分分析：评估脂肪、肌肉及骨量分布。

5. 睡眠监测　多导睡眠图评估睡眠呼吸暂停综合征。

三、诊断标准

1. 基于BMI诊断标准

（1）超重：BMI ≥ 24.0kg/m^2 且＜ 28.0kg/m^2。

（2）肥胖：BMI ≥ 28.0kg/m^2。轻度肥胖≥ 28.0kg/m^2 且＜ 32.5kg/m^2；中度肥胖≥ 32.5kg/m^2 且＜ 37.5kg/m^2 症；重度肥胖≥ 37.5kg/m^2 且＜ 50.0kg/m^2；极重度肥胖症≥ 50.0kg/m^2。

2. 基于体型特征的诊断标准　腰围男性≥ 90cm 和≥女性 85cm 可诊断为中心性肥胖。

3. 基于体脂比的诊断标准　目前将成年人体脂比男性超过25%或者女性超过30%为体脂过多，为非常规的临床诊断方法。

四、治疗

肥胖症的治疗需要综合多种方法，治疗的主要环节是减少能量摄入及增加能量消耗。包括生活方式干预、药物治疗、手术治疗以及心理支持等。

（一）生活方式干预

生活方式干预是肥胖症治疗的基础，主要包括饮食控制、运动和行为疗法。

1. 饮食控制

（1）热量控制：核心原则是使患者能量代谢处于负平衡状态。控制总进食量，采用低热卡、低脂肪饮食。根据患者的年龄、性别、体重和活动水平，制定个性化的每日热量摄入目标，通常建议在现有饮食基础上，每日减少500～1000kcal热量摄入。

（2）均衡饮食：应注意平衡膳食原则，保证蛋白质、碳水化合物、脂肪、维生素和膳食纤维等营养素的合理摄入。在平衡膳食中，蛋白质、碳水化合物和脂肪提供的能量比应分别占总能量的15%～20%、60%～65%和25%。

（3）饮食模式：推荐地中海饮食、DASH饮食等健康饮食模式。

2. 运动疗法

（1）有氧运动：如快走、跑步、游泳、骑自行车等，每周至少150min中等强度有氧运动。

（2）力量训练：每周2～3次力量训练，增加肌肉量，提高基础代谢率。

（3）日常活动：增加日常活动量，如步行上班、爬楼梯等。

3. 行为疗法

（1）自我监测：记录饮食和运动情况，增强自我管理能力。

（2）目标设定：设定切实可行的减重目标，逐步实现。

（3）认知行为疗法：由医师、营养师和护士等通过健康教育使患者和家属对肥胖症及其危害性有正确认识从而配合治疗，采取健康的生活方式、控制饮食、合理运动、自觉长期坚持，是治疗肥胖症最重要的措施。

（二）药物治疗

药物治疗适用于 BMI $\geqslant$ 30.0kg/m^2 或 BMI $\geqslant$ 27.0kg/m^2 且伴有糖尿病、高血压等肥胖相关并发症的患者，孕妇、哺乳期女性、儿童及有严重心血管疾病、精神疾病者禁用。

1. 食欲抑制剂

（1）作用机制：通过作用于中枢神经系统，抑制食欲，减少食物摄入。

（2）常见药物：芬特明，通过刺激去甲肾上腺素释放，抑制食欲；利拉鲁肽属 GLP-1 受体激动剂，延缓胃排空，增加饱腹感。

（3）使用方法：芬特明通常每日一次，餐前服用；利拉鲁肽初始使用剂量为 0.6mg，每天一次皮下注射，在医生的指导下逐渐增加药物剂量。

（4）注意事项：可能引起失眠、口干、心悸等不良反应，不适合有心血管疾病或高血压患者，应避免与其他兴奋剂合用。

2. 脂肪吸收抑制剂

（1）作用机制：抑制胃肠道脂肪酶，减少脂肪的吸收。

（2）常见药物：奥利司他，可阻止约 30% 的膳食脂肪吸收。

（3）使用方法：随餐服用，每日三次；需配合低脂饮食，否则可能引起胃肠道不适。

（4）注意事项：常见不良反应包括油性便、腹泻、腹胀。长期使用可能导致脂溶性维生素，如维生素 A、维生素 D、维生素 E、维生素 K 缺乏，需补充维生素。不适合有慢性吸收不良综合征或胆汁淤积患者。

3. 代谢增强剂

（1）作用机制：通过增加能量消耗或脂肪分解来促进减肥。

（2）常见药物：甲状腺激素，如左旋甲状腺素，提高基础代谢率，但仅用于甲状腺功能低下患者；咖啡因，可短期增加代谢率，但效果有限。

（3）使用方法：需在医生指导下使用，避免滥用。

（4）注意事项：过量使用可能导致心悸、焦虑、失眠等不良反应，不适合甲状腺功能正常者。

4. GLP-1 受体激动剂

（1）作用机制：通过延缓胃排空、增加饱腹感和调节血糖来减轻体重。

（2）常见药物：司美格鲁肽每周注射一次，显著减轻体重；利拉鲁肽每日注射一次。

（3）使用方法：需皮下注射，具体剂量根据医生建议调整。

（4）注意事项：可能引起恶心、呕吐、腹泻等胃肠道反应；不适合有甲状腺髓样癌或多发性内分泌腺瘤病史者。

5. 其他减肥药

（1）作用机制：通过调节神经递质、抑制碳水化合物吸收等多种途径减轻体重。

（2）常见药物：安非他酮 / 纳曲酮，通过调节多巴胺和内啡肽系统，抑制食欲；氯卡色林选择性激活 5-羟色胺 2C 受体，增加饱腹感，已因安全问题撤市。

（3）使用方法：需在医生指导下使用，注意剂量和疗程。

（4）注意事项：可能引起头痛、便秘、口干等不良反应，不适合有精神疾病或癫痫病史者。

（三）手术治疗

手术治疗适用于 BMI ≥ 40.0kg/m^2 或 BMI ≥ 35.0kg/m^2 且伴有严重肥胖相关并发症患者。

1. 胃旁路手术

（1）手术方式：将胃分为上下两部分，小肠绕过部分胃和十二指肠。

（2）效果：显著减少食物摄入和吸收。

2. 袖状胃切除术

（1）手术方式：切除部分胃，使胃呈袖状。

（2）效果：减少胃容量，降低食欲。

3. 胃束带术

（1）手术方式：在胃上部放置可调节的束带，限制胃容量。

（2）效果：减少食物摄入量。

4. 胆胰分流术

（1）手术方式：切除部分胃，改变食物通过消化道的路径。

（2）效果：显著减少食物吸收。

五、护理

（一）护理评估

1. 健康史　了解患者的饮食习惯、运动情况、生活方式及家族肥胖史，评估是否存在肥胖相关疾病，如糖尿病、高血压、睡眠呼吸暂停等。

2. 体格检查　测量身高、体重，计算 BMI，测量腰围和臀围，评估脂肪分布，是中心性肥胖还是全身性肥胖。检查皮肤状况，是否有色素沉着、皮肤褶皱感染等。

3. 实验室检查 血糖、血脂、肝功能、甲状腺功能等，评估是否存在代谢综合征或内分泌异常。

4. 心理社会评估 了解患者的心理状态，是否存在焦虑、抑郁情绪，评估社会支持系统，如家庭、朋友的支持。

（二）常用护理诊断/问题及措施

1. 营养失调（高于机体需要量） 与热量摄入过多、饮食结构不合理、缺乏营养知识有关。

（1）制订饮食计划：根据患者体重、劳动强度、病情、生活习惯等制订个性化饮食计划，达到减少热量摄入、控制体重的目标。护士应检查计划执行情况，并指导患者自我监测方法和饮食日记的记录。

（2）改变不良饮食习惯：指导患者改变不良饮食行为，建立良好饮食习惯，遵循低盐低脂、定时定量、细嚼慢咽的进食原则，避免高糖高脂食物。

（3）定期观察：观察患者营养状况和体重的控制情况，注意实验室检查结果的动态变化，患者代谢指标逐步改善达到并维持正常，体重应持续、缓慢下降，以每周体重下降 0.5 ～ 1.0kg 为宜。

（4）合理运动：肥胖症患者应长期坚持体育锻炼，并根据患者的年龄、性别、肥胖程度及爱好选择适合的运动方式。

（5）用药护理：指导患者正确服用减肥药，观察和处理药物不良反应，告知患者用药注意事项。

（6）精神心理调适：对因焦虑、抑郁等不良情绪导致摄食量增加的患者，应针对其精神心理因素给予相应的辅导，必要时请精神心理科专家会诊治疗。

（7）社会支持：良好的家庭社会支持可为患者提供心理支持，家人及朋友应鼓励和督促患者的体育锻炼及饮食控制行为，如运动量的逐步增加、减少高热量食物的摄入等，强化有利于患者减肥的行为。

2. 自我形象紊乱 与体重过重、社会对肥胖的偏见、自我评价低有关。

（1）提供心理支持：多与患者接触和交流，鼓励患者表达其感受，耐心倾听。讲解疾病有关知识，鼓励积极配合检查和治疗，消除紧张情绪，树立自信心。安排患有相同疾病并已治疗成功的病友进行交流。

（2）恰当修饰：指导患者改善自身形象，指导其选择合身的衣服，恰当的修饰可以增加心理舒适和美感。

（3）建立良好的家庭互动关系：鼓励家属主动与患者沟通并参与对患者的护理，促进患者与家人之间的互动关系。

（4）促进患者社会交往：鼓励患者积极参加各种社交活动，教育周围人群勿歧视患者，避免伤害其自尊。

（三）其他护理诊断 / 问题

1. 潜在并发症（心血管疾病、糖尿病、关节问题等） 与肥胖导致的心血管负担增加、胰岛素抵抗、关节压力增大有关。

2. 活动无耐力 与肥胖导致的体能下降、心肺功能受限及肌肉力量不足有关。

3. 睡眠障碍（睡眠呼吸暂停） 与肥胖导致气道狭窄、呼吸不畅有关。

4. 社会隔离 肥胖可能导致患者回避社交活动，产生孤独感。

5. 知识缺乏 对肥胖的危害、健康饮食和运动的重要性认识不足。

（四）健康指导

1. 疾病预防指导 预防肥胖应从儿童期开始，针对学生及家长进行健康教育，使之对肥胖症及其危害性有正确认识，自觉采取健康的生活方式，控制饮食，合理运动，使体重维持在正常范围内。特别是有肥胖高危人群，尤其应注意早指导、早干预。

2. 疾病知识指导 向患者说明肥胖对健康的危害，使之了解肥胖症与心脑血管疾病、糖尿病等的密切关系。指导患者改变不良饮食习惯，均衡饮食，减少热量摄入和限制饮酒。告知坚持运动的意义及重要性，鼓励多运动，选择适合的运动方式。

3. 病情监测指导 指导患者每天自我监督并记录饮食和运动情况，每周监测体重及腰围。

六、案例解析

1. 诊断 该患者 BMI 为 33.5kg/m^2，达到了肥胖 BMI ＞ 28.0kg/m^2 的诊断标准，且经检查排除了可以导致继发性肥胖的常见疾病，故诊断为“单纯性肥胖”。

2. 治疗 司美格鲁肽是一种 GLP-1 受体激动剂，可用于肥胖症治疗，帮助减轻体重。使用该药物时需注意：通常每周皮下注射一次，可在腹部、大腿或上臂注射，需轮换注射部位，告知患者正确的注射方法；药物常见不良反应为恶心、呕吐、腹泻等，多发生在用药开始一周左右，一般随用药时间延长减轻；在使用前需评估患者是否有甲状腺髓样癌或多发性内分泌腺瘤综合征 2 型病史；未开封时冷藏（2 ～ 8℃），开封后可室温保存（不超过 30℃），避免冷冻和阳光直射。

3. 主要护理诊断 / 问题 营养失调（高于机体需要量）、自我形象紊乱、知识缺乏。

4. 护理措施

（1）健康教育：向患者讲解肥胖的危害、健康饮食和运动的重要性；指导患者记录饮食、运动和体重变化，增强自我管理能力。

（2）饮食管理：根据患者体重、劳动强度、病情、生活习惯等，与患者共同协商制订个性化饮食计划，在现有基础上每日热量减少 30%；建立良好的饮食习惯，遵循低盐低脂、定时定量、粗细搭配、细嚼慢咽的进食原则；合理安排进餐顺序，建议先喝低热量的蔬菜汤或清汤，接着吃富含纤维、热量低的蔬菜，然后摄入瘦肉、鱼、豆类或豆腐等蛋白质，最后吃碳水化合物。

（3）运动干预：尽量减少静坐，鼓励增加日常活动，如多做家务，步行、爬楼梯上下班等；鼓励患者坚持运动，根据其目前运动习惯，建议其在现有基础上逐渐增加运动强度和运动量。

（4）定期观察，评估患者体重控制情况，体重每周下降 0.5 ～ 1.0kg 为宜，根据评估结果动态调整饮食及运动处方。

（5）鼓励患者家人和朋友多参与，帮助纠正不良饮食和运动习惯，应对减肥过程中的压力和情绪波动。

（6）指导患者正确使用司美格鲁肽，观察和处理药物不良反应，告知用药注意事项。

（7）定期体检，监测血压、血糖、血脂等指标，预防心血管疾病和糖尿病；如有并发症，及时治疗并调整护理方案。

（8）定期评估体重、饮食和运动情况，及时调整计划；提供长期支持，帮助患者维持健康体重。

第十四节 高尿酸血症和痛风

案例导入

患者，男性，已婚，64 岁，因“反复右踇趾关节疼痛 10 余年，再发加重 1 个月”于 2024 年 11 月 20 日入院。患者于 2013 年 7 月无明显诱因突发右足第一跖趾关节剧烈疼痛，在当地医院就诊，诊断为“痛风性关节炎”。近十余年来未规律服药及监测血尿酸水平。平素饮食不规律，喜食海鲜、动物内脏，饮酒频繁，每周饮酒 3 ～ 4 次。否认外伤史及药物过敏史。体格检查：体温 36.7℃，脉搏 112 次 /min，呼吸 20 次 /min，血压 132/72mmHg，右足第一跖趾关节红肿、发热，皮温升高，触痛明显，活动受限。辅助检查：白细胞计数 $11.5\times10^9/L$，中性粒细胞百分比 80%，血红蛋白 145g/L，血小板计数 $230\times10^9/L$；血尿酸 680μmol/L，肌酐 90μmol/L，尿素氮 4.5mmol/L，谷丙转氨酶 35U/L，谷草转氨酶 30U/L，甘油三酯 2.5mmol/L，胆固醇 5.0mmol/L；关节穿刺液中可见针形尿酸盐结晶。右足 X 线检查未见明显骨质破坏，关节间隙正常；超声检查示右足第一跖趾关节腔少量积液，关节周围软组织肿胀。入院诊断：痛风性关节炎急性发作期。治疗上予注射用哌拉西林钠他唑巴坦钠 4.5g q8h 静脉滴注抗感染，碳酸氢钠碱化尿液，醋酸泼尼松片解热镇痛及对症支持治疗。

1. 该患者诊断“痛风性关节炎”的原因有哪些？

2. 患者血尿酸高，但住院期间未使用降尿酸药物治疗的原因有哪些？

3. 如何减少痛风急性发作？

随着社会经济的发展，人们生活方式的改变，高尿酸血症（HUA）患病率不断提升。无论男女，非同日 2 次空腹血液中尿酸浓度超过 420μmol/L 可诊断为高尿酸血症，它是痛风发生的重要生化基础。血尿酸水平受性别、年龄、遗传、种族和饮食习惯等多因素影响。近年来，HUA 患病率逐年增高，男性高于女性，女性在绝经后患病率上升，沿海地区和经济发达地区患病率更高，随着年龄增长患病率增加，中老年人群更为常见。长期高尿酸血症可导致肾功能的损害、代谢综合征，增加患心脑血管疾病的风险。

痛风是一种由于尿酸盐结晶沉积在关节、软组织及肾脏等部位，引发炎症反应的代谢性疾病，其患病率与高尿酸血症密切相关，但并非所有高尿酸血症患者都会发展为痛风。当血尿酸浓度过高或在酸性环境下，尿酸可析出结晶，沉积在骨关节、肾脏和皮下组织等，造成组织病理学改变，导致痛风性关节炎、痛风肾和痛风石等。痛风的临床特点为高尿酸血症、反复发作的痛风性关节炎、痛风石、间质性肾炎，严重者呈关节畸形及功能障碍，常伴有尿酸性尿路结石。

一、临床表现

（一）高尿酸血症

1. 无症状期　患者仅有血尿酸水平升高，但无明显的临床症状。此阶段可能持续数年甚至数十年，但长期高尿酸血症会增加痛风、肾结石等风险。

2. 潜在并发症

（1）肾脏损害：尿酸结晶沉积在肾脏，可能导致慢性肾病或尿酸结石，表现为腰痛、血尿、蛋白尿等。

（2）代谢综合征：常伴随肥胖、高血压、高血脂、糖尿病等代谢异常。

（二）痛风

1. 急性痛风性关节炎

（1）典型部位：最常见于第 1 跖趾关节，也可累及足背、踝关节、膝关节、手指关节等。

（2）疼痛特点：突发剧烈疼痛，常在夜间或清晨发作，疼痛在数小时内达到高峰。

（3）局部表现：关节红肿、发热、触痛明显，活动受限。

（4）伴随症状：可能有发热、乏力等全身症状。

（5）诱因：饮酒、高嘌呤饮食、受凉、劳累、外伤等可诱发。

2. 间歇期　急性发作缓解后，患者进入无症状的间歇期。间歇期长短不一，可能数月或数年，但随着病情进展，发作频率增加，间歇期缩短。

3. 慢性痛风性关节炎

（1）关节损害：反复发作导致关节骨质破坏、畸形和功能障碍。

（2）痛风石形成：尿酸结晶在关节、软组织（如耳郭、手指、肘部）沉积，形成痛风石，严重时可破溃并排出白色尿酸盐结晶。

（3）慢性疼痛：关节持续性疼痛，活动受限。

4. 痛风性肾病

（1）尿酸结石：尿酸结晶沉积在肾脏，形成结石，表现为腰痛、血尿、尿路感染等。

（2）慢性肾病：长期高尿酸血症导致肾功能损害，可能出现蛋白尿、水肿、高血压，最终发展为肾衰竭。

（三）其他相关表现

1. 心血管疾病　高尿酸血症与高血压、冠心病、心力衰竭等心血管疾病密切相关。

2. 代谢异常　常合并肥胖、糖尿病、高脂血症等代谢综合征表现。

3. 心理影响　慢性疼痛和关节畸形可能导致患者焦虑、抑郁等心理问题。

二、检验检查

（一）实验室检查

1. 血尿酸测定　非同日 2 次血尿酸＞ 420μmol/L（7mg/dL）可诊断为高尿酸血症。急性痛风发作时，血尿酸水平可能正常或降低，需在发作缓解后复查。

2. 24h 尿尿酸测定　24h 尿尿酸排泄量有助于区分尿酸生成过多型或排泄减少型高尿酸血症。低嘌呤饮食下，24h 尿尿酸排泄量＜ 600mg（3.6mmol）。

3. 关节液检查　偏振光显微镜检查，关节液中找到尿酸盐结晶是诊断痛风的金标准，尿酸盐结晶针状、负性双折光结晶。

4. 血常规和炎症指标　急性发作期白细胞计数、C 反应蛋白和血沉升高，提示炎症活动。

5. 肾功能检查　高尿酸血症可能导致肾功能损害，检测血肌酐、尿素氮，评估肾功能。尿常规检查是否有蛋白尿、血尿等肾脏损害表现。

（二）影像学检查

1. X 线检查　早期痛风 X 线可能无异常，慢性痛风可见关节骨质破坏、凿孔样缺损、软组织肿胀及痛风石影。

2. 超声检查　尿酸盐沉积在关节软骨表面形成的特征性双轨征表现。软组织内高回声团块伴后方声影提示有痛风石形成。

3. 双能 CT（DECT） 可特异性识别尿酸盐结晶沉积，对早期痛风诊断有较高价值。

三、诊断标准

符合以下 3 项中任意 1 项即可诊断为痛风：

1. 关节液中有特异性尿酸盐结晶。

2. 化学发光法或显微镜证实痛风石中含尿酸盐结晶。

3. 具备以下 12 项中的任意 6 项：至少 1 次以上急性关节炎发作；炎症反应在 1 天内达到高峰；单膝关节炎发作；关节发红；单侧第一跖趾关节受累；单侧跗骨关节受累；第一跖趾关节疼痛或肿胀；可疑痛风石；高尿酸血症；X 线证实不对称关节内肿胀；X 线证实无骨侵蚀的骨皮质下囊肿；关节炎发作时关节液微生物培养阴性。

四、治疗

高尿酸血症和痛风的治疗目标是降低血尿酸水平、缓解急性发作、预防复发以及减少并发症。

（一）急性痛风性关节炎

急性期治疗以缓解疼痛和炎症为主，需在发作 24h 内尽早开始治疗。

1. 非甾体抗炎药

（1）常用药物：布洛芬、双氯芬酸、吲哚美辛等。

（2）注意事项：避免用于肾功能不全、消化性溃疡患者。

2. 秋水仙碱

（1）用法：小剂量使用，每次 0.5mg，每日 2 ～ 3 次，可有效缓解症状。

（2）注意事项：避免大剂量使用，以防胃肠道反应等不良反应。

3. 糖皮质激素

（1）适应证：非甾体抗炎药和秋水仙碱无效或禁忌时使用。

（2）用法：口服泼尼松片 20 ～ 40mg/d 或关节腔内注射泼尼松注射液。

（3）注意事项：短期使用，避免长期应用。

（二）降尿酸治疗

降尿酸治疗是痛风长期管理的核心，目标是使血尿酸水平控制在目标范围内（通常＜ 360μmol/L，严重者＜ 300μmol/L）。

1. 适应证　反复发作的痛风性关节炎，≥ 2 次 / 年；痛风石；慢性痛风性关节炎；尿酸相关性肾病或肾结石。

2. 常用药物

（1）黄嘌呤氧化酶抑制剂：别嘌呤醇起始剂量 100mg/d，逐渐增加至

300 ～ 600mg/d；非布司他起始剂量 40mg/d，可增加至 80mg/d。

（2）尿酸排泄促进剂：苯溴马隆 50 ～ 100mg/d，适用于尿酸排泄减少型患者；丙磺舒 500mg/d，逐渐增加至 1 ～ 2g/d。

（3）重组尿酸酶：普瑞凯希，用于难治性痛风，每 2 周静脉注射一次。

3. 注意事项　降尿酸治疗期间可能诱发急性发作，建议联合小剂量秋水仙碱（0.5mg/d）或非甾体抗炎药预防，定期监测血尿酸水平和肾功能。

（三）生活方式干预

1. 饮食控制

（1）限制高嘌呤食物：如动物内脏、海鲜、浓肉汤等。

（2）限制酒精摄入：尤其是啤酒和烈性酒。

（3）增加低脂乳制品摄入：如牛奶、酸奶等。

（4）多饮水：每日饮水 2000 ～ 3000mL，促进尿酸排泄。

2. 控制体重　通过饮食和运动减轻体重，避免快速减重。

3. 避免诱因　避免受凉、劳累、外伤等诱发因素。

（四）并发症的预防和治疗

1. 痛风石　通过降尿酸治疗，痛风石可逐渐缩小或消失，必要时可手术切除。

2. 尿酸相关性肾病　控制血尿酸水平，避免使用肾毒性药物，多饮水，碱化尿液，如口服碳酸氢钠。

3. 代谢综合征　控制血压、血糖、血脂，改善整体代谢状态。

五、护理

（一）护理评估

1. 病史采集

（1）家族史：了解家族中是否有高尿酸血症或痛风病史。

（2）既往病史：询问患者是否有高血压、糖尿病、肾病、肥胖等代谢性疾病。

（3）用药史：了解是否使用利尿剂、阿司匹林等可能影响尿酸水平的药物。

（4）饮食生活习惯：评估高嘌呤食物的摄入情况，如红肉、海鲜、酒精等，了解运动习惯、体重变化及饮酒情况。

2. 症状评估

（1）关节症状：评估关节疼痛、红肿、发热的部位、频率和持续时间，常见于跗趾、踝关节、膝关节等。

（2）痛风石：检查耳郭、关节等部位是否有痛风石。

（3）肾脏症状：询问是否有肾结石、腰痛、血尿等肾脏相关症状。

（4）全身症状：评估是否有发热、乏力等全身不适。

3. 体格检查

（1）关节检查：观察关节是否有红肿、压痛、活动受限。

（2）痛风石检查：检查耳廓、关节等部位是否有痛风石。

（3）体重和 BMI：测量体重和 BMI，评估是否存在肥胖。

4. 检验检查　了解患者血尿酸、尿尿酸水平，评估肾功能、炎症指标、X 线、超声等有无异常。

5. 心理社会评估

（1）心理状态：评估患者是否因慢性疼痛或疾病反复发作产生焦虑、抑郁。

（2）社会支持：了解家庭和社会支持情况，评估对疾病管理的影响。

6. 并发症评估

（1）心血管疾病：评估是否有高血压、冠心病等心血管疾病。

（2）代谢综合征：评估是否存在肥胖、高血脂、糖尿病等代谢综合征。

7. 治疗依从性评估

（1）药物依从性：评估患者是否按时服药，特别是降尿酸药物。

（2）生活方式改变：评估患者是否遵循低嘌呤饮食、控制体重等建议。

8. 健康教育需求评估

（1）疾病知识：评估患者对高尿酸血症和痛风的了解程度。

（2）自我管理：评估患者对疾病的自我管理能力，如饮食控制、药物使用等。

（二）护理诊断 / 问题及措施

1. 疼痛（急性痛风性关节炎）　与尿酸盐结晶沉积在关节内引发的炎症反应有关。

（1）饮食管理：选择蔬菜、水果、低脂奶制品等低嘌呤食物，避免动物内脏、海鲜、浓肉汤等高嘌呤食物；每日饮水 2000 ～ 3000mL，促进尿酸排泄，避免尿路结石；限制饮酒，尤其是啤酒和烈酒，因为酒精会抑制尿酸排泄，加重疼痛。

（2）药物治疗：遵医嘱使用非甾体抗炎药，如布洛芬、吲哚美辛，缓解疼痛和炎症，对于不能使用非甾体抗炎药的患者，可使用秋水仙碱或糖皮质激素，如泼尼松。

（3）局部冷敷：在疼痛关节处进行冷敷，每次 15 ～ 20min，每日 2 ～ 3 次，有助于减轻肿胀和疼痛。

（4）保护关节：急性期建议卧床休息，尽量减少关节活动，避免负重，必要时使用拐杖或支具辅助行走。

（5）抬高患肢：将疼痛的肢体抬高，促进血液循环，减轻肿胀。

（6）心理支持：倾听患者主诉，理解其疼痛感受，提供情感支持，向患者解释疼痛的原因及治疗措施，减轻其焦虑情绪。

2. 知识缺乏 缺乏高尿酸血症及痛风病因、治疗与预防措施等相关知识。

（1）药物管理：嘱患者遵医嘱使用别嘌呤醇、非布司他或苯溴马隆等降尿酸药物，控制血尿酸水平，预防复发，避免擅自停药。

（2）生活方式干预：鼓励步行、游泳等低强度有氧运动，避免剧烈运动诱发痛风发作，肥胖患者应通过饮食和运动逐步减轻体重，减少尿酸生成，戒烟并限制酒精摄入，减少痛风发作风险。

（3）饮食管理：持续低嘌呤饮食，多饮水，增加蔬菜、水果等碱性食物摄入，碱化尿液，促进尿酸排泄。

（4）定期监测：定期检测血尿酸水平，确保控制在目标范围；定期检查血肌酐、尿素氮及尿常规，评估肾功能。

（5）健康宣教：向患者讲解高尿酸血症及痛风的相关知识，提高自我管理能力。

（三）其他护理诊断 / 问题

1. 活动受限 与关节疼痛、肿胀及活动障碍有关。

2. 潜在并发症（痛风石、尿路结石、肾功能损害） 与长期高尿酸血症未得到有效控制有关。

3. 营养失调（高于机体需要量） 与高嘌呤饮食、过量饮酒及肥胖有关。

4. 焦虑 / 抑郁 与慢性疼痛、疾病反复发作及生活质量下降有关。

5. 自我管理能力不足 与患者对疾病管理知识和技能不足有关。

6. 潜在感染风险（痛风石破溃） 与痛风石破溃或局部皮肤完整性受损有关。

（四）健康指导

1. 疾病知识指导 给患者和家属讲解高尿酸血症和痛风是终身性疾病，但经积极有效治疗，患者可正常生活和工作。应保持心情愉快，避免情绪紧张；生活要有规律；肥胖者应减轻体重；防止受凉、劳累、感染、外伤等诱发因素。指导患者严格控制饮食，避免进食高蛋白和高嘌呤的食物，禁饮酒，每天饮水2000mL 以上。在服用排尿酸药时更应注意多饮水，这有助于尿酸随尿液排出。

2. 保护关节指导 指导痛风患者日常生活中应注意：①尽量使用大肌群，如能用肩部负重者不用手提，能用手臂者不要用手指；②避免长时间持续进行重体力劳动；③经常改变姿势，保持受累关节舒适；④若有关节局部温热和肿胀，尽可能避免其活动；⑤如运动后疼痛超过 1 ～ 2h，应暂时停止此项运动。

3. 病情监测指导 平时用手触摸耳轮及手足关节处，检查是否产生痛风石。定期复查血尿酸，门诊随访。

六、案例解析

1. 诊断 患者血尿酸 680μmol/L，高于诊断标准 420μmol/L，高尿酸诊断成立，且右踇趾关节疼痛，关节液可见针形尿酸盐结晶，符合“痛风性关节炎”典型特征。

2. 治疗　痛风发作除了与尿酸高有关，还与尿酸水平下降的速度有关。别嘌呤醇、苯溴马隆、非布司他等降尿酸药物在急性发作期一般不用，等急性期过了，再小剂量加用，逐渐增加到足量。如果痛风发作之前一直在降尿酸，可继续服用，避免因停药引起血尿酸水平的波动。

3. 痛风急性发作预防

（1）低嘌呤饮食：指导患者进食奶、蛋、浅色及根茎类蔬菜、杂粮等低嘌呤食物，避免动物内脏、菌藻类、海产品、高汤类等高嘌呤食物。

（2）多饮水：在肾功能允许的前提下，建议每日饮水量在 2000mL 以上，减少高糖饮料、甜品的摄入。

（3）戒酒：限制酒精，特别是啤酒。

（4）减重：肥胖的高尿酸患者通过减重可以降低尿酸水平，同时，减重还可改善胰岛素抵抗，减少尿酸合成并增加尿酸排泄。

（5）药物治疗：遵医嘱使用降尿酸药物。

第十五节　骨质疏松症

案例导入

患者，女性，65 岁，已婚，因“反复腰背疼痛伴行走困难 3 个月余”于 2024 年 10 月 15 日入院。入院体格检查：身高 160cm，体重 50kg，体重指数 19.5kg/m^2；T 36.8℃，P 78 次 /min，R 16 次 /min，BP 125/75mmHg；神志清楚，查体合作，自主体位；脊柱侧弯，胸腰椎后凸畸形，腰背部压痛明显，双下肢肌力正常，感觉正常，病理征未引出。患者平日素食为主，活动量少，晒太阳少，身高较前减少 5cm。辅助检查：骨密度显示腰椎 L1 ～ L4 T 值为 −3.2，股骨颈 T 值为 −3.5；血钙正常，血磷轻度升高，25-羟维生素 D 水平降低；骨代谢指标骨钙素、Ⅰ型胶原交联 C 末端肽（CTX）水平升高；X 线检查显示腰椎侧弯，胸腰椎骨质疏松。入院后予以阿仑膦酸钠抑制骨吸收，碳酸钙 D_3 补充钙剂，骨化三醇调节维生素 D 代谢，维生素 D 剂补充维生素 D，同时给予塞来昔布缓解疼痛，泮托拉唑肠溶片保护胃黏膜。患者腰背疼痛明显缓解，行走困难改善，双下肢乏力减轻。出院后继续口服阿仑膦酸钠、碳酸钙 D_3、骨化三醇，定期复查骨密度及血钙、血磷水平，注意补充维生素 D，避免负重及剧烈运动。

1. 该患者诊断为骨质疏松症的要点有哪些？

2. 该患者主要的护理诊断 / 问题及护理措施是什么？

骨质疏松症（OP）是一种以骨量减少、骨微结构破坏为特征，导致骨骼脆性增加和易发生骨折的代谢性骨骼疾病。正常成熟骨的代谢主要以骨重建形式进行，凡可引起骨净吸收增加和（或）骨形成减少的因素都会导致骨丢失和骨质量下降，脆性增加，直至发生骨折。不良的生活方式和生活环境，如高龄、吸烟、酗酒、维生素D摄入不足、光照少、长期服用糖皮质激素等也是骨质疏松症的危险因素。本病各年龄段均可发病，但常见于老年人，尤其是绝经后的妇女，其发病率居所有代谢骨病的首位。本病按病因可分为原发性和继发性两类。原发性骨质疏松症包括绝经后骨质疏松症（Ⅰ型）、老年骨质疏松症（Ⅱ型）和特发性骨质疏松症（青少年型）。绝经后骨质疏松症一般发生在女性绝经后5～10年内；老年骨质疏松症一般指70岁以后发生的骨质疏松；特发性骨质疏松症主要发生在青少年，病因尚未明确。继发性骨质疏松症指由影响骨代谢的疾病、药物及其他原因导致的骨质疏松症。

一、临床表现

1. 疼痛　常是骨质疏松症患者的首发症状或就诊原因，通常表现为急性或慢性、持续性的腰背部疼痛，可伴随胸肋部放射性疼痛。

（1）急性期：在发生椎体骨折后腰背部出现急性疼痛，卧床休息后可缓解或消失，但脊柱承重增加时，如翻身、坐起、行走时可出现疼痛加剧。

（2）慢性期：表现为长期慢性腰背部疼痛，骨折愈合不良、功能障碍等表现。

2. 脊柱变形　严重骨质疏松症患者，因椎体压缩性骨折，可出现身高变矮或脊柱驼背畸形等。

3. 骨折　常因轻微活动、创伤、弯腰、负重、挤压或摔倒发生骨折。脊柱压缩性骨折多见于绝经后骨质疏松，多在突发性腰背疼痛后出现。髋部骨折多在股骨颈部，以老年性骨质疏松多见。

4. 并发症　驼背和胸廓畸形者可出现胸闷、气短、呼吸困难，甚至发绀等表现；肺活量、肺最大换气量和心排血量下降，极易并发上呼吸道和肺部感染。髋部骨折者常因感染、心血管病或慢性衰竭而死亡；幸存者生活自理能力下降或丧失，长期卧床加重骨丢失，使骨折极难愈合。

二、检验检查

（一）实验室检查

1. 一般项目检查　血常规、尿常规、血沉、肝和脂肪、血钙、血磷、25-羟维生素D和甲状旁腺激素水平，以及尿钙、尿磷和尿肌酐等。

2. 骨转换生化标志物　骨转换过程中产生的中间代谢产物或酶类，称为骨转换生化标志物（BTMS）。BTMS在多种骨骼疾病的鉴别诊断、判断骨转换类型、骨折风险预测、监测治疗依从性及药物疗效评估等方面发挥了重要作用。

（二）影像学检查

1. 骨密度测量　这是诊断骨质疏松的金标准，通常采用双能X线吸收法

（DXA）进行检查。这项检查能够定量评估骨骼的矿物质含量，从而判断骨骼强度及骨折风险。常检查的部位包括腰椎、髋骨和前臂。检查无痛且辐射量极低，适用于绝经后女性、老年人以及长期使用激素类药物的人群。

2. X线检查　可显示骨小梁稀疏，但受主观因素影响较大，并且骨量丢失达30%以上时才在X线检查上有阳性发现，因此骨量丢失早期难以检出。X线检查是检出脆性骨折，特别是胸、腰椎压缩性骨折的首选方法，常规胸、腰椎X线侧位摄片的范围应分别包括胸4～腰1和胸12～腰5椎体。

3. CT检查　CT检查对于移位复杂的髋部、踝部、肱骨近端骨折有较大的诊断价值，可明确关节内或关节周围骨折、椎管内压迫情况等。

4. MRI　常可协助判断骨折是否愈合，对鉴别新鲜和陈旧性骨质疏松性椎体骨折具有较大意义。

5. 核医学检查　放射性核素显像在鉴别继发性骨质疏松症和其他骨骼疾病中具有一定优势，甲状旁腺功能亢进、畸形性骨炎、骨纤维结构发育不良、骨软化症、肿瘤骨转移等疾病的骨显像具有特征性的改变。PET-CT和PET-MRI对骨质疏松症的鉴别诊断，尤其是排查肿瘤相关骨病，具有一定的应用价值

三、诊断标准

骨质疏松症的诊断基于详细的病史采集、体格检查、骨折风险评价、骨密度测量，以及影像学和实验室检查。骨质疏松症的诊断标准是基于DXA骨密度和（或）脆性骨折。

1. 基于骨密度测定的诊断　骨密度测量是骨质疏松症诊断的核心依据，目前最常用的方法是DXA检测。DXA测量的骨密度通常需要转换为T值用于诊断。T值=（骨密度的实测值−同种族同性别正常青年人峰值骨密度）/同种族同性别正常青年人峰值骨密度的标准差。推荐使用骨密度DXA测量的中轴骨（腰椎1～4、股骨颈或全髋部）骨密度或桡骨远端1/3骨密度的T值≤−2.5为骨质疏松症的诊断标准。根据世界卫生组织（WHO）标准，基于DXA测定的骨密度分类标准见表5.15.1。

表5.15.1　基于DXA测定骨密度分类标准

诊断	T值范围
正常	≥−1.0
骨量减少	−2.5～−1.0
骨质疏松	≤−2.5
严重骨质疏松	≤−2.5加脆性骨折

2. 基于脆性骨折的诊断　脆性骨折是指轻微外伤或日常活动中发生的骨折。在某些情况下，即使骨密度未达到骨质疏松的T值标准，但患者发生了脆性骨折，

也可以诊断为骨质疏松症，符合以下任意一条即可诊断骨质疏松症。

（1）髋部或锥体性脆性骨折。

（2）DXA 测定中轴骨骨密度或桡骨远端 1/3 骨密度 T 值≤ −2.5。

（3）骨密度测量符合骨量减少，−2.5 ＜ T 值＜ −1.0，肱骨近端、骨盆或前臂远端脆性骨折。

四、治疗

骨质疏松症的治疗策略包括非药物治疗和药物治疗两大类。

（一）非药物治疗

1. 调整生活方式

（1）加强营养：均衡膳食，建议摄入富钙、低盐和适量蛋白质。少饮酒、咖啡和浓茶，增加富含维生素 D、维生素 A、维生素 C 及含铁的食物，以利于钙的吸收。

（2）充足日照：建议 11:00 ～ 15:00，尽可能多地暴露皮肤于阳光下 15 ～ 30min，每周至少两次，以促进体内维生素 D 的合成，尽量不涂防晒霜，以免影响日照效果，但应防止强烈阳光照射灼伤皮肤。

（3）规律运动：增强骨骼强度的负重运动，包括散步、慢跑、太极、瑜伽、跳舞和打乒乓球等活动；增强肌肉功能的运动，包括重量训练和其他抵抗性运动。

（4）避免使用致骨质疏松的药物：如抗癫痫药、苯妥英钠、苯巴比妥、加巴喷丁、扑米酮等。

（5）避免跌倒：清除室内障碍物、使用防滑垫、安装扶手等。

2. 骨健康基本补充剂

（1）钙剂：充足的钙摄入对获得理想峰值骨量、缓解骨丢失、改善骨矿化和维护骨骼健康有益。中国居民中青年推荐每日元素钙摄入量为 800mg，50 岁以上中老年、妊娠中晚期及哺乳期人群推荐每日摄入量为 1000 ～ 1200mg，可耐受的最高摄入量为 2000mg。尽可能通过膳食摄入充足的钙，饮食中钙摄入不足时，可给予钙剂补充。补充钙剂需适量，超大剂量补充钙剂可能增加肾结石和心血管疾病的风险，对于有高钙血症和高尿钙患者，应避免补充钙剂。

（2）维生素 D：充足的维生素 D 可增加肠钙吸收、促进骨骼矿化、保持肌力、改善平衡和降低跌倒风险等。维生素 D 不足可导致继发性甲状旁腺功能亢进，增加骨吸收，从而引起或加重骨质疏松症。首先建议接受充足的阳光照射。对于维生素 D 缺乏或不足者，应给予维生素 D 补充剂。建议血清 25-羟维生素 D 水平保持在 30ng/mL（75nmol/L）以上，补充剂量为每日 1000 ～ 2000U。

（二）药物治疗

有效的抗骨质疏松药物治疗可以增加骨密度，改善骨质量，显著降低骨折的发生风险。抗骨质疏松症药物按作用机制分为骨吸收抑制剂、骨形成促进剂、双重作用药物、其他机制类药物及中成药，见表 5.15.2。

表 5.15.2 抗骨质疏松症的主要药物

作用机制	代表药物
骨吸收抑制剂	双膦酸盐类、RANKL 单克隆抗体（地舒单抗）、降钙素、雌激素、SERMs
骨形成促进剂	甲状旁腺激素类似物
双重作用药物	硬骨抑素单克隆抗体（罗莫佐单抗）
其他机制类药物	活性维生素 D 及其类似物（阿法骨化醇、骨化三醇、艾地骨化醇）、维生素 K_2
中成药	骨碎补总黄酮制剂、人工虎骨粉制剂、中药复方制剂等

注：RANKL 为 NF-κB 受体激活蛋白配体；SERMs 为选择性雌激素受体调节剂。

（1）双膦酸盐类：是目前临床上应用最广泛的抗骨质疏松症药物，目前防治骨质疏松症的双膦酸盐类药物主要包括阿仑膦酸钠、唑来膦酸和利塞膦酸钠，其使用方法见表 5.15.3。

表 5.15.3 双膦酸盐类药物使用方法

药品	用法	使用方法
阿仑膦酸钠	阿仑膦酸钠素片或肠溶片，70mg/片，每周 1 次；10mg/片，每日 1 次。阿仑膦酸钠 D_3 片：阿仑膦酸钠 70mg 与维生素 D_3 2800IU 或 5600IU 的复合片剂，每周 1 次	清晨空腹，200 ～ 300mL 白水送服，服药后 30min 内保持上半身直立，30min 后再摄入食物或其他药品
唑来膦酸	唑来膦酸静脉注射剂，5mg，每年 1 次静脉滴注	静脉滴注至少 15min 以上，建议 0.5 ～ 1h，使用前充分水化
利塞膦酸钠	利塞膦酸钠片剂，35mg/片，每周 1 次；5mg/片，每日 1 次	同口服阿仑膦酸钠
伊班膦酸钠	静脉注射剂，1mg/安瓿，2mg 加 250mL 生理盐水静脉滴注 2h 以上，每 3 个月 1 次；片剂，150mg/片，每月 1 次	静脉滴注前充分水化；口服片剂服用方法同阿仑膦酸钠
米诺膦酸	米诺膦酸片剂，1mg/片，每日 1 次	同阿仑膦酸钠

（2）RANKL 抑制剂：如地舒单抗，适用于对双膦酸盐不耐受或效果不佳的患者。其中地舒单抗是目前最常用的 RANKL 抑制剂，用法用量为每支 60mg/1mL，每 6 个月皮下注射 1 次，每次 60mg。地舒单抗可能引起或加重低钙血症，因此治疗前必须纠正低钙血症。

（3）甲状旁腺激素类似物：是促骨形成药物，国内已上市的特立帕肽是重组人甲状旁腺激素类似物，是目前唯一获批用于促进骨形成的药物。用法用量为皮下注射，20μg/次，每日 1 次，通常注射于大腿或腹部。治疗周期一般不超过 2 年。少数患者可能出现一过性血钙升高，需监测血钙水平。

（4）选择性雌激素受体调节剂：选择性雌激素受体调节剂类药物与雌激素受体结合后，在不同靶组织使雌激素受体空间构象发生改变，从而在不同组织发挥类似或拮抗雌激素的不同生物效应。代表药物为雷洛昔芬，用法用量为雷洛昔芬片剂，60mg/ 片，每次口服 60mg，每日 1 次。

（5）降钙素：是一种钙调节激素，能抑制破骨细胞的生物活性、减少破骨细胞数量，减少骨量丢失并增加骨量；降钙素的另一个作用是能有效缓解骨痛。目前应用于临床的有鳗鱼降钙素（依降钙素）和鲑降钙素两种，其用法用量见表 5.15.4。

表 5.15.4 降钙素使用方法

药品名称	用法
鳗鱼降钙素	鳗鱼降钙素注射剂，20U/ 支，每次肌内注射 20U，每周 1 次；依降钙素注射剂，10U/ 支，每次肌内注射 10U，每周 2 次
鲑降钙素	鲑降钙素鼻喷剂，每瓶 4400U/2mL 瓶，鼻喷 200U，每日或隔日 1 次；鲑降钙素注射剂，50U/ 支，50U 皮下或肌内注射，每日 1 次或 100U 皮下或肌内注射，隔日 1 次

（6）绝经激素（雌激素）：大量循证医学证据表明绝经激素治疗能有效减少绝经后妇女骨量丢失，降低椎体、非椎体及髋部骨折的风险，疗效肯定。

（7）活性维生素 D 及其类似物：目前国内上市治疗骨质疏松症的活性维生素 D 及其类似物有阿法骨化醇、骨化三醇及艾地骨化醇。此类药物更适用于老年人、肾功能减退及 1α 羟化酶缺乏或减少的患者，具有提高骨密度、减少跌倒、降低骨折风险的作用，但治疗期间应注意监测血钙和尿钙，特别是同时补充钙剂者；肾结石患者慎用。其使用方法见表 5.15.5。

表 5.15.5 活性维生素 D 及其类似物使用方法

药品名称	用法
阿法骨化醇	阿法骨化醇胶丸，0.25μg/粒、0.5μg/粒或 1.0μg/粒，口服每次 0.25 ～ 1.0μg，每日 1 次
骨化三醇	骨化三醇胶丸，0.25μg/粒、0.5μg/粒，口服每次 0.25μg，每日 1 次或 2 次
艾地骨化醇	艾地骨化醇胶囊，0.5μg/粒或 0.75μg/粒，口服每次 1 粒，每日 1 次

（三）康复治疗

针对骨质疏松症的康复治疗主要包括运动疗法、物理因子治疗、作业疗法及康复工程等。

1. 运动疗法　简单实用，不但可增强肌力与肌耐力，改善平衡、协调性与步行能力，而且可改善骨密度、维持骨结构，降低跌倒与脆性骨折的发生风险等。运动疗法需遵循个体化、循序渐进、长期坚持的原则。治疗性运动包括有氧运动、抗阻运动、冲击性运动、振动运动等。

2. 物理因子治疗　脉冲电磁场、体外冲击波、紫外线等物理因子治疗可增加骨量；超短波、微波、经皮神经电刺激、中频脉冲等治疗可减轻疼痛；对骨质疏松性骨折或者骨折延迟愈合可选择低强度脉冲超声波、体外冲击波等治疗以促进骨折愈合。神经肌肉电刺激、针灸等治疗可增强肌力、促进神经修复、改善肢体功能。联合治疗方式与治疗剂量需依据患者病情与自身耐受程度选择。

3. 作业疗法　以针对骨质疏松症患者的康复宣教为主，包括指导患者正确的姿势，改变不良生活习惯，提高安全性。作业疗法还可分散患者注意力，减少对疼痛的关注，缓解由骨质疏松症引起的焦虑、抑郁等不利情绪。

4. 康复工程　在创新康复医疗服务模式下，应积极推动康复医疗与康复辅助器具配置服务衔接融合。行动不便、跌倒高风险者可选用拐杖、助行架、髋部保护器等辅助器具，建议佩戴防跌倒手表，以提高行动能力，减少跌倒及骨折的发生。急性或亚急性骨质疏松性椎体骨折的患者可使用脊柱支架，以缓解疼痛，矫正姿势，预防再次骨折等。应对不安全的环境进行适当改造，如将楼梯改为坡道、卫生间增加扶手等，以减少跌倒发生风险。

五、护理

（一）护理评估

1. 病史

（1）既往史：详细了解患者既往是否患有影响骨代谢的疾病，如甲状旁腺功能亢进症、库欣综合征、类风湿关节炎等。是否发生骨折，尤其是髋部、脊柱或腕部骨折。

（2）用药史：了解患者是否长期使用可能影响骨代谢的药物，如糖皮质激素、抗癫痫药物、肝素等。

（3）生活方式：详细了解患者的生活习惯，如饮食中钙和维生素D摄入情况、运动情况、是否吸烟或饮酒等。

（4）生育史：了解女性患者的月经初潮年龄、绝经年龄，是否有卵巢早衰或切除史，是否有月经不规律或闭经史；询问妊娠、分娩次数和哺乳时间等。

2. 身体状况评估

（1）身高与体态：测量患者身高，观察是否有脊柱后凸、驼背、身高缩短等典型体征，观察患者的步态和平衡能力，评估患者的步态是否稳定、是否存在步态异常或行走困难等。

（2）疼痛评估：了解患者是否有腰背痛、关节痛等症状，评估疼痛的性质、部位、持续时间及加重或缓解因素。

3. 检验结果　查看患者血钙、血磷、25-羟维生素D、骨转换标志物、骨密度、X线、CT等检查有无异常，

4. 心理社会状况　评估患者是否因疾病导致的疼痛、活动受限等产生焦虑、抑郁等负面情绪，以及情绪问题对患者治疗依从性和生活质量的影响。评估患者家庭成员对患者的关心和照顾程度等。

（二）常见的护理诊断/问题及护理措施

1. 疼痛（骨痛）　与骨质疏松导致的腰椎压缩性改变、肌肉劳损有关。

（1）休息：避免长时间站位或坐位，疼痛剧烈时需卧床休息，选择合适的床垫和枕头以提高舒适度。

（2）对症护理：①使用骨科辅助物，必要时使用背架、紧身衣等，以限制脊椎的活动度和给予脊椎支持，从而减轻疼痛；②物理疗法，对疼痛部位给予湿热敷、按摩，超短波、低频及中频电疗法等，可缓解疼痛。

（3）用药护理：正确评估疼痛的程度，按医嘱使用镇痛药。吲哚美辛、阿司匹林等应餐后服用，以减轻胃肠道反应。

2. 潜在并发症——骨质疏松性骨折

（1）救治原则：骨折先固定，后搬动；如休克，应先抢救休克后处理骨折。

（2）搬运：动作要稳、准、轻，防止扭转躯干和肢体，以免加重损伤。

（3）体位：脊柱损伤、骨盆骨折等患者需绝对卧床；四肢骨折患者应保持患肢功能位，抬高患肢，局部制动。

（4）病情观察：观察患者生命体征、患肢末梢血运及感觉、运动等情况。

（5）预防并发症：包括深静脉血栓形成、压力性损伤等。

（6）手术治疗者：按骨科手术前后护理常规执行。

（三）常见的护理诊断 / 问题及护理措施

1. 有受伤的危险　与骨质疏松导致骨骼脆性增加有关。

2. 活动耐力下降　与日常体力活动不足有关。

3. 躯体移动障碍　与骨骼变化引起活动范围受限有关。

4. 营养失调（低于机体需要量）　与饮食中钙、蛋白质、维生素 D 摄入不足有关。

（四）健康指导

1. 疾病预防指导　随着年龄的增长，均有不同程度的骨量丢失，在达峰值骨量前就应开始预防骨质疏松。青少年时期应建立良好生活方式和饮食习惯，如加强户外运动及保证充足的钙摄入。成年后尽量延缓骨量丢失的速度和程度，除生活方式和运动指导外，对绝经后骨质疏松患者还应在医生的指导下，正确补充雌激素等。

2. 疾病知识指导　指导患者摄入高钙、高蛋白、高维生素饮食，动物蛋白不宜过多。少饮碳酸饮料，少吃糖及食盐，戒烟酒，避免咖啡因的摄入。多进行户外运动，如步行、游泳、慢跑、骑自行车等，避免剧烈、有危险的运动。运动要循序渐进，持之以恒。

3. 预防跌倒指导　加强预防跌倒的宣传教育和保护措施，如家庭、公共场所防滑、防绊、防碰撞措施。指导患者维持良好姿势，改变姿势时动作应缓慢。必要时可建议患者使用手杖或助行器，以增加其活动时的稳定性。选择合身的衣裤和鞋，大小适中，且有利于活动。

4. 用药指导　指导患者按时正确服用各种药物，学会自我监测药物不良反应。应用激素治疗的患者应定期检查，以早期发现可能出现的不良反应。

六、案例解析

（一）案例特点

1. 诊断　患者为65岁女性，绝经后15年，反复腰背部疼痛，脊柱侧弯、胸腰椎后凸畸形，骨密度检查显示腰椎L1～L4的T值为−3.2，股骨颈T值为−3.5，X线及双能X线吸收法提示骨密度降低，且患者平日以素食为主、活动量少、晒太阳少，可明确诊断为骨质疏松症。

2. 护理问题　该患者主要护理问题：疼痛，有受伤的风险；缺乏骨质疏松相关知识。

（二）护理措施

1. 一般护理　告知患者避免长时间站位或坐位，疼痛剧烈时需卧床休息，必要时使用骨科辅助物，以限制脊椎的活动度和给予脊椎支持，从而减轻疼痛。指导患者摄入高钙、高蛋白、高维生素饮食；保证充足日照，尽可能多地暴露皮肤于阳光下15～30min，每周两次，以促进体内维生素D的合成。

2. 疼痛评估　评估疼痛的性质、部位、持续时间及加重或缓解因素。

3. 用药指导　遵医嘱正确使用药物，避免漏服或多服，观察药物不良反应。阿仑磷酸钠主要用于治疗绝经后妇女的骨质疏松症，应晨起空腹服用，同时饮用200～300mL温开水，服药后半小时内不能进食或喝饮料，也不能平卧，需采取立位或坐位，以减轻对食管的刺激。不可咀嚼或吮吸药片，以防口咽部溃疡。若出现咽下困难、吞咽痛或胸骨后疼痛，应警惕食管炎、食管溃疡和食管糜烂等情况，并立即停止用药。服用钙剂时注意多饮水，以增加尿量，降低泌尿系结石形成风险。在服用维生素D时，不可与绿叶蔬菜一同服用，以免形成钙螯合物，减少钙的吸收。

4. 预防跌倒　保持病房灯光亮度适中且地面干燥，尽量将常用私人物品放置在固定位置。睡觉时拉起床栏，加强巡视。指导患者维持良好姿势，改变姿势时动作应缓慢。必要时可建议患者使用手杖或助行器，以增加其活动时的稳定性。选择合身的衣裤和鞋，大小适中，且有利于活动。

参考文献

[1] 中国罕见病联盟下丘脑垂体疾病学组，北京协和医院垂体疾病创新诊疗中心．双侧岩下窦静脉采血在库欣综合征诊断中应用的专家共识(2023)[J]. 罕见病研究，2023，2(3)：365−376.

[2] 杜亦凡，余君言，林嘉彬，等．无法明确定位的 ACTH 依赖性库欣综合征临诊应对 [J]. 中华内分泌代谢杂志，2025，41(7)：578−583.

[3] 廖二元，袁凌青．内分泌代谢病学 [M]. 4 版．北京：人民卫生出版社，2019.

[4] 魏强，朱育春．原发性醛固酮增多症的功能分型诊断：肾上腺静脉采血专家共识 [J]. 现代泌尿外科杂志，2020，25(03)：205−208.

[5] 中华医学会内分泌学分会．原发性醛固酮增多症诊断治疗的专家共识(2024 版)[J]. 中华内分泌代谢杂志，2025，41(1)：12−24.

[6] 李庞敏，陈康，杜锦，等．外周去氨加压素兴奋试验与大剂量地塞米松抑制试验在库欣病中的诊断价值研究 [J]. 中国全科医学，2020，23(18)：2314−2317.

[7] 吴荔茗，王卫庆．去氨加压素兴奋试验在库欣综合征中的诊断价值．国际内分泌代谢杂志，2007，27(05)：303−305.

[8] 中华医学会内分泌学分会．库欣病诊治专家共识(2025)[J]. 中华内分泌代谢杂志，2025，41(3)：186−197.

[9] 中华医学会核医学分会．131I 治疗格雷夫斯甲亢指南(2021 版)[J]. 中华核医学与分子影像杂志，2021，41(4)：242−253.

[10] 中华医学会糖尿病分会．中国糖尿病防治指南(2024 版)[J]. 中华糖尿病杂志，2025，17(1)：16−139.

[11] 中华医学会内分泌学分会肥胖学组．肾上腺皮质功能减退症患者围手术期糖皮质激素管理专家共识 [J]. 中华内分泌代谢杂志，2022，38(1)：1−6.

[12] 中华医学会内分泌学分会．成人生长激素缺乏症诊治专家共识(2020 版)[J]. 中华内分泌代谢杂志，2020，36(12)：995−1002.

[13] 孙胜彬，罗雁红．生长激素缺乏症与生长激素激发试验 [J]. 临床医学进展，2024，14(6)：1587−1592.

[14] 王旭梅，苏珊，袁雪琪，等．基于移动医疗的个案管理模式在青少年 1 型糖尿病病人中的应用 [J]. 护理研究，2023，37(15)：2684−2692.

[15] 中华医学会儿科学分会内分泌遗传代谢学组，中华儿科杂志编辑委员会．中枢性性早熟诊断与治疗专家共识(2022)[J]. 中华儿科杂志，2023，61(1)：16−22.

[16] 秦娟，边丽颖．饥饿试验在胰岛素瘤定性诊断中诱发低血糖的观察及护理 [J]. 中国实用护理杂志，2013，29(9)：40−41.

[17] 孙丽君．禁水−加压素试验的禁饮时间与 24h 尿量关系的研究 [D]. 重庆医科大学，2019.

[18] 罗佐衡，陶美伊，秦月兰．国内糖尿病个案管理研究热点与前沿的可视化分析 [J]. 湖南师范大学学报：医学版，2023，20(3)：149−154.

[19] 中国垂体腺瘤协作组．中国肢端肥大症诊治共识(2021 版)[J]. 中华医学杂志，2021，101(27)：2115−2126.

[20] 益伟清，张翠红，茹晓坤．多学科团队模式下的个案管理在糖尿病足患者中的应用 [J]. 上海护理，2023，23(6)：14−17.

[21] 中国医师协会内分泌代谢科医师分会肿瘤内分泌学组，中国内分泌性高血压协作组．肾上腺静脉取血操作规范和结果解读专家共识(2025 年版)[J]. 中华内分泌外科杂志，2025，19(01)：1−7.

[22] Blake G M, Fogelman I. The role of DXA bone density scans in the diagnosis and treatment of osteoPorosis[J]. Postgraduate medical journal, 2007, 83(982):509-517.

[23] 中华医学会男科学分会，下丘脑促性腺激素释放激素脉冲泵在男科疾病中应用专家共识编写组 . 下丘脑促性腺激素释放激素脉冲泵在男科疾病中应用专家共识 [J]. 中华男科学杂志，2022，28(03):273-280.

[24] 刘彦玲，秦贵军 . GnRH 脉冲治疗的研究进展 [J]. 实用妇产科杂志，2023，39(6):401-404.

[25] 李振云，徐毅君，逄文泉，等 . 糖尿病专科护理质量指标质控小组的建立及效果评价 [J]. 齐鲁护理杂志，2020，26(1):132-134.

[26] 周英凤，胡雁，顾莺，等 . 基于证据的持续质量改进模式图的构建 . 中国循证医学杂志，2017，2(5):603-606.

[27] 中华医学会内分泌学分会，中国内分泌代谢病专科联盟 . 糖尿病足溃疡创面治疗专家共识 (2024)[J]. 中华内分泌代谢杂志，2024，40(07):565-569.

[28] 中国医疗保健国际交流促进会外周血管医学分会，首都医科大学下肢动脉硬化闭塞症临床诊疗与研究中心，北京华炎血管疾病诊疗产业技术创新战略联盟，等 . 中国糖尿病足诊治指南 [J]. 中国临床医生杂志，2024，52(11):1287-1296.

[29] 王淑慧，田瑶 . 神经肌电图检测在糖尿病周围神经病变诊断中的应用价值 [J]. 中国基层医药，2024，31(08):1172-1177.

[30] 中国医师协会介入医师分会超声介入专业委员会 . 超声引导下甲状腺结节及颈部淋巴结穿刺专家共识 (2023 版)[J]. 中华内科杂志，2024，63(06):550-559.

[31] 中国康复技术转化与发展促进会骨质疏松性骨折加速康复专业委员会，中华医学会骨质疏松和骨矿盐疾病委员会骨与关节学组，中国医师协会骨科医师分会骨质疏松工作委员会 . 特立帕肽治疗骨质疏松性骨折中国专家共识 (2024 版)[J]. 中华医学杂志，2024，104(17):1456-1465.

[32] 吴祝圆，黄毅文，贾子超，等 . 尿游离皮质醇萃取方法的改良及其检测相关影响因素的分析 [J]. 天津医科大学学报，2022，28(4):372-377.

[33] 李乐乐，赵玲，窦京涛，等 . 尿游离皮质醇对肾上腺意外瘤中亚临床库欣综合征的诊断价值 [J]. 中华医学杂志，2017，97(46):3632-3635.

[34] 沈娟，刘芳 . 糖尿病周围神经病变的筛查与诊断方法 [J]. 国际内分泌代谢杂志，2010，30(02):83-86.

[35] 刘巧艳，步红兵，尹卫，等 . 基于 JBI 证据转化模式的住院老年 2 型糖尿病患者多学科联合低血糖管理的循证实践 [J]. 护理学报，2020，27(20):38-43.

[36] 中国医师协会内分泌代谢科医师分会 . 肾上腺疾病诊疗指南 [M]. 人民卫生出版社，2019.

[37] 中华医学会内分泌学分会 . 库欣综合征专家共识 (2011 年)[J]. 中华内分泌代谢杂志，2012，28(2):96-102.

[38] 邓俊，丁炎明，王兰，等 . “一病一品”项目的构建与实施 [J]. 中华现代护理杂志，2017，023(002):153-157.

[39] 郑鹏杰，张少玲 . 肾上腺皮质功能减退症的诊治现状 [J]. 内科急危重症杂志，2019，25(1):73-79.

[40] 陈梅，丁炎明，刘霞，等 .“一病一品”项目在妊娠期糖尿病患者中的实践效果 [J]. 中华现代护理杂志，2017，23(2):158-162.

[41] 中华医学会内分泌学分会 . 原发性醛固酮增多症诊断治疗的专家共识 (2020 版)[J]. 中华内分泌代谢杂志，2020，36(9):727-736.

[42] 余笑纯 . “一病一品”护理模式在内分泌科糖尿病患者中的应用效果分析 [J]. 中国社区医师，2022，38(33):106-108.

[43] 徐英英，王陈芳，留菁菁，等. 无症状 2 型糖尿病周围神经病变的早期诊断方法研究 [J]. 浙江医学，2019，41(20)：2156-2159.

[44] 王吉耀，葛均波，邹和建. 实用内科学 [M].16 版. 北京：人民卫生出版社，2022.

[45] Orloff，Lisa A，Wiseman，Sam M，Bernet，Victor J，et al.American Thyroid Association Statement on Postoperative Hypoparathyroidism：Diagnosis，Prevention，and Management in Adults[J]. Thyroid：official journal of the American Thyroid Association，2018，28(7):830-841.

[46] 高燕，王倩，贡浩凌，等. 全病程个案管理模式在糖尿病患者管理中的应用 [J]. 上海护理，2021，21(4):46-50.

[47] 黄健，张旭. 中国泌尿外科和男科疾病诊断治疗指南 [M]. 北京：科学出版社，2022.

[48] 中华医学会内分泌学分会. 嗜铬细胞瘤和副神经节瘤诊断治疗专家共识 (2020 版)[J]. 中华内分泌代谢杂志，2020，36(9):737-750.

[49] 国家卫生健康委食品安全标准与监测评估司，中国疾病预防控制中心营养与健康所，成人肥胖食养指南编写专家组，等. 成人肥胖食养指南 (2024 年版)[J]. 卫生研究，2024，53(3):347-351.

[50] 中华预防医学会，中国健康促进基金会. 中国居民肥胖防治专家共识 [J]. 中华流行病学杂志，2022，43(5)：609-626.

[51] 中华医学会内分泌学分会. 肥胖患者的长期体重管理及药物临床应用指南 (2024 版)[J]. 中华内分泌代谢杂志，2024，40(07):545-564.

[52] 中国民族卫生协会，中国健康管理协会健康体检分会. 胰高糖素样肽 -1 受体激动剂类药物结合生活方式干预减重专家共识 (2024 版)[J]. 中华糖尿病杂志，2024，16(09):945-958.

[53] 中华人民共和国国家卫生健康委员会医政司. 肥胖症诊疗指南 (2024 年版)[J]. 中华消化外科杂志，2024，23(10):1237-1260.

[54] 妇幼健康研究会，妇女儿童肥胖控制专业委员会，中国儿童代谢健康型肥胖定义与管理专家委员会. 中国儿童代谢健康型肥胖定义与筛查专家共识 [J]. 中国妇幼健康研究，2019，030(012):1487-1490.

[55] 杨雁，陈颖，张惠杰，等. 糖尿病患者体重管理专家共识 (2024 版)[J]. 中华糖尿病杂志，2024，16(09)：959-971.

[56] 周意，笃铭丽，郑凯蓉，等."一病一品"项目在糖尿病视网膜病变患者中的应用效果 [J]. 中华现代护理杂志，2021，27(22):3042-3046.

[57] 中华医学会内分泌学分会. 中国高尿酸血症与痛风诊疗指南 (2019). 中华内分泌代谢杂志，2020:36(1)，1-13.

[58] 中国慢性肾脏病患者合并高尿酸血症诊治共识专家组. 中国慢性肾脏病患者合并高尿酸血症诊治专家共识 [J]. 中华肾脏病杂志，2017(6):463-469.

[59] 方宁远，吕力为，吕晓希，等. 中国高尿酸血症相关疾病诊疗多学科专家共识 (2023 年版)[J]. 中国实用内科杂志，2023，43(6):461-480.

[60] 张昀，曾学军. 痛风及高尿酸血症的基层规范诊疗与管理 [J]. 中华全科医师杂志，2021，20(7):816-818.

[61] 中华医学会骨质疏松和骨矿盐疾病分会. 原发性骨质疏松症诊疗指南 (2022)[J]. 中国全科医学，2023，26(14):1671-1691.

[62] 罗小平，傅君芬. 儿科内分泌与代谢性疾病诊疗规范 [M].2 版. 北京；人民卫生出版社，2024.

[63] 彭永德，王卫庆，赵家军主译，内分泌学 [M]. 北京；中国科学技术出版社，2024.

[64] 中华医学会糖尿病学分会，中国医师协会内分泌代谢科医师分会，中华医学会内分泌学分会，等. 中国 1 型糖尿病诊治指南（2021 版）[J]. 中华糖尿病杂志，2022，14(11):1143-1250.

[65] Insel R A，Dunne J L，Atkinson M A，et al.Staging presymptomatic type 1 diabetes:

a scientific statement of JDRF, the Endocrine Society, and the American Diabetes Association[J].Diabetes Care, 2015, 38(10): 19641974.

[66] 中华医学会糖尿病学分会．中国 1 型糖尿病胰岛素治疗指南 [J]. 中华糖尿病杂志，2016，8(10): 591597.

[67] 崔金锐，陈英 .Donabedian 结构 – 过程 – 结果模式在护理敏感性质量指标构建中的应用进展 [J]. 护理研究，2015，29(3):769–772.

[68] 中华医学会内分泌学分会，中华医学会糖尿病学分会，中国医师协会内分泌代谢科医师分会．中国胰岛素泵治疗指南 (2021 年版)[J]. 中华内分泌代谢杂志，2021，37(8):679701.

[69] 娄楠，宋阳，黄先涛．基于三维质量结构的内分泌专科护理质量评价指标体系设计 [J]. 中国医药导报，2021，18(5):41–44.

[70] 冯颖，祝红娟，王倩，等．糖尿病足患者血糖管理的研究进展 [J]. 中华损伤与修复杂志（电子版），2021，16(5):445–448.

[71] 张博华，王苏，王晶晶，等．强化降糖治疗对糖尿病足患者足部症状，溃疡面愈合及心理状态的影响 [J]. 血管与腔内血管外科杂志，2023，9(06):754–757.

[72] 尤黎明，吴瑛．内科护理学 [M]. 7 版．北京：人民卫生出版社，2022.

[73] Kitabchi A E, Umpierrez G E, Miles J M, et al.Hyperglycemic crises in adult patients with diabetes[J]. Diabetes Care, 2009, 32(7):1335–1343.

[74] 拟钙剂治疗 MHD 患者 SHPT 专家共识工作组，左力．拟钙剂治疗维持性血液透析患者继发性甲状旁腺功能亢进症的中国专家共识 (2024 版)[J]. 中国血液净化，2024，23(10):721–735.

[75] 丁雪鹏，段琦，吕萌．糖尿病酮症酸中毒住院患者血糖管理的最佳证据总结 [J]. 中华现代护理杂志，2024，30(28):3888–3893.

[76] 陈银锋，张露露．动态血糖监测仪联合细致化护理在糖尿病酮症酸中毒患者中的应用 [J]. 中国医学创新，2023，20(19):129–132.

[77] 宋希，曹素英，王国英，等.《2022 ISPAD 临床实践共识指南：糖尿病酮症酸中毒和高血糖高渗状态》护理要点解读 [J]. 上海护理，2025，25(4):1–4.

[78] 林丽娜，钱丹萍，王芳，等．基于指标导向的糖尿病专科护理质量控制效果评价 [J]. 护理学杂志，2019，34(16):41–44.

[79] 徐静．糖尿病 [M]. 西安：陕西科学技术出版社，2019.

[80] 宁英远，糖尿病管理规范与诊疗进展 [M]. 兰州：甘肃科学技术出版社，2020.

[81] 国家老年医学中心，中华医学会老年医学分会，中国老年保健协会糖尿病专业委员会．中国老年糖尿病诊疗指南 (2024 版)[J]. 中华糖尿病杂志，2024，16(02):147–189.

[82] 中华预防医学会糖尿病预防与控制专业委员会．中国糖尿病行为与生活方式干预指南（2024 版）[J]. 中国全科医学，2025，28(07):777–796.

[83] 甘兆义，李春妮，韦雄丽，等．糖尿病周围神经病变的早期诊断及治疗进展 [J]. 中国卫生标准管理，2023，14(11):194–198.

[84] 中华医学会糖尿病学分会神经并发症学组，国家基本公共卫生服务项目基层糖尿病防治管理办公室．国家基层糖尿病神经病变诊治指南（2024 版）[J]. 中华糖尿病杂志，2024，16(5):496–511.

[85] 中华医学会糖尿病学分会神经并发症学组．糖尿病神经病变诊治专家共识（2021 年版）[J]. 中华糖尿病杂志，2021，13(6):540–557.

[86] 迟家敏．实用糖尿病学 [M]. 4 版．北京：人民卫生出版社，2015.

[87] 中华医学会糖尿病学分会 . 胰岛素注射相关皮下脂肪增生防治中国专家共识 [J]. 中华糖尿病杂志，2021，13(12)：1115–1122.

[88] 葛均波，徐永建 . 内科学 [M]. 8 版 . 北京：人民卫生出版社，2013.

[89] 刘新明 . 成人垂体功能减退症及其激素替代治疗对糖脂代谢的影响 [D]. 吉林大学，2022.

[90] 中华医学会糖尿病学分会 . 中国 2 型糖尿病防治指南（2020 年版）[J]. 中华糖尿病杂志，2021，13(4)：315–409.

[91] 中国医疗保健国际交流促进会外周血管医学分会，首都医科大学下肢动脉硬化闭塞症临床诊疗与研究中心，北京华炎血管疾病诊疗产业技术创新战略联盟，等 . 中国糖尿病足诊治指南 [J]. 中国临床医生杂志，2024，52(11)：1287–1296.

[92] 苏颖思，徐烨婷，等 . 初诊糖尿病患者下肢动脉病变的临床特征 [J] 血管与腔内血管外科杂志，2024，11(10)：1356–1360.

[93] ZHANG X，RAN X，XU Z，et al. Epidemiological characteristics of lower extremity arterial disease in Chinese diabetes patients at high risk：a prospective，multicenter，cross-sectional study[J]. J Diabetes Complications，2018，32(2)：150–156.

[94] 孔北华，马丁，段涛 . 妇产科学 [M]. 第 10 版 . 北京：人民卫生出版社，2024.

[95] 安力彬，陆虹 . 妇产科护理学 [M]. 第 7 版 . 北京：人民卫生出版社，2022.

[96] 王巧松，张坤，郑奇容，等 . 妊娠期糖尿病患者产后管理的最佳证据总结 [J]. 中华护理杂志，2024，59(06)：691–698.

[97] 彭怡然，宋耕 . 妊娠期糖尿病的产后随访和预防 [J]. 实用妇产科杂志，2023，39(05)：327–329.

[98] 郭娜，米阳 . 妊娠期糖尿病患者的妊娠期管理 [J]. 实用妇产科杂志，2023，39(05)：324–326.

[99] 赵玉荣，罗昌春，邓宝凤，等 . 基于指标导向的糖尿病专科护理质量管理在老年医院的应用效果 [J]. 中华现代护理杂志，2021，27(4)：469–474.

[100] 黄娜，周英凤，李丽，等 . 妊娠期糖尿病孕妇血糖管理行为改变动机的质性研究 [J]. 中华护理杂志，2022，57(04)：389–394.

[101] 葛均波，徐永健，王辰 . 内科学 [M]. 北京：人民卫生出版社，2018.

[102] Kitabchi A E，Umpierrez G E，Miles J M，et al.Hyperglycemic crises in adult patients with diabetes[J].Diabetes Care，2009，32(7)：1335–1343.

[103] ALIYA A.KHAN，JOHN P. BILEZIKIAN，MARIA LUISA BRANDI，et al. Evaluation and Management of Hypoparathyroidism Summary Statement and Guidelines from the Second International Workshop[J]. Journal of bone and mineral research：the official journal of the American Society for Bone and Mineral Research，2022，37(12)：2568–2585.

[104] 李丽群，罗江，王燕，黄晓婷，赵峰英 . 糖尿病病人血糖监测教育的循证护理实践 [J]. 循证护理，2024，10(11)：1932–1939.

[105] 李伟，李颖 . 内分泌科临床精要 . 广州：世界图书出版社广东有限公司，2024.

[106] 张宁，陈雁，孙玉娇，等 . 内分泌护理亚专科模式的构建及运行 [J]. 中国实用护理杂志，2022，38(25)：1973–1978.

[107] 中华医学会内分泌学分会 . 中国糖尿病血酮监测专家共识 [J]. 中华内分泌代谢杂志，2014，30(3)：177–183.

[108] 中华护理学会糖尿病护理专业委员会，国家高性能医疗器械创新中心 . 动态葡萄糖图谱报告护理应用专家共识 (2025 版)[J]. 中华糖尿病杂志，2025，17(03)：311–321.

[109] 中华医学会糖尿病学分会血糖监测学组 . 中国扫描式葡萄糖监测技术临床应用专家共识 [J]. 中华糖尿病杂志，2018，10(11):697–700.

[110] 纪立农，郭晓蕙，黄金，等 . 中国糖尿病药物注射技术指南 (2016 年版)[J]. 中华糖尿病杂志，2017，9(2):79–105.

[111] 中华医学会内分泌学分会 . 成人甲状腺功能减退症诊治指南 [J]. 中华内分泌代谢杂志，2017，33(2):167–180.

[112] 中华医学会神经病学分会，中华医学会神经病学分会神经肌肉病学组，中华医学会神经病学分会肌电图与临床神经生理学组 . 肌电图规范化检测和临床应用共识修订版 [J]. 中华神经科杂志，2015，48(11):950–964.

[113] 中华医学会糖尿病学分会神经并发症学组，国家基本公共卫生服务项目基层糖尿病防治管理办公室 . 国家基层糖尿病神经病变诊治指南（2024 版）[J]. 中华糖尿病杂志，2024，16(5):496–511.

[114] 杨婕，邢寅，石群 . 密歇根神经筛查量表、痛觉触觉温觉检测联合震动感觉阈值诊断糖尿病周围神经病变的价值研究 [J]. 中国医师进修杂志，2023，46(8):727–730.

[115] 中国研究型医院学会甲状旁腺及骨代谢疾病专业委员会，中华医学会骨质疏松和骨矿盐疾病分会，王鸥，等 . 术后甲状旁腺功能减退症管理专家共识 [J]. 中华内分泌代谢杂志，2024，40(10):817–825.

[116] 中华医学会内分泌学分会，中国医师协会内分泌代谢科医师分会，中华医学会核医学分会，等 . 中国甲状腺功能亢进症和其他原因所致甲状腺毒症诊治指南 [J]. 中华内分泌代谢杂志，2022，38(8)：700–748.

[117] 刘冠东，张扬，时景伟，等 . 原发性甲状腺功能亢进症围手术期准备现状及进展 [J]. 中华实验外科杂志，2022，39(12)：2494–2496.

[118] 夏友娟，曹卫娟 . 垂体前叶功能减退症的病因及诊疗研究进展 [J]. 河北医药，2024，46(01):128–132.

[119] 袁晓丹，陈雪，胡佳琪，等 . 个案管理平台在 2 型糖尿病患者中的应用研究 [J]. 中华护理杂志，2020，55(11):1653–1659.

[120] Xu XH，Carvalho V，Wang XH，et al. Lipohypertrophy：prevalence，clinical consequence，and pathogenesis[J]. Chin Med J (Engl)，2020，134(1):47–49.

[121] 中华医学会眼科学分会眼底病学组，中国医师协会眼科医师分会眼底病学组 . 我国糖尿病视网膜病变临床诊疗指南 (2022 年). 中华眼底病杂志，2023，39(02):99–124.

[122] 李筱荣，黎晓新，许迅 . 糖尿病视网膜病变社区筛查专家共识 [J]. 中华眼底病杂志，2024，40(02)：98–104.